医学生专业思政课教程

临床解剖学
思政教程

主审　臧卫东　李　鸣
主编　曹　靖　徐玉生　郭付有

郑州大学出版社

图书在版编目(CIP)数据

临床解剖学思政教程 / 曹靖，徐玉生，郭付有主编 . -- 郑州：郑州大学出版社，2024.1
ISBN 978-7-5773-0170-9

Ⅰ. ①临… Ⅱ. ①曹…②徐…③郭… Ⅲ. ①人体解剖学 - 高等学校 - 教材②思想政治教育 - 高等学校 - 教材 Ⅳ. ①R322②G641

中国国家版本馆 CIP 数据核字(2024)第 012155 号

临床解剖学思政教程
LINCHUANG JIEPOUXUE SIZHENG JIAOCHENG

策划编辑	苗 萱		封面设计	苏永生
助理策划	张 楠		版式设计	苏永生
责任编辑	张 楠		责任监制	李瑞卿
责任校对	吕笑娟　胡文斌			

出版发行	郑州大学出版社		地　址	郑州市大学路 40 号(450052)
出 版 人	孙保营		网　址	http://www.zzup.cn
经　销	全国新华书店		发行电话	0371-66966070
印　刷	河南文华印务有限公司			
开　本	850 mm×1 168 mm　1 / 16			
印　张	18.75		字　数	491 千字
版　次	2024 年 1 月第 1 版		印　次	2024 年 1 月第 1 次印刷

书　号	ISBN 978-7-5773-0170-9		定　价	139.00 元

1

赵青赞　郑州大学基础医学院
胡博文　郑州大学第一附属医院
茹靖涛　郑州大学河南省人民医院
侯志超　郑州大学第一附属医院
徐玉生　郑州大学第一附属医院
徐远志　郑州大学第一附属医院
高宛生　郑州大学第一附属医院
郭付有　郑州大学第一附属医院
曹　靖　郑州大学基础医学院
韩　钰　郑州大学第一附属医院

习近平总书记在全国高校思想政治工作会议上明确要求高校要使各类课程与思想政治理论课同向同行，形成协同效应，把立德树人作为中心环节，把思想政治工作贯穿教育教学全过程，实现全程育人、全方位育人。各高校以教育部《高等学校课程思政建设指导纲要》为指导，开展了系列探索实践，郑州大学基础医学院成功获批河南省课程思政特色示范中心建设点，率先推出了多部医学专业教育思政教程，获得了广泛好评。

《临床解剖学思政教程》的编写队伍是以郑州大学基础医学院人体解剖学系具有丰富教学经验的一线教师为班底，认真总结教学方法，整理临床案例、相关教学改革与社会实践成果，撷取先行成功经验，突出参编教师思政能力水平，力求实现思政元素与专业教育无缝对接，谋求实现春风化雨、润物无声的立德树人成效。譬如对于人体器官、系统不止于其知识传授，而是结合了个人、家庭、集体与国家的关系，启发学生主动思考其社会责任；又如不是以明确的考试重点引发学生功利性关注，而是从其复杂性、特殊性、重要性和系统性着手引导学生养成辩证思维习惯等。

《临床解剖学思政教程》是医学生迈向临床之路的"桥梁"，也是对医学生进行职业认知教育的教程。润物还需细无声，本书编著了大量的"临床实例"，紧密连结基础理论与临床实践，强调"多临床、早临床、密切结合临床"的理念；本书融入了大量"思政案例"，弘扬医学人文精神，树立医学生正确的人生观、价值观、世界观，最终达到融合人文精神与医学技术，以此培养技术专精，具有家国情怀、人文关怀的新时代的医学人才。

吴国新

2022 年 5 月 19 日

　　临床解剖学是面向临床医学专业的本科生教授的人体解剖学课程,旨在为临床专业的医学生提供人体结构、功能的基础知识讲解,以及与临床应用的关系。临床解剖学采用局部解剖学的知识架构顺序来进行讲解,整本书分为 8 个部分:头部、颈部、胸部、腹部、盆部与会阴、脊柱、上肢和下肢。本书和传统的《局部解剖学》相同的是都着重于研究正常人体各局部的结构、层次和毗邻关系,不同之处是临床解剖学更加强调临床知识的融入,更侧重用临床案例来启发学生学习。因此,临床解剖学作为基础医学与临床医学之间的"桥梁课",是医学生迈向临床之路的"桥梁"。

　　在教育部《高等学校课程思政建设指导纲要》的指导下,我们集郑州大学医学院临床与基础之共同力量,编撰了《临床解剖学思政教程》。除了临床解剖学的专业内容,我们试图把立德树人作为中心环节,把思想政治工作贯穿临床解剖学的教学全过程,实现全程育人、全方位育人。《临床解剖学思政教程》作为基础医学与临床医学之间的桥梁课,也是对医学生进行医德、医风、人生观、价值观的教育最好契机。本书力求融合人文精神与医学技术,培养技术专精,具有家国情怀、人文关怀的新时代的医学人才。

　　《临床解剖学思政教程》基于解剖学的概念,是临床医学精读系列选题之一,读者对象包括临床医学系学生、临床实习生和医生;目的是整合基础与临床,系统细化医学基础的课程。我们以郑州大学基础医学院人体解剖学系具有丰富解剖学教学经验的一线教师和郑州大学第一附属医院经验丰富的各科室临床专家为班底,认真总结教学方法、整理临床案例、相关教学改革与社会实践成果,撷取先行成功经验,突出参编教师思政能力水平,力求实现思政元素与专业教育无缝对接,谋求实现春风化雨、润物无声的立德树人成效。本书采用的大量案例和图片来源于临床实践,寓教于"案例",采用图文并茂的方式来阐述临床解剖学基本知识,多种方式帮助学生学习,带动学生学习解剖学的积极性,启发学生主动思考作为医生的社会责任。

　　《临床解剖学思政教程》的广大编写人员处于教学和临床第一线,担负着理论教学和(或)医疗的任务,敏锐地把握住了教学规律和教学实践需求,博采众长,使《临床解剖学思政教程》既具有传统的局部解剖学完整的教学内容和学科知识,又密切结合现代临床医学发展;以基础医学为根本,又融合渗透启迪性的临床医学知识,满足不同层次的需要。既能够增加学生学习解剖知识的兴趣,又能够将思政和正确的医学价值观传递到学生心中。

《临床解剖学思政教程》顺利出版离不开领导、专家、同仁的支持,在此,对参加本教材编写出版的全体同志表示真挚的感谢与敬意。感谢郑州大学基础医学院对本教材编写出版的支持;感谢郑州大学出版社对本书编校出版等工作的支持;感谢郑州大学医学人文教育研究中心主任李中琳教授多年来对医学人文、思政教育工作的指导;感谢郑州大学出版社医药卫生分社苗萱总编辑对本书编写给予的指导和鼓励;感谢各位临床专家的审阅和修正;感谢各位编委的精益求精与团结协作。

　　《临床解剖学思政教程》是我们探索解剖学教改的一个尝试,也是思想政治教育与临床解剖学教学相互融合的一次探索,但由于初次编写临床医学专业的教材,经验不足,加之编写时间仓促,书中不足之处在所难免,热诚欢迎广大教师和使用本教材的读者批评指正,为今后的修订工作提供参考和依据,使之日臻完善。

曹　靖

2023 年 3 月 2 日

目录

绪　论

一、《临床解剖学思政教程》的定位

《临床解剖学思政教程》是医学生迈向临床之路的"桥梁",也是一本对医学生进行职业认知教育的教程。习近平总书记在全国高校思想政治工作会议上明确要求高校要使各类课程与思想政治理论课同向同行,形成协同效应,把立德树人作为中心环节,把思想政治工作贯穿教育教学全过程,实现全程育人、全方位育人。本书编著了大量的"临床实例",紧密连结基础理论与临床实践,强调"多临床、早临床、密切结合临床"的理念;本书融入了大量"思政案例",弘扬医学人文精神,树立医学生正确的人生观、价值观、世界观,最终达到融合人文精神与医学技术,以培养技术专精,具有家国情怀、人文关怀的新时代医学人才。

二、《临床解剖学思政教程》的范畴

《临床解剖学思政教程》基于"临床解剖学"课程,融入课程思政。目的是整合基础与临床,同时融入思政教育。读者的对象包括临床医学系学生、临床实习生和医生。本书采用局部解剖学的知识架构顺序来进行讲解,整本书分为8个部分:头部、颈部、胸部、腹部、盆部与会阴、脊柱、上肢和下肢。本书和传统的"局部解剖学"相同的是都着重于研究正常人体各局部的结构、层次和毗邻关系,不同之处是"临床解剖学"更加强调临床知识的融入,更侧重用临床案例来启发学生学习。因此,《临床解剖学思政教程》作为基础医学与临床医学之间的"桥梁课",是医学生迈向临床之路的"桥梁"。本书采用的大量案例和图片来源于临床实践,采用图文并茂的方式来阐述临床解剖学基本知识,寓教于"案例",带动学生学习解剖的积极性,启发学生主动思考作为医生的社会责任。

三、《临床解剖学思政教程》的学习目的与学习方法

《临床解剖学思政教程》学习的目的主要是通过解剖与观察人体标本,使学生掌握人体各部位器官和结构的位置、形态以及层次和毗邻关系,从而为学习临床课程打下良好的基础,进而成为一名优秀的临床医师。同时,通过思政案例的学习,树立正确的职业观,力求成为具有高尚医德、家国情怀的新时代医学人才。

1. 理论指导实践　本书采用局部解剖学的知识架构,着重于研究正常人体各局部的结构、层次和毗邻关系。对解剖学知识的掌握程度和对局部结构理论知识的把握将直接影响对人体的解剖和观察效果。因此,学生课前必须预习课程,课中认真听讲,方可对人体结构心中有数,解剖操作才能做到"下刀从容"。

2. 密切联系临床　本书是介于基础和临床之间的桥梁课程,学习时要密切联系临床

应用实际,注意推演解剖的人体各部位器官结构和毗邻关系在临床疾病诊断和手术治疗时的应用,达到学以致用的效果。本版教材每章都设有"临床病例分析"的内容,学生要利用好这些典型病例,加强对疾病多发部位、标志性结构、手术易损结构和常见手术入路等临床相关问题的学习和讨论,从而提高学习的效果。

3. **注意体表标志**　人体的体表标志在疾病诊断和外科手术中具有重要应用价值。因此在解剖前要注意重要结构体表标志的扪摸和体表投影的观察,还可以利用自己和同学的身体来学习表面解剖,掌握体表的标志和人体结构在体表的投影。

4. **掌握解剖技能**　临床解剖学的基本技能是解剖操作和结构观察。要做好解剖操作,必须熟悉各种解剖器械的使用方法和各种人体结构的解剖要领,要亲手操作、亲自剖割,才能观察明了人体各区域、各器官结构的形态特点、层次配布和毗邻关系等。如果具有一定的绘画能力,能够把所解剖区域的人体结构绘制成简图,则可以增强理解记忆,提高学习效果,实现"锦上添花"。

5. **借助新兴媒体**　新媒体技术和互联网已成为学习知识的重要途径和手段,推动了自主学习的开展。教学软件及网络资源丰富,都对学习解剖学很有帮助。

四、《临床解剖学思政教程》的培养目标

1. **能力目标**　培养学生拥有改革、创新能力;团结合作、组织管理能力;人际交往、沟通能力、语言表达能力;独立思考、深入思考的能力;提出问题、分析问题、解决问题的能力;不怕困难、挑战困难的能力;实践操作的能力;自我成长的能力。

2. **思政目标**　课程教学中注重加强医德医风教育,着力培养学生"敬佑生命、救死扶伤、甘于奉献、大爱无疆"的医者精神,注重加强医者仁心教育,在培养精湛医术的同时,教育引导学生始终把人民群众生命安全和身体健康放在首位,尊重患者,善于沟通,提升综合素养和人文修养,提升依法应对重大突发公共卫生事件能力,做党和人民信赖的好医生。培养爱党爱国、制度自信、文化自信、珍爱生命、自尊、自爱、自立、自强的中国好医生。做解剖前要尊重大体老师,向其鞠躬后再行实验。

五、人体的分部、层次和基本结构

人体可分为头部、颈部、躯干部(包括胸部、腹部、盆部与会阴)和四肢 4 个部分。每一部分可进一步分成若干个亚区。头部与躯干部的基本特点大致相同,均由皮肤、浅筋膜、深筋膜、肌、骨骼等按层次共同构成腔壁,围成腔室,容纳并保护中枢神经、感觉器官、内脏器官等。四肢的结构以骨骼为支架,肌跨越关节附着于骨,深筋膜包裹肌,浅筋膜封裹于皮下。全身各局部、各器官均有血管、淋巴管和神经分布。人体基本结构的特点如下。

(一)皮肤

皮肤(skin)是人体中最大的器官,覆盖于体表,是体内结构的重要保护装置。组织学上,皮肤可分为两层,浅层为表皮,深层为真皮。真皮突起无数乳头,嵌入表皮深面,真皮深面借结缔组织纤维束(皮肤支带)与浅筋膜相连。人体各部皮肤厚薄不一(0.5 ～ 4 mm),通常肢体屈侧皮肤较薄,伸侧较厚,但手、足的皮肤相反。手掌、足底、项、背、肩部皮肤最厚,眼睑、乳房、阴茎、小阴唇处皮肤最薄。另外,身体各部的皮肤纹理不一致,做皮肤切口时应注意上述特点。

(二)浅筋膜

浅筋膜(superficial fascia)又称皮下筋膜或皮下组织,属疏松结缔组织,内有纤维交织

且富有脂肪,几乎遍布全身皮下。浅筋膜的发育情况因人而异,儿童、女性及丰腴者浅筋膜较厚;老年、男性及瘦弱者则相反。同一个体的不同部位,因器官功能的不同,浅筋膜的厚度也不一致:腹壁、臀部的浅筋膜较厚,有储脂作用;而眼睑、乳头、乳晕、阴茎等处浅筋膜甚薄,几乎缺如。浅筋膜内纤维束的强弱和松紧,关系到皮肤的移动性以及解剖时剥离皮肤的难易。头皮、项、背、手掌、足底等部的浅筋膜致密,使皮肤紧密连接于深部结构。其他部位的浅筋膜则较疏松并富有弹性。

浅筋膜内有浅动脉、浅静脉、浅淋巴管及皮神经分布。浅动脉一般细小不明显,难以寻找。腹股沟区的3条浅动脉位置恒定、易于辨认,临床上常用其建立皮瓣。浅静脉数量较多,且易见。浅静脉通常不与动脉伴行,行程中多相互吻合,浅静脉最后穿深筋膜注入深静脉,且常与深静脉相交通。浅淋巴管丰富,但细小,管壁薄而透明,难以辨认。浅淋巴管行程中的某些部位(如头、颈、腋窝、腹股沟等处)可见淋巴结。皮神经先在深筋膜深侧,后穿出深筋膜,在浅筋膜内行进,并以细支分布于皮肤。

(三)深筋膜

深筋膜(deep fascia)又称固有筋膜,是位于浅筋膜深面并包裹着肌的纤维组织膜。身体各部的深筋膜,其厚薄强弱有所不同,躯干部者较弱,四肢者较强,上肢者较弱,下肢者较强。四肢的深筋膜还深入肌群之间并连于骨,构成肌间隔。腕、踝部深筋膜在局部特别增厚,形成支持带,约束其深面的肌腱。某些部位的深筋膜作为肌的起止点,增强成腱样结构,如胸腰筋膜、髂胫束等。深筋膜还可包绕血管神经束形成血管神经鞘,或包被某些器官形成筋膜鞘(囊),或有骨参加包裹骨骼肌、血管及神经称为骨筋膜鞘。在某些部位两层深筋膜之间,或在深筋膜与肌、骨等器官之间,由疏松结缔组织充填,称筋膜间隙,感染时脓液可在间隙中积聚蔓延。在解剖操作过程中,应注意各处深筋膜的厚薄、纤维走向及与肌的关系,还要注意其形成的结构,如肌间隔、支持带、血管神经鞘等。

(四)肌

肌(muscle,指骨骼肌)大部分起止于骨骼,部分肌可附着于筋膜、关节囊、韧带等处,少数肌附着于皮肤、黏膜或构成脏器壁(脏器横纹肌)。每块肌有特定的血管、神经分布,其动脉与支配该肌的神经伴行成束,循肌间到肌,在肌的特定部位进入肌内,此处为该肌的血管神经门,也称肌门。某些肌或腱在与骨、关节囊、筋膜的接触处,往往有滑膜囊形成。囊壁菲薄,囊内有滑液,有减少摩擦的作用。关节附近的滑膜囊有的与关节腔相通。在手足一些贴邻骨面的长腱上,深筋膜与滑膜囊共同形成双层筒状的腱鞘,鞘的外层称腱纤维鞘,内层称腱滑膜鞘。

(五)血管

血管包括动脉和静脉,二者常与神经伴行。

1. 动脉(artery)　管径较伴行静脉小,壁厚,腔圆,有弹性。没有灌注固定液的人体标本,动脉颜色发白,管腔内空虚,不含血液。

2. 静脉(vein)　管径较同级动脉粗,管壁较薄,弹性较差。人体标本的静脉管腔内常含有凝固的血块,呈紫蓝色。静脉内有瓣膜,瓣膜处明显膨大,且含淤血。静脉的属支多,吻合多,浅静脉常在皮下吻合成网;深静脉常与动脉伴行,与中、小型动脉伴行的静脉常为2条,位于动脉的两侧。

(六)淋巴管与淋巴结

1. 淋巴管(lymphatic vessel)　除胸导管和右淋巴导管较粗外,一般都很细小,壁薄透明,难以辨别。

2. 淋巴结(lymph node)　为实质性结构,常呈扁椭圆形,灰红色,中等硬度。解剖时所见的淋巴结如黄豆大小者,多为正常;如有蚕豆大小或更大,则常为病态。淋巴结常沿血管分布,多位于人体的凹窝或较隐蔽处。

(七)神经

神经(nerve)呈白色条索状,多与血管伴行,形成血管神经束。有的还被结缔组织鞘包裹,只有剖开鞘后才能观察其内的血管和神经。内脏神经常缠绕在脏器和血管壁上形成神经丛,解剖时较难分离。

(八)骨与骨连结

1. 骨(bone)　构成人体的支架,起支持和保护作用,如颅保护脑,椎管保护脊髓,胸廓保护心、肺、肝、脾等,骨表面供骨骼肌附着。

2. 骨连结(joints)　为骨与骨之间的连结装置,可分为直接连结和间接连结,后者又称关节。骨连结的辅助结构,有韧带、关节唇、关节盘、滑膜襞和滑膜囊等。

(九)脑与脊髓

1. 脑(brain)　位于颅腔内,可分为端脑、间脑、中脑、脑桥、延髓和小脑6个部分。脑的表面由内向外有软脑膜、脑蛛网膜和硬脑膜包绕,与12对脑神经相连。

2. 脊髓(spinal cord)　位于椎管内,由内向外由软脊膜、脊髓蛛网膜和硬脊膜包裹,31对脊神经与之相连。

(十)内脏

内脏(viscera)是指消化、呼吸、泌尿和生殖4个系统的器官,分布于头、颈、胸、腹、盆各部。按结构可分为两类:一类是中空型器官,内含管腔,管壁为分层结构,如消化道、呼吸道、泌尿生殖道;另一类是实质性器官,多为分叶性结构,如肝、胰、肾、睾丸等,也有的实质性器官不分叶,例如卵巢。实质性器官的血管、神经、淋巴管一般集中进出脏器,进出处称为该脏器的"门"。

六、解剖器械的准备和使用

(一)解剖器械的准备

"工欲善其事,必先利其器。"学习局部解剖学,进行解剖操作,首先必须进行解剖器械的准备。常用的解剖器械包括解剖刀、解剖镊、解剖剪、血管钳、拉钩、肋骨剪、椎骨锯和咬骨钳等。每种器械又有不同的大小和型号。应注意选择合适的器械。

要保证解剖操作的效果和较高的效率,必须保持解剖刀和解剖剪等解剖器械的锋利。每次解剖操作完成以后,必须把所有使用过的解剖器械擦拭干净,妥善保存,防止生锈,防止刀尖和刀刃等受到损坏。同时,注意安全,防止误伤自己和他人。

(二)解剖器械的使用

1. 解剖刀(scalpel)　是解剖操作最先使用的器械。刀刃用于切开皮肤和切断肌;刀尖用于修洁血管、神经和肌;刀柄用于进行钝性分离或探查。使用时,应右手持刀,其方式视需要而定(图0-1)。做皮肤切口时,常用抓持法或执弓法(操琴法),即用拇指与中、环、小指夹持刀柄,示指按于刀背,形如持小提琴的弓;而解剖或修洁肌、血管和神经等,则常用执笔法,即用拇、示、中三指捏持刀柄的前部接近刀片处,犹如执笔写字,当手指和手腕运动时,刀尖或刀刃做小范围活动,以利于解剖操作准确和细致。

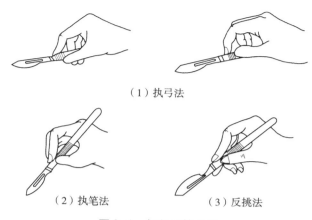

（1）执弓法

（2）执笔法　　　　　　　　（3）反挑法

图 0-1　解剖刀持刀法

2. 解剖镊(forceps)　常用者为无齿和有齿两种。无齿解剖镊用于夹持和分离血管、神经和肌等;有齿解剖镊仅用于夹持皮肤或非常坚韧的结构,不可用于血管、神经和肌等容易损坏的结构。解剖操作时,两手所持器械相互配合,通常是右手持解剖刀或解剖剪,左手持解剖镊;有时也可两手同时持解剖镊,配合操作,分离血管和神经。使用解剖镊一般采用执笔式,动作要简洁规范,不可用力推扭,以免造成镊尖对合不良(图 0-2)。

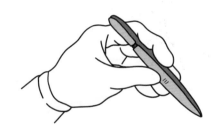

图 0-2　解剖镊持镊法

3. 解剖剪(scissors)　有长短、弯直之别,剪尖有尖头和圆头之分,也有一尖一圆的,应该按需要选择使用。圆头解剖剪一般用于剪开组织或剪断神经、血管,也可以用于撑开或分离组织;一尖一圆的或尖头的直剪,常用于剪线或拆线。解剖操作最常用的为尖头剪。正确使用解剖剪的方法是,将右手的拇指和环指各深入解剖剪的一个环内,中指放在环指的前方,示指低压在解剖剪的运动轴处,起到稳定和定向的作用(图 0-3)。

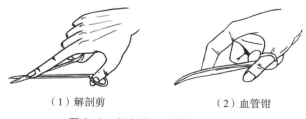

（1）解剖剪　　　　　　　　（2）血管钳

图 0-3　解剖剪(血管钳)持剪法

4. 血管钳(或称止血钳,hemostatic forceps)　主要用于钳夹皮肤,协助翻皮。也常用于分离软组织及神经、血管等,还用于钳夹肌腱、韧带等韧性结构,起牵引固定的作用。

5.拉钩(hook)　有宽窄不同、钩端深浅不同和弯曲度不同的多种类型。一般用于牵拉、暴露和固定结构,以利于深层结构的解剖操作。

6.其他解剖器械　肋骨剪,常用于剪断肋骨;椎管双刃锯,常用于打开椎管;弓形锯,常用于锯开颅骨;咬骨钳,用于咬断骨并修整骨的断端等。

七、解剖操作的基本技术和方法

(一)皮肤剥离法

首先,在皮肤拟做切口的部位,用镊子尖划一线痕,再沿此线痕将解剖刀的刀尖与皮肤呈直角刺入,感到抵抗力突然减小时,提示刀尖已经抵达浅筋膜,立即将刀刃倾斜呈45°,持稳解剖刀,切开皮肤。切皮深度以切透皮肤而不伤及浅筋膜为宜。

要注意体会人体不同部位皮肤的厚度和强度。用有齿解剖镊或止血钳牵起皮瓣的一角,用解剖刀紧贴真皮与皮下组织之间,切断皮下致密结缔组织,剥离皮肤,掀起皮片(图0-4)。如果不需要解剖和观察皮下结构,可以将皮肤和皮下组织一并掀起,直接暴露深筋膜,项部和背部的皮肤与皮下组织结合紧密,常不易剥离,为节省时间可用此法。

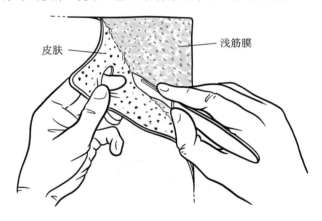

图0-4　皮肤剥离法

人体解剖常用皮肤切口如图0-5所示。

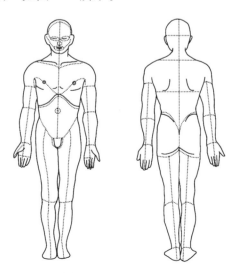

图0-5　人体解剖常用皮肤切口

（二）浅筋膜解剖法

解剖浅筋膜的目的,主要是寻找观察浅筋膜中的皮神经、浅静脉和浅动脉。在面部和颈部皮下还要注意解剖和观察面肌及颈阔肌等皮肌;女性标本要注意解剖观察乳腺。

皮神经可从其穿出深筋膜处开始,用剪刀分离,沿其走向剖查,直至其神经末梢。

浅静脉和浅动脉位于浅筋膜中,一般隐约可见。但人体较胖脂肪组织太厚时,则不易直接见到。此时应沿其可能经过的部位,切开皮下脂肪,再用剪刀分离,将其暴露。

某些部位的浅筋膜内有浅淋巴结分布。可用刀尖分开皮下结缔组织,找到淋巴结后,用镊子提起。推开淋巴结周围的结缔组织,可见与淋巴结相连的输入与输出淋巴管。腹股沟部是以此法观察人体内淋巴结及其淋巴管的最佳部位。

女性乳房是胸前区浅筋膜中的重要结构,既可原位解剖,也可整体取下,离体解剖。解剖方法为钝性刮除脂肪组织,显露乳腺(见相应章节)。

保留需要继续观察的皮神经、浅静脉和浅动脉等结构,将浅筋膜全部去除,暴露深筋膜。

（三）深筋膜解剖法

深筋膜包被于肌的表面。通常用有齿解剖镊将深筋膜提起,用解剖刀的刀刃紧贴肌的表面切断深筋膜的纤维。运刀方向可与肌纤维的方向一致,也可与肌纤维的方向垂直。

人体各部位深筋膜的厚度、致密程度、与肌的结合关系等有很大差异。四肢与背部的深筋膜厚而致密,可成片切除;躯干的大部分深筋膜与深面的肌结合牢固,只能小片切除;某些部位的深筋膜作为肌的起点,如前臂上 1/3 的筋膜,或形成腱鞘,如腕部,很难切除;在头颈和四肢的一些部位,深筋膜还形成血管神经鞘、筋膜隔和支持带等重要结构,解剖时要小心辨认。全身最易剥离的深筋膜为肱二头肌筋膜,最难剥离的是背阔肌的筋膜。学生应通过解剖不同部位的深筋膜,体会深筋膜的特点,理解其功能。

（四）肌解剖法

解剖肌要注意修洁出肌的边界,去除肌表面的结缔组织,即上述的深筋膜,观察肌的位置、形态层次、起止、肌纤维的走行方向、肌腹和肌腱的配布及血管、神经的分布,并注意理解该肌的作用。

有时,为了观察深处的结构,需要将肌切断。此时应注意断端尽量整齐;营养和支配肌的血管和神经应尽量保持完整。若需同时切断并排的两块或数块肌时,每块肌的断端应错开 1~2 cm,以便日后观察。

（五）血管、神经解剖法

解剖血管和神经的目的是将其清晰地暴露并利于观察。通过解剖操作,认清它们的起始、层次、毗邻、走行、分支和分布范围,需注意有无变异情况出现。

解剖应该从粗的血管和神经开始,由粗到细,仔细剖查,直到进入器官为止。操作以钝性分离为主。对于粗大的血管神经束,可先用刀尖沿血管和神经的走向,划开包绕它们的结缔组织。然后用无齿的解剖镊提起血管或神经,沿其两侧,用解剖剪做钝性分离(图0-6)。清除血管或神经周围的结构时,应该在直视下小心进行。去除较粗大的静脉,应作双重结扎,在结扎线之间剪断。较小的伴行静脉可直接清除。

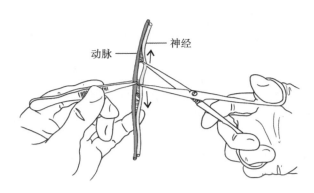

图 0-6　血管、神经解剖法

（六）浆膜腔探查法

人体内有胸膜腔、心包腔和腹膜腔等多个浆膜腔,形态各异、大小不同,易发生感染、积液或肿瘤细胞转移扩散。探查浆膜腔的目的,是为了体会和了解其位置、形态、境界、毗邻和大小等。

探查浆膜腔的主要方法,是切开浆膜的壁层以后,用手伸入浆膜腔,按一定的顺序仔细探查浆膜腔的各个部分,特别是壁层和脏层的各个部分及其相互移行和反折处。如果遇到浆膜腔内有明显的粘连,可以用手指小心进行钝性分离以后再探查;如果遇到浆膜腔内液体较多,影响探查,可用电吸引器吸除后再进行探查。

（七）脏器解剖法

解剖脏器的目的是暴露和观察其形态、位置、毗邻和内部结构,探查其血管和神经的分布等。所以,首先要原位暴露脏器,观察其位置、表面形态、浆膜配布、毗邻关系和体表投影,然后解剖暴露其血管和神经。必要时再切断其血管、神经和功能管道等固定装置,整体取下脏器,进行离体解剖观察,如心、肝、肾等。

（八）骨性结构处理法

骨组织坚硬,不同部位的骨可用不同的器械处理。如用肋骨剪剪断肋骨,用椎管锯打开椎管,用钢丝锯或弓型锯锯开颅骨,用咬骨钳咬断骨和修整骨的断端。骨的断端常较锐利,应避免被扎伤。

八、解剖操作的具体要求

1. 要体现人文精神　局部解剖所用的人体标本均来源于无私奉献精神的遗体捐赠者,是医学生无言的老师。建议在首次解剖课前,做默哀仪式,有条件的学校可同时进行献花仪式。解剖过程中,要遵循人道主义精神和医学伦理的原则,自觉地尊重和爱护标本。解剖时要举止庄重,严肃认真,要像在患者身上实施手术一样,精益求精,不随意破坏任何一个结构,借此养成严谨的工作作风和良好的职业风范。

2. 要珍惜动手机会　局部解剖学是临床医学专业的必修课,既是理论强化课,又是技能训练课。能够亲自动手操作、实施人体解剖对医学生来说,机会十分难得,因此一定要重视解剖操作,珍惜解剖操作机会。要不怕"脏"、不怕累、不怕异味刺激,勤动手,善观察,多动脑。要注意团结协作,加强讨论总结,充分利用人体标本,在努力学好局部解剖学理论的前提下,初步掌握与外科手术相关的操作技能。

3. 要认真做好预习 预习是保证解剖操作正确规范和提高课堂效率的必要措施。每次解剖操作之前,必须认真研读教材的文字和插图,复习有关的系统解剖学知识,对照有关解剖学图谱、解剖网站和解剖操作录像,准备好解剖器械,了解将要解剖内容的重点、难点和顺序,做到心中有数。

4. 要规范解剖操作 规范的解剖操作是保证解剖质量和学好解剖学的必要前提,也能为临床外科手术操作打下良好的基础。必须严格按照教师和教材规定的解剖步骤和操作要求,按层次依次进行。既要解剖清楚、暴露充分,又不可盲目切割、任意行事。

5. 要仔细观察辨认 观察和辨认解剖结构,是学习局部解剖学的关键和目的。要边解剖,边观察,注意辨认,理论联系实际进行思考。

6. 要重视变异与畸形 在解剖操作过程中,往往会发现与教科书的文字描述或图谱显示有所不同的现象,会遇到文字和图谱没有反映的变异和畸形。变异是指某些结构呈现的个体差异,出现率可高、可低,往往对外观和功能影响不大;畸形是指异常的形态和结构,出现率相当低,往往对外观或功能有严重影响。某些变异(如血管的起点、走行和分支类型)和畸形(如先天性心血管畸形)具有十分重要的临床意义。所以,在解剖过程中,一旦发现变异或畸形,要及时报告老师,让更多的同学一起观察,并开展讨论和研究,抓住不可多得的机会丰富自己的解剖学知识。

第一章

头 部

（1）掌握：额顶枕区软组织的分层及结构特点。掌握翼点的位置和临床意义。掌握面动脉和面静脉的走行、临床意义。掌握腮腺的位置和毗邻，腮腺咬肌筋膜的层次结构，面神经和腮腺的关系，咬肌腮腺区的结构。掌握颅顶的层次，"头皮"的概念，帽状腱膜的概念。掌握海绵窦的位置、穿行结构、临床意义。掌握基底动脉环的构成。了解面动脉和翼丛的交通支。

（2）了解：头部的境界与分区，体表标志，颅顶的血管、神经分布和颅顶骨的结构。头部主要结构的体表投影、颞区软组织。

能力目标

（1）通过学习头部解剖及临床病例，提升学生提出问题、分析问题、解决问题的能力。

（2）通过头部实验操作课培养学生团结合作、沟通交流的能力。

（3）通过临床案例和思政案例培养学生独立思考、不怕困难、创新成长的能力。

思政目标

（1）医者使命，中国担当：通过腮腺炎的克星"腮腺炎疫苗"的科普宣传，传播医者使命、中国担当的正能量。

（2）珍视生命，夯实基础：通过对头颅血肿的临床学习，鼓励同学们只有学好解剖学等基础知识，才能明确诊断，准确诊治，及时挽救患者生命。

（3）关注前沿，探索科研：通过学习脑的局部解剖学知识，为将来探索人类脑研究奠定基础。

第一节 概 述

头部包括颅与面两个部分。

一、境界与分区

头部以下颌骨下缘、下颌角、乳突尖端、上项线和枕外隆凸的连线为界与颈部区分。头部本身又以眶上缘、颧弓上缘、外耳门上缘至乳突的连线为界，分为后上方的颅部和前下方的面部。

二、表面解剖

（一）体表及骨性标志

头部骨性标志明显，对于头部定位具有重要意义（图1-1，图1-2）。

1. **眉弓**（superciliary arch） 为位于眶上缘上方、额结节下方的弓状隆起，男性隆起较明显。

眉弓对应于大脑额叶的下缘，其内侧份的深面有额窦。

2. **眶上切迹**（supraorbital notch） 又名眶上孔，位于眶上缘的内、中1/3交界处，距正中线约2.5 cm，眶上血管和神经由此通过。用力按压时，可感觉有压痛。有资料表明，两侧均呈切迹者占59.2%，两侧成孔者占36.1%，一侧成孔而另一侧为切迹者占4.7%。

3. **眶下孔**（infraorbital foramen） 位于眶下缘中点的下方约0.8 cm处，眶下血管及神经由此穿过。此处为眶下神经阻滞的部位。

4. **颏孔**（mental foramen） 通常位于下颌第二前磨牙根下方，下颌体上、下缘连线的中点或其稍上方，距正中线约2.5 cm处。此孔呈卵圆形，实际上是一个短管，开口多向后上方，有颏血管和神经通过，为颏神经麻醉的穿刺部位。颏孔的位置和开口方向均有年龄变化，其位置可随年龄的增长而逐渐上移和后移，在7~8岁儿童略低于成人，15岁时接近成人位置，脱牙老人由于下颌牙槽吸收则多接近下颌体上缘。其开口方向在婴儿期朝前上方或前方，6岁以后则朝向后上方。眶上切迹、眶下孔和颏孔三者之间的连线，一般为一条直线。

永攀高峰、引领学科

翼点入路的首创者：亚萨吉尔（Yasargil）教授

翼点作为颅脑解剖极其重要的标志，该部位在解剖结构上具有特殊性，其位于额、顶、颞、蝶四骨结合处，此处的骨质脆弱且极易发生典型的硬膜外血肿，除此之外，还有非常重要的临床价值，它是神经外科手术最常见的解剖入路。翼点入路的首创者是瑞士苏黎世大学附属医院神经外科主任亚萨吉尔（Yasargil）教授。Yasargil被尊称为显微神经外科之父，他是世界上把显微镜应用到神经外科手术领域的开拓者。通过借助显微镜的放大作用，重要神经、血管和脑组织在术中得到充分保护，手术疗效显著提高，术后并发症明显下降。

经典翼点入路是Yasargil对神经外科的重要贡献，该入路被神经外科医生广为推崇。翼点入路是在额颞发际内的弧形切口，通过切除蝶骨嵴、分开侧裂池，暴露深部基底池和鞍区结构。目前常用于颅内各种动脉瘤，视交叉、鞍结节、蝶骨嵴、额颞叶以及上斜坡等各个部位肿瘤的显微外科手术。该入路最大特点：一是切口至上述部位的病灶路径短，病变暴露充分；二是术中通过释放脑脊液致颅压下降而易于操作。作为当代医学生，我们向世界显微神经外科之父Yasargil致敬的同时，应该明白只有学好基础知识，并不断探索，应用于临床，改进医学技术，促进医学进步，才能为我国医学事业的发展添砖加瓦，贡献自己的一份力量。

---

5. **翼点**（pterion） 为额、顶、颞、蝶四骨汇合之处，位于颧弓中点上方约二横指（约3.8 cm）处，多呈"H"形。翼点是颅骨的薄弱部分，而且内面有脑膜中动脉前支通过，此

处受暴力打击时,易发生骨折,并常伴有该动脉的撕裂出血,形成硬膜外血肿。

6. 颧弓(zygomatic arch) 由颞骨的颧突和颧骨的颞突共同组成,全长均可触及。颧弓上缘,相当于大脑半球颞叶前端的下缘。颧弓下缘与下颌切迹间的半月形中点,为咬肌神经封闭及上、下颌神经阻滞麻醉的进针点。

7. 耳屏(tragus) 为位于耳甲腔前方的扁平突起。在耳屏前方约1 cm处可触及颞浅动脉的搏动。在它的前方可以检查颞下颌关节的活动情况。

8. 髁突(condylar process) 位于颧弓下方,耳屏的前方。在张、闭口运动时,可触及髁突向前、后滑动,若髁突滑动受限,将导致张口困难。

9. 下颌角(angle of mandible) 位于下颌体下缘与下颌支后缘相交处。下颌角位置突出位于下颌体与下颌支的拐角处,为下颌骨骨折的好发部位。

10. 乳突(mastoid process) 位于耳垂后方,在其根部前内方有茎乳孔,面神经由此孔出颅。在乳突后部的颅骨内面有乙状窦沟,容纳乙状窦。乳突根治术时,应注意勿伤及面神经和乙状窦。

11. 前囟点(bregma) 为冠状缝与矢状缝的相交点,故又名冠矢点。在新生儿,此处的颅骨因骨化尚未完成,仍为结缔组织膜性连接,呈菱形,称为前囟(anterior fontanelle),在1~2岁时闭合。前囟膨出是颅内压增高的体征。

12. 人字点(lambda) 为矢状缝的后端与人字缝的相交点。有的人此处呈一线性凹陷,可以触知。新生儿的后囟即位于此处。后囟较前囟小,呈三角形,生后3~6个月即闭合。患佝偻病和脑积水时,前、后囟均闭合较晚。

13. 枕外隆凸(external occipital protuberance) 是位于枕骨外面正中最突出的隆起,与枕骨内面的窦汇相对应。枕外隆凸的下方有枕骨导血管。颅内压增高时此导血管常扩张,施行颅后窝开颅术若沿枕外隆凸作正中切口时,注意勿伤及窦汇和导血管,以免导致大出血。

14. 上项线(superior nuchal line) 为自枕外隆凸向两侧延伸至乳突的骨嵴,内面与横窦平齐。

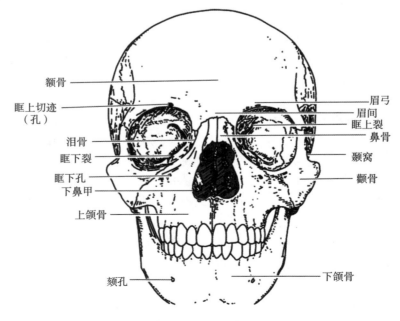

图1-1 颅骨前面观

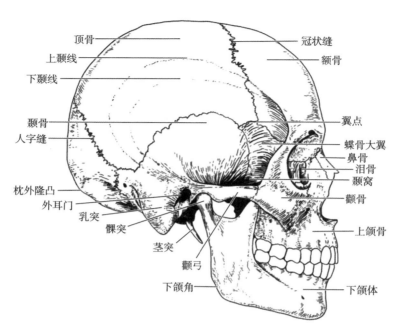

图 1-2　颅骨侧面观

（二）体表投影

为了描述大脑半球背外侧面主要沟回和脑膜中动脉的体表投影,可先确定以下 6 条标志线(图 1-3)。①下水平线:通过眶下缘与外耳门上缘;②上水平线:经过眶上缘,与下水平线平行;③矢状线:是从鼻根越颅顶正中线到枕外隆凸的弧线;④前垂直线:通过颧弓中点;⑤中垂直线:经髁突中点;⑥后垂直线:经过乳突基部后缘。3 条垂直线向上延伸,与矢状线相交。

1. 脑膜中动脉的投影　本干经过前垂直线与下水平线交点;前支通过前垂直线与上水平线的交点;后支则经过后垂直线与上水平线的交点。脑膜中动脉的分支状况,时有变异。探查前支,钻孔部位在距额骨颧突后缘和颧弓上缘各 4.5 cm 的两线相交处;探查后支,则在外耳门上方 2.5 cm 处进行。

2. 中央沟的投影　在前垂直线和上水平线交点与后垂直线和矢状线交点的连线上,介于中垂直线与后垂直线间的一段。

中央沟位于冠状缝的后方约两横指,且与冠状缝平行,其上端在鼻根与枕外隆凸连线中点后方 1 cm 处。

3. 中央前、后回的投影　分别位于中央沟投影线前、后各 1.5 cm 宽的范围内。

4. 运动性语言中枢的投影　通常位于左侧大脑半球额下回后部的运动性语言中枢,其投影区在前垂直线与上水平线相交点稍上方。

5. 外侧沟的投影　其后支位于上水平线与中央沟投影线夹角的等分线上,前端起自翼点,沿颞骨鳞部上缘的前份向后,终于顶结节下方不远处。

6. 大脑下缘的投影　为由鼻根中点上方 1.25 cm 处开始向外,沿眶上缘向后,经颧弓上缘、外耳门上缘至枕外隆凸的连线。

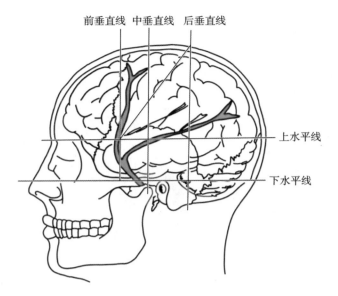

图1-3 大脑主要沟回和脑膜中动脉的体表投影标志线

第二节 面 部

面部可分为眶区、鼻区、口区和面侧区,面侧区又分为颊区、腮腺咬肌区和面侧深区。本节仅叙述面部浅层结构、腮腺咬肌区和面侧深区。

一、面部浅层结构

(一)皮肤与浅筋膜

面部皮肤薄而柔软,富于弹性。移动性视其与深部组织连接的松紧情况而定,脸部连接疏松,鼻尖等部连接紧密。面部皮肤含有较多的皮脂腺、汗腺和毛囊,是皮脂腺囊肿和疖肿的好发部位。浅筋膜由疏松结缔组织构成,其中颊部脂肪聚成的团块,称颊脂体。脸部皮下组织少而疏松,此部位易形成水肿。浅筋膜内有神经、血管和腮腺管穿行。由于血供丰富,面部创口愈合快,抗感染能力较强,但创伤时出血较多。面静脉与颅内的海绵窦借多条途径相交通,因此面部感染有向颅内扩散的可能,尤其是口裂以上两侧口角至鼻根的三角形区域,感染向颅内扩散的可能性更大,被称为"危险三角区"。面部的小动脉有丰富的血管运动神经分布,反应灵敏,当情绪激动或患某些疾病时,面部的色泽也随之产生明显的变化。

(二)面肌

面肌属于皮肌,薄而纤细,起自面颅诸骨或筋膜,止于皮肤,不同的肌肉收缩,使面部呈现各种表情,故又称表情肌。面肌主要集中在眼裂、口裂和鼻孔的周围。面肌由面神经支配,面神经受损时,可引起面瘫。

(三)血管、淋巴及神经

1.血管 分布于面部浅层的动脉主要为面动脉,有同名静脉伴行(图1-4)。

（1）面动脉（facial artery）：在颈动脉三角内起自颈外动脉，穿经下颌下三角，在咬肌点前缘处，出现于面部。面动脉行程迂曲，斜向前上行，经口角和鼻翼外侧至内眦，改称内眦动脉。面动脉的搏动在下颌骨下缘与咬肌前缘相交处可以触及。面动脉供区出血时，压迫此点可有一定的止血作用。面动脉的后方有同名静脉伴行，浅面有部分面肌覆盖，并有面神经的下颌缘支和颈支越过。面动脉的分支有下唇动脉、上唇动脉和鼻外侧动脉。

（2）面静脉（facial vein）：起自内眦静脉，伴行于面动脉的后方，位置较浅，行程不如面动脉迂曲，至下颌角下方，与下颌后静脉的前支汇合后，穿深筋膜注入颈内静脉。面静脉通过眼静脉与海绵窦交通。口角平面以上的一段面静脉通常无瓣膜，面肌的收缩或挤压可促使血液逆流进入颅内。

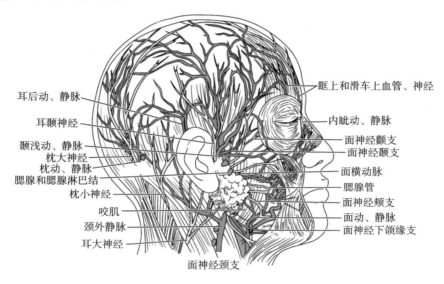

图 1-4　面部浅层结构

2. 淋巴　面部浅层的淋巴管非常丰富，吻合成网。这些淋巴管通常注入下颌下淋巴结和颏下淋巴结。此外，面部还有一些不恒定的淋巴结，如位于眶下孔附近的颧淋巴结、颊肌表面的颊淋巴结和位于咬肌前缘的下颌淋巴结。以上三群淋巴结的输出管，均注入下颌下淋巴结。

3. 神经　面部的感觉神经来自三叉神经，面肌的运动神经来自面神经。

（1）三叉神经（trigeminal nerve）：为混合神经，发出眼神经、上颌神经和下颌神经三大分支，其感觉支除分布于面深部外，终末支穿面颅各孔，分布于相应区域的皮肤。3 个较大的终末支如下。

1）眶上神经（supraorbital nerve）：为眼神经的分支，与同名血管伴行。由眶上切迹或孔穿出至皮下，分布于额部皮肤。

2）眶下神经（infraorbital nerve）：为上颌神经的分支，与同名血管伴行，穿出眶下孔，在提上唇肌的深面下行，分为数支，分布于下睑、鼻背外侧及上唇的皮肤。

3）颏神经（mental nerve）：为下颌神经的分支，与同名血管伴行，出颏孔，在降口角肌深面分为数支，分布于下唇及颏区的皮肤。

三叉神经 3 个主支在面部的分布以眼裂和口裂为界，眼裂以上为眼神经的分支分布，口裂以下为下颌神经分支分布，两者之间为上颌神经分支分布（图 1-5）。

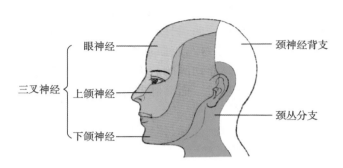

图 1-5　三叉神经在头面部的分布区示意

（2）面神经(facial nerve)：由茎乳孔出颅，向前穿入腮腺，先分为上、下两干，再各分为数支并相互交织成丛，最后呈扇形分为5组分支，支配面肌。

1）颞支(tempora branches)：经腮腺上缘，斜跨颧弓，支配额肌和眼轮匝肌上部。

2）颧支(zygomatic branches)：由腮腺前端穿出，支配眼轮匝肌下部及上唇诸肌。

3）颊支(buccal branches)：出腮腺前缘，支配颊肌和口裂周围诸肌。

4）下颌缘支(marginal mandibular branch)：从腮腺下端穿出后，行于颈阔肌深面，越过面动、静脉的浅面，沿下颌骨下缘前行，支配下唇诸肌及颏肌。

5）颈支(cervical branch)：由腮腺下端穿出，在下颌角附近至颈部，行于颈阔肌深面，并支配该肌。

全面思考，明确病因

三叉神经痛

患者李某，女，70岁。以"发作性左侧颌面部疼痛5年余，加重6个月"入院。5年前患者无明显诱因出现发作性右侧颌面部疼痛，呈电击样，骤然发作，骤然停止，每次发作持续约20 min，发作后可自行缓解。在当地医院给予间断拔出6颗牙齿及相应药物治疗后，患者疼痛反而进一步加重，遂至上级医院进一步诊治，以"右侧三叉神经痛"收入院，予行"精准微创球囊压迫治疗术"。术后患者症状完全缓解，疗效显著。

三叉神经痛又称"天下第一痛"和"不死的癌症"，以一侧面部三叉神经分布区内反复发作的阵发性剧烈疼痛为主要表现，疼痛历时数秒或数分钟，呈周期性发作，间歇期同正常人一样。尽管镇痛药物有一定疗效，但由于其局限性，不能长期应用，因此，手术治疗为患者带来一道曙光。精准微创球囊压迫治疗三叉神经痛在临床上已广泛应用并取得了良好的疗效，堪称"一针见奇迹"。此项手术要求术者准确掌握颅底解剖结构中半月神经节(三叉神经半月节)及卵圆孔位置，对头部解剖结构知识的掌握要求极高。局部解剖知识是神经外科手术成功的基石，作为一名未来的医生，就要在学医的过程中夯实基础，精益求精，才能将所学知识灵活应用到临床，明确诊断，精准手术。

二、面侧区

面侧区为颧弓、鼻唇沟、下颌骨下缘与胸锁乳突肌上份前缘围成的区域，包括颊区、腮腺咬肌区和面侧深区。本节重点介绍后两个区域。

（一）腮腺咬肌区

本区主要结构为腮腺、咬肌，以及有关的血管、神经等。

1. **腮腺（parotid gland）** 略呈锥体形，底向外侧，尖向内侧突向咽旁，可分为深、浅两个部位，通常以下颌骨后缘或以穿过腮腺的面神经丛作为两者的分界（图1-6）。腮腺位于面侧区，上缘邻接颧弓、外耳道和颞下颌关节；下平下颌角；前邻咬肌、下颌支和翼内肌的后缘，浅部向前延伸，覆盖于咬肌后份的浅面；后缘邻接乳突前缘及胸锁乳突肌前缘的上份。深部位于下颌后窝内及下颌支的深面。腮腺的深面与茎突诸肌及深部血管神经相邻。这些肌肉和血管、神经包括颈内动、静脉，舌咽、迷走、副及舌下神经共同形成"腮腺床"，紧贴腮腺的深面，并借茎突与位于其浅面的颈外动脉分开。

2. **腮腺咬肌筋膜** 为颈深筋膜浅层向上的延续，在腮腺后缘分为深、浅两层，包绕腮腺形成腮腺鞘，两层在腮腺前缘处融合，覆盖于咬肌表面，称为咬肌筋膜。腮腺鞘与腮腺结合紧密，并发出间隔，深入到腺实质内，将腮腺分隔成许多小叶。由于腮腺有致密的筋膜鞘包裹，有炎症时常引起剧痛。腮腺鞘的浅层特别致密，而深层薄弱且不完整，腮腺化脓时，脓肿不易从浅层穿透，而易穿入深部，形成咽旁脓肿或穿向颈部。由于有间隔分隔，化脓性腮腺炎多为小叶性脓肿，故在切开排脓时，应注意引流每一脓腔。

3. **腮腺管（parotid duct）** 由腮腺浅部的前缘发出，在颧弓下一横指处，向前横跨咬肌表面，至咬肌前缘急转向内侧，穿颊肌，在颊黏膜下潜行一段距离，然后开口于与上颌第二磨牙相对处的颊黏膜上。开口处黏膜隆起，称腮腺乳头，可经此乳头插管，进行腮腺管造影。用力咬合时，在咬肌前缘处可以触摸到腮腺管。腮腺管的体表投影相当于自鼻翼与口角间的中点至耳屏间切迹连线的中1/3段。

4. **腮腺淋巴结（parotid lymph nodes）** 位于腮腺表面和腺实质内。浅淋巴结引流耳郭、颅顶前部和面上部的淋巴。深淋巴结收集外耳道、中耳、鼻、腭和颊深部的淋巴。浅、深淋巴结均注入颈外侧淋巴结。

5. **穿经腮腺的结构** 纵行的有颈外动脉，颞浅动、静脉，下颌后静脉及耳颞神经；横行的有上颌动、静脉，面横动、静脉及面神经的分支。上述血管、神经的位置关系，由浅入深，依次为：面神经分支、下颌后静脉、颈外动脉及耳颞神经。

（1）面神经（facial nerve）：在颅外的行程中，因穿经腮腺而分为3段。

第1段：是面神经干从茎乳孔穿出至入腮腺以前的一段，位于乳突与外耳道之间的切迹内。此段长1.0~1.5 cm，向前经过茎突根部的浅面，此段虽被腮腺所遮盖，但尚未进入腮腺实质内，故显露面神经主干可在此处进行。

第2段：为腮腺内段。面神经主干于腮腺后内侧面进入腮腺，在腮腺内通常分为上、下两干，再发出分支，彼此交织成丛，最后形成颞、颧、颊、下颌缘、颈5组分支。面神经位于颈外动脉和下颌后静脉的浅面。正常情况下，面神经外膜与腮腺组织容易分离，但在病变时二者常紧密粘连，术中分离较为困难。腮腺肿瘤可压迫面神经，引起面瘫。

第3段：为面神经穿出腮腺以后的部分。面神经的5组分支，分别由腮腺浅部的上缘、前缘和下端穿出，呈扇形分布，至各相应区域，支配面肌。

（2）下颌后静脉（retromandibular vein）：颞浅静脉和上颌静脉与同名动脉伴行，穿入腮腺，汇合形成下颌后静脉，在颈外动脉的浅面下行，分为前、后2支，穿出腮腺。前支与面静脉汇合，注入颈内静脉；后支与耳后静脉合成颈外静脉。

（3）颈外动脉（external carotid artery）：由颈部上行，经二腹肌后腹和茎突舌骨肌深面,入下颌后窝,由深面穿入腮腺,行于下颌后静脉的前内侧,至下颌颈平面分为 2 个终支。上颌动脉行经下颌颈内侧入颞下窝;颞浅动脉在腮腺深面发出面横动脉,然后跨颧弓至颞区。

此外,耳颞神经亦穿入腮腺鞘,在腮腺深面上行,出腮腺至颞区,当耳颞神经因腮腺肿胀或受肿瘤压迫时,可引起由颞区向颅顶部放射的剧痛。

6. 咬肌(masseter muscle) 起自颧弓下缘及其深面,止于下颌支外侧面和咬肌粗隆。该肌的后上部为腮腺所覆盖,表面覆以咬肌筋膜,浅面有面横动脉、腮腺管、面神经的颊支和下颌缘支横过。咬肌与颞肌,翼内、外肌共同组成咀嚼肌。

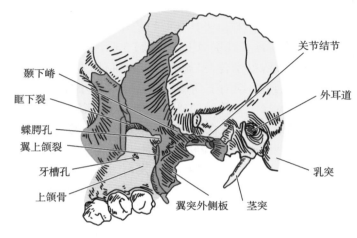

图 1-6 面侧深区的境界

(二)面侧深区

此区位于颅底下方,口腔及咽的外侧,其上部为颞窝。

1.境界 此区为一有顶、底和四壁的腔隙,其内容有翼内、外肌及出入颅底的血管、神经。前壁为上颌骨体的后面;后壁为腮腺深部;外侧壁为下颌支;内侧壁为翼突外侧板和咽侧壁;顶为蝶骨大翼的颞下面;底平下颌骨下缘(图1-6)。

2.内容

(1)翼内、外肌:翼内肌(medial pterygoid muscle)起自翼窝,肌纤维斜向外下,止于下颌支内侧面的翼肌粗隆。翼内肌单侧收缩时,使下颌骨向对侧移动,两侧同时收缩时,使下颌骨上提和前移。翼外肌(lateral pterygoid muscle)有两头,上头起自蝶骨大翼的颞下面,下头起自翼突外侧板的外面。两束肌纤维均斜向外后方,止于下颌颈前面的翼肌凹。翼内肌位于颞下窝的下内侧部,翼外肌位于上外侧部。两肌腹间及其周围的疏松结缔组织中,有重要的血管、神经穿行。

(2)翼丛(pterygoid plexus):是位于颞下窝内,翼内、外肌与颞肌之间的静脉丛。翼丛收纳与上颌动脉分支伴行的静脉,最后汇合成上颌静脉,回流到下颌后静脉。翼丛与上颌动脉位于颞下窝的浅部;翼内、外肌的肌腹,下颌神经及其分支则位于该区的深部。翼丛通过眼下静脉和面深静脉与面静脉相通,并经卵圆孔网及破裂孔导血管与海绵窦相通,故口、鼻、咽等部位的感染,可沿上述途径蔓延至颅内。

(3)上颌动脉(maxillary artery):平下颌颈高度起自颈外动脉,经下颌颈的深面入颞下窝,行于翼外肌的浅面或深面,经翼上颌裂入翼腭窝。上颌动脉以翼外肌为标志可分为3段。

第1段:位于下颌颈深面,自起点至翼外肌下缘。其主要分支有:①下牙槽动脉(inferior alveolar artery)经下颌孔入下颌管,分支至下颌骨、下颌牙及牙龈,终支出颏孔,分布于颏区。②脑膜中动脉(middle meningeal artery)行于翼外肌深面,穿耳颞神经2根之间垂直上行,经棘孔入颅,分布于颞顶区内面的硬脑膜。

第2段:位于翼外肌的浅面或深面,分支至翼内、外肌,咬肌和颞肌,另发出颊动脉(buccal artery)与颊神经伴行,分布于颊肌和颊黏膜。

第3段:位于翼腭窝内,主要分支有:①上牙槽后动脉(posterior superior alveolar artery)向前下穿入上颌骨后面的牙槽孔,分布于上颌窦、上颌后份的牙槽突、牙、牙龈等。②眶下动脉(inferior orbital artery)经眶下裂、眶下管,出眶下孔,沿途发出分支,分布于上颌前份的牙槽突、牙、牙龈,以及分布于下睑及眶下方的皮肤。

(4)下颌神经(mandibular nerve):为三叉神经最大的分支,自卵圆孔出颅进入颞下窝,主干短,位于翼外肌的深面。下颌神经发出的运动支支配咀嚼肌,包括翼内肌神经、翼外肌神经,颞深前、后神经和咬肌神经。下颌神经还发出4个感觉支。

1)颊神经(buccal nerve):经翼外肌两头之间穿出,沿下颌支前缘的内侧下行至咬肌前缘,穿颊肌分布于颊黏膜、颊侧牙龈,另有分支穿颊脂体分布于颊区和口角的皮肤。

2)耳颞神经(auriculotemporal nerve):以两根起自下颌神经,环绕脑膜中动脉,然后合成一干,沿翼外肌深面,绕过下颌骨髁突的内侧至其后方转向上行,穿入腮腺鞘,于腮腺上缘处浅出,分布于外耳道、耳郭及颞区的皮肤。

3)舌神经(lingual nerve):经翼外肌深面下行,途中接受鼓索的味觉纤维和副交感纤维,继续向前下行,位于下颌支与翼内肌之间,达下颌下腺的上方,再沿舌骨舌肌的浅面前行至口底,分布于下颌舌侧牙龈、下颌下腺、舌下腺、舌前2/3及口底的黏膜。

4)下牙槽神经(inferior alveolar nerve):位于舌神经的后方,与同名动、静脉伴行,经下颌孔,入下颌管,发支分布于下颌骨及下颌诸牙,出颏孔后,称颏神经,分布于颏区皮肤。

(三)面侧区的间隙

面侧区的间隙位于颅底与上、下颌骨之间,是散在于骨、肌肉与筋膜之间的间隙,彼此相通。间隙内充满疏松结缔组织,感染可沿间隙扩散,主要介绍以下 2 个间隙(图 1-7)。

1.咬肌间隙(masseter space)　为位于咬肌深部与下颌支上部之间的间隙,咬肌的血管、神经通过下颌切迹穿入此隙,从深面进入咬肌。此间隙的前方紧邻下颌第三磨牙,许多牙源性感染如第三磨牙冠周炎、牙槽脓肿和下颌骨骨髓炎等均有可能扩散至此间隙。

2.翼下颌间隙(pterygomandibular space)　位于翼内肌与下颌支之间,与咬肌间隙仅隔以下颌支,两间隙经下颌切迹相通。此间隙内有舌神经、下牙槽神经和同名动、静脉通过。下牙槽神经阻滞,即注射麻醉药液于此间隙内。牙源性感染常累及此间隙。

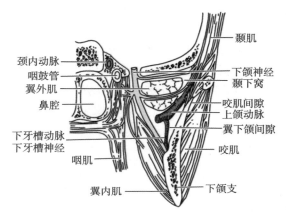

图 1-7　咬肌间隙和翼下颌间隙(冠状面)

第三节　颅　部

颅部由颅顶、颅底和颅腔三部分组成。颅顶又分为额顶枕区和颞区,并包括其深面的颅顶诸骨。颅底有内、外面之分。内面分为颅前窝、颅中窝和颅后窝三部分。颅底有许多重要的孔道,是神经、血管出入颅的部位。

一、颅顶

(一)额顶枕区

1.境界　前为眶上缘,后为枕外隆凸和上项线,两侧借上颞线与颞区分界。

2.层次　覆盖于此区的软组织,由浅入深分为 5 层,依次为皮肤、浅筋膜(皮下组织)、帽状腱膜及颅顶肌(额、枕肌)、腱膜下疏松结缔组织和颅骨外膜(图 1-8)。其中,浅部 3 层密连接,难以将其各自分开,因此,常将此 3 层合称"头皮"。深部两层连接疏松,较易分离。

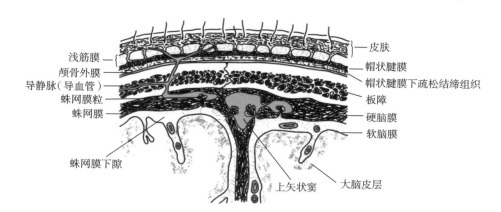

图 1-8 颅顶结构层次（冠状切面）

（1）皮肤：此区皮肤厚而致密，并有 2 个显著特点，一是含有大量毛囊、汗腺和皮脂腺，为疖肿或皮脂腺囊肿的好发部位；二是具有丰富的血管，外伤时易致出血，但创口愈合较快。

（2）浅筋膜：由致密的结缔组织和脂肪组织构成，并有许多结缔组织小梁，使皮肤和帽状腱膜紧密相连，并将脂肪分隔成许多小格，内有血管和神经穿行。感染时渗出物不易扩散，早期即可压迫神经末梢引起剧痛。此外，小格内的血管，多被周围结缔组织固定，创伤时血管断端不易自行收缩闭合，故出血较多，常需压迫或缝合止血。浅筋膜内的血管和神经，可分为前、后、外 3 组（图 1-9）。

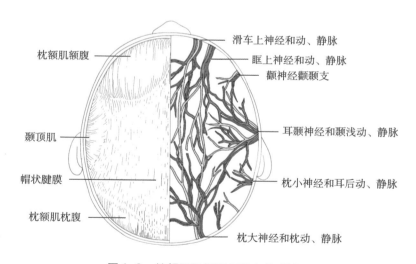

图 1-9 枕额肌及颅顶部的血管、神经

1）前组：前组又包括内、外侧两组。内侧组距正中线约 2 cm，有滑车上动、静脉和滑车上神经。外侧组距正中线约 2.5 cm，有眶上动、静脉和眶上神经。滑车上动脉是眼动脉的终支之一，与滑车上神经伴行，绕额切迹至额部。眶上动脉系眼动脉的分支，和眶上神经伴行，在眼眶内于上睑提肌和眶上壁之间前行，至眶上孔（切迹）处绕过眶上缘到达额部。上述 2 组动脉和神经的伴行情况，常是滑车上动脉在滑车上神经的内侧，眶上动脉在眶上神经的外侧。滑车上神经和眶上神经都是眼神经的分支，所以三叉神经痛患者可在眶上缘的内、中 1/3 处有压痛。

2)后组:枕动、静脉和枕大神经分布于枕部。枕动脉是颈外动脉的分支,从颈部向后走行,经颞骨乳突的枕动脉沟,斜穿枕部一些肌肉而达枕部皮下。枕静脉汇入颈外静脉。枕大神经穿过项深部肌群后,在上项线平面距正中线 2 cm 处穿斜方肌腱膜,然后和枕动脉伴行,走向颅顶。枕动脉在枕大神经外侧,两者有一定的距离。封闭枕大神经可于枕外隆凸下方一横指处,向外侧约 2 cm 处进行。

3)外侧组:包括耳前和耳后两组,来源于颞区。

颅顶的动脉有广泛的吻合,不但左右两侧互相吻合,颈内动脉系统和颈外动脉系统也互相联系,所以头皮在发生大块撕裂时也不易坏死。由于血管神经从四周向颅顶走行,所以,因开颅手术而作皮瓣时,皮瓣的蒂应在下方。瓣蒂应是血管和神经干所在部位,以保证皮瓣的营养。而作一般切口则应呈放射状,以免损伤血管和神经。颅顶的神经都走行于皮下组织中,而且分布互相重叠,所以局部麻醉时必须注射在皮下组织内。由于皮下组织内有粗大的纤维束,所以注射时会感到阻力较大。因为神经分布互相重叠,故局部麻醉阻滞一支神经常得不到满意的效果,应当将神经阻滞的范围扩大。

夯实基础,鉴别诊断

覆盖整个头颅的血肿——"帽状腱膜下血肿"

患儿,男,3 岁,因"交通事故致头外伤 2 h"入院。查体见前额至后枕部头皮明显膨隆,范围广,质地软,有波动感。局部皮肤无挫裂伤,无抽搐及四肢活动障碍。入院后辅查凝血功能未见异常,急查头颅 CT 可见帽状腱膜下巨大血肿,镇静后给予局部穿刺抽吸,可见暗红色血液约 80 mL,头皮加压包扎治疗 2 周后出院。

为什么帽状腱膜下血肿极易波及整个颅区? 这是由血肿所在的解剖部位特点所决定。头皮是被覆在头颅穹隆部的软组织,按位置可分为额部、顶部、枕部和颞部。其中额部、顶部、枕部头皮共有 5 层结构。自外向内依次是:①皮肤:厚且致密,内含汗腺、皮脂腺、淋巴、血管、毛囊和毛发;②皮下组织:为众多致密结缔组织分隔的小叶,其间充以脂肪、血管和神经;③帽状腱膜:为白色坚韧的膜状结构,它前连额肌,后连枕肌,侧方与颞浅筋膜融合;④腱膜下层:为薄层疏松结缔组织,其间有许多导血管与颅内静脉窦相通;⑤骨膜:贴附于颅骨表面,在颅缝处贴附紧密。其中皮肤、皮下组织和帽状腱膜 3 层结构紧密相连,而帽状腱膜下层属于薄层疏松结缔组织,连接疏松,故头皮外伤形成帽状腱膜下血肿极易沿整个头皮弥漫扩散。需要特别强调的是,不同部位的头颅血肿在影像学上呈现不同的表现,只有牢牢掌握不同解剖部位的特点,才能对出现的临床症状进行判断,明确病因和部位,准确及时治疗。

---

(3)帽状腱膜(epicranial aponeurosis):前连枕额肌的额腹,后连枕腹,两侧逐渐变薄,续于颞筋膜。整个帽状腱膜都很厚实坚韧,并与浅层的皮肤和浅筋膜紧密相连,临床上的所谓头皮,就是这 3 层的合称。头皮外伤若未伤及帽状腱膜,则伤口裂开不明显;如帽状腱膜同时受伤,由于额枕肌的牵拉则伤口裂开,尤以横向伤口为甚。缝合头皮时一定要将此层缝好,既可以减少皮肤的张力,有利于伤口的愈合,也有利于止血。

(4)腱膜下疏松结缔组织:此层又称腱膜下间隙,是位于帽状腱膜与骨膜之间的薄层疏松结缔组织。此隙范围较广,前至眶上缘,后达上项线。头皮借此层与颅骨外膜疏松连接,故移动性大,开颅时可经此间隙将皮瓣游离后翻起,头皮撕脱伤也多沿此层分离。腱膜下间隙出血,易广泛蔓延,形成较大的血肿,瘀斑可出现于鼻根及上睑皮下。此间隙内的静脉,经导静脉与颅骨的板障静脉及颅内的硬脑膜静脉窦相通,若发生感染,可经上述途径继发颅骨骨髓炎或向颅内扩散,因此,此层被认为是颅顶部的"危险区"。

(5)颅骨外膜:由致密结缔组织构成,借少量结缔组织与颅骨表面相连,二者易于剥离。严重的头皮撕脱伤,可将头皮连同部分骨膜一并撕脱。骨膜与颅缝紧密愈着,骨膜下血肿常局限于一块颅骨的范围内。

(二)颞区

1.**境界** 位于颅顶的两侧,介于上颞线与颧弓上缘之间。

2.**层次** 此区的软组织,由浅入深亦有5层,依次为:皮肤、浅筋膜、颞筋膜、颞肌和颅骨外膜。

(1)皮肤:颞区的皮肤移动性较大,手术时无论选择纵行或横行切口,均易缝合,愈合后的瘢痕亦不明显。

(2)浅筋膜:所含脂肪组织较少。血管和神经可分为耳前和耳后两组。

1)耳前组:有颞浅动、静脉和耳颞神经,三者伴行,出腮腺上缘,跨颧弓到达颞区。颞浅动脉为颈外动脉的两终支之一,其搏动可在耳屏前方触及,该动脉在颧弓上方2~3 cm处分为前、后两支;颞浅静脉汇入下颌后静脉;耳颞神经是三叉神经第3支下颌神经的分支,可在耳轮脚前方进行局部阻滞麻醉。

2)耳后组:有耳后动、静脉和枕小神经,分布于颞区后部。耳后动脉起自颈外动脉。耳后静脉汇入颈外静脉。枕小神经来自第2、3颈神经,属颈丛的分支。

(3)颞筋膜(temporal fascia):上方附着于上颞线,向下分为深、浅两层,浅层附着于颧弓的外面,深层附着于颧弓的内面。两层之间夹有脂肪组织,颞中动脉(发自上颌动脉)及颞中静脉由此经过。

(4)颞肌(temporal muscle):呈扇形,起自颞窝和颞筋膜深面,前部肌纤维向下,后部肌纤维向前,逐渐集中,经颧弓深面,止于下颌骨的冠突(图1-10)。经颞区开颅术切除部分颞骨鳞部后,颞肌和颞筋膜有保护脑膜和脑组织的作用,故开颅减压术常采用颞区入路。颞肌深部有颞深血管和神经,颞深动脉来自上颌动脉,颞深神经来自下颌神经,支配颞肌。

(5)骨膜(periosteum):较薄,紧贴于颞骨表面,因而此区很少发生骨膜下血肿。骨膜与颞肌之间,含有大量脂肪组织,称颞筋膜下疏松结缔组织,并经颧弓深面与颞下间隙相通,再向前则与面的颊脂体相连续。因

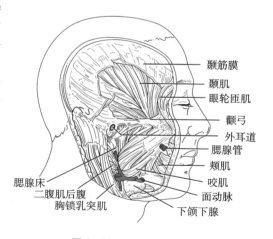

图1-10 颞区层次结构

此,颞筋膜下疏松结缔组织中有出血或炎症时,可向下蔓延至面部,形成面深部的血肿或脓肿,而面部炎症,如牙源性感染也可蔓延到颞筋膜下疏松结缔组织中。

(三)颅顶骨

颅顶骨在胚胎发育时期是膜内化骨,出生时尚未完全骨化,因此,在某些部位仍保留膜性结构,如前囟和后囟等处。颅顶各骨均属扁骨。前方为额骨,后方为枕骨。在额、枕骨之间是左、右顶骨。两侧前方小部分为蝶骨大翼;后方大部分为颞骨鳞部。颅顶各骨之间以颅缝相接合,发生颅内压增高时,在小儿骨缝可稍分离。成人颅顶骨的厚度约为0.5 cm,最厚的部位可达 1 cm,颞区最薄,仅有 0.2 cm。由于颅顶骨各部的厚度不一,故开颅钻孔时应予注意。颅顶骨呈圆顶状,并有一定的弹性。受外力打击时常集中于一点,成人骨折线多以受力点为中心向四周放射,而小儿颅顶骨弹性较大,故外伤后常发生凹陷性骨折。颅顶骨分为外板、板障和内板 3 层。外板较厚,对张力的耐受性较大,而弧度较内板为小。内板较薄,质地亦较脆弱,又称玻璃样板。因此,外伤时外板可保持完整,而内板却发生骨折,同时,骨折片可刺伤局部的血管、脑膜和脑组织等而引起血肿。板障是内、外板之间的骨松质,含有骨髓,并有板障静脉位于板障管内。板障管在 X 射线片上呈裂纹状,有时可被误认为骨折线,应注意鉴别。由于板障静脉位于骨内,手术时不能结扎,常用骨蜡止血。板障静脉通常可归纳为四组(图 1-11):①额板障静脉(frontal diploic vein);②颞前板障静脉(anterior temporal diploic vein);③颞后板障静脉(posterior temporal diploic vein);④枕板障静脉(occipital diploic vein)。

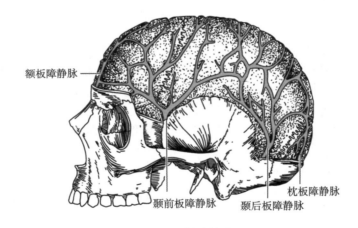

额板障静脉

颞前板障静脉　　颞后板障静脉　　枕板障静脉

图 1-11　板障静脉

二、颅底内面

颅底在结构与邻接上有其特点(图 1-12)。颅底损伤时除本身的症状外,还可出现邻近器官的损伤症状,故需了解颅底结构的特点:①颅底的各部骨质厚薄不一,由前向后逐渐增厚,颅前窝最薄,颅后窝最厚,骨质较薄的部位在外伤时易骨折;②颅底的孔、裂、管是神经、血管进出的通道,某些骨内部为空腔性结构,如鼻旁窦、鼓室等,这些部位都是颅底本身的薄弱点,不但外伤时容易骨折,而且常伴有脑神经和血管损伤;③颅底与颅外的一些结构关系密切,如翼腭窝、咽旁间隙、眼眶等,这些部位的病变,如炎症、肿瘤等,可蔓延入脑,相反,颅内病变也可引起其中某些部位受累的症状;④颅底骨与脑膜紧密愈着,外伤后不会形成硬膜外血肿,但脑膜往往同时损伤,引起脑脊液外漏。

(一)颅前窝

颅前窝(anterior cranial fossa)容纳大脑半球额叶,正中部凹陷,由筛骨筛板构成鼻腔顶,前外侧部形成额窦和眶的顶部。颅前窝骨折涉及筛板时,常伴有脑膜和鼻腔顶部黏膜撕

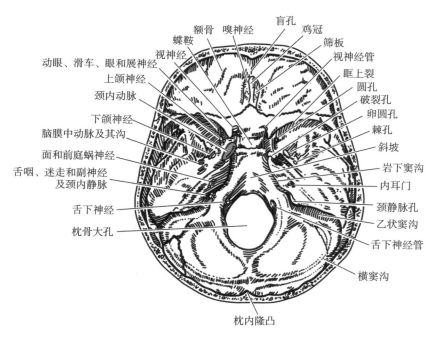

图1-12 颅底内面

裂,脑脊液或血液直接漏至鼻腔,若伤及嗅神经会导致嗅觉丧失;骨折线经过额骨眶板时,可见结膜下出血的典型症状。此外,额窦亦常受累,脑脊液和血液也可经额窦而流入鼻腔。

(二)颅中窝

颅中窝(middle cranial fossa)呈蝶形,可分为较小的中央部(鞍区)和2个较大而凹陷的外侧部。

1. **鞍区** 位于蝶骨体上面,为蝶鞍及其周围附近区域。该区主要结构有垂体、垂体窝和两侧的海绵窦等。

(1)垂体与垂体窝:垂体(hypophysis)位于蝶鞍中央的垂体窝(hypophyseal fossa)内,借垂体柄及漏斗穿过鞍膈与第三脑室底的灰结节相连。垂体肿瘤可突入第三脑室,发生脑脊液循环障碍,引起颅内压增高。垂体在冠状断面和矢状断面上均呈横置的肾形,据统计,垂体的前后径约0.8 cm,垂直径约0.6 cm;蝶鞍的前后径平均1.19 cm,横径平均1.4 cm,深度平均0.7 cm。垂体肿瘤患者的X射线片,常可见蝶鞍扩大、变形,这对诊断垂体病变有重要的参考价值。垂体的血液供应来自颈内动脉和大脑前动脉等发出的细小分支。垂体门脉系统将下丘脑产生的垂体释放和抑制激素输送到垂体前叶,以控制垂体激素的分泌。垂体的静脉注入海绵窦。垂体窝的顶,为硬脑膜形成的鞍膈,鞍膈的前上方有视交叉和经视神经管入颅的视神经。垂体前叶的肿瘤可将鞍膈的前部推向上方,压迫视交叉,出现视野缺损。垂体窝的底,仅隔一薄层骨壁与蝶窦相邻。垂体病变时,可使垂体窝的深度增加,甚至侵及蝶窦。垂体窝的前方为鞍结节(tuberculum sellae),后方为鞍背(dorsum sellae),垂体肿瘤时,两处的骨质可因受压而变薄,甚至出现骨质破坏现象。垂体窝的两侧为海绵窦,垂体肿瘤向两侧扩展时,可压迫海绵窦,发生海绵窦淤血及脑神经受损的症状。在垂体肿瘤切除术中,要注意避免损伤视神经及视交叉、海绵窦和颈内动脉等。

去伪存真，精准施治

视力下降的"元凶"——垂体腺瘤

患者刘先生,60岁。以"左眼视物模糊9个月余,加重2个月余"入院。9个月前患者无明显诱因出现左眼视物模糊,伴颞侧视野缺损,偶有头晕。至当地眼科医院诊治,给予口服药物治疗,症状稍有缓解。2个月前症状加重,左眼视力严重减退,给予青光眼手术治疗后疗效不佳。查头颅MRI显示:鞍区及鞍上占位,垂体瘤? 行经鼻蝶入路内镜辅助下肿瘤全切除术,术后病理:垂体腺瘤,术后3个月左眼视力恢复至0.3,左眼颞侧视野缺损明显改善。

本例患者因早期误诊误治不但加重了病情,同时造成了不必要的痛苦和经济损失,究其原因,是医生未能对患者典型的临床表现作出正确的诊断,在未能明确找到患者病因的前提下,盲目地开始治疗,直至病情加重。作为一名医学生,从学医的那天起就要拥有强大的责任心,忧病人之忧,扎实的掌握解剖基础和临床知识,谦虚谨慎,这些是患者能早期得到确切诊治的基础。在行医的道路上一定要思维缜密,考虑全面,术前正确诊断和精准施治是保证患者疗效的前提和基础。

(2)海绵窦(cavernous sinus):海绵窦位于蝶鞍的两侧,前达眶上裂内侧部,后至颞骨岩部的尖端。为一对重要的硬脑膜静脉窦,由硬脑膜两层间的腔隙构成。窦内有颈内动脉、展神经通行。颅底骨折时,除可伤及海绵窦外,亦可伤及颈内动脉和展神经。窦内间隙有许多结缔组织小梁,将窦腔分隔成许多小的腔隙,窦中血流缓慢,感染时易形成栓塞。两侧海绵窦经鞍膈前、后和垂体下方的海绵间窦相交通,故一侧海绵窦的感染可蔓延到对侧。在窦的外侧壁内,自上而下排列有动眼神经、滑车神经、眼神经与上颌神经。海绵窦一旦发生病变,可出现海绵窦综合征,表现为上述神经麻痹与神经痛,结膜充血以及水肿等症状。窦的前端与眼静脉、翼丛、面静脉和鼻腔的静脉相交通,面部的化脓性感染可借上述通道扩散至海绵窦,引起海绵窦炎与血栓形成。窦的内侧壁上部与垂体相邻,垂体肿瘤可压迫窦内的动眼神经和展神经等,以致引起眼球运动障碍、眼睑下垂、瞳孔开大及眼球突出等。窦的内侧壁下部借薄的骨壁与蝶窦相邻,故蝶窦炎亦可引起海绵窦血栓形成。窦的后端在颞骨岩部尖处,分别与岩上、下窦相连。岩上窦汇入横窦或乙状窦,岩下窦经颈静脉孔汇入颈内静脉。窦的后端与位于岩部尖处的三叉神经节靠近。海绵窦向后还与枕骨斜坡上的基底静脉丛相连,后者向下续于椎内静脉丛。椎内静脉丛又与体壁的静脉相通,故腹膜后隙的感染,亦可经基底静脉丛蔓延至颅内(图1-13)。

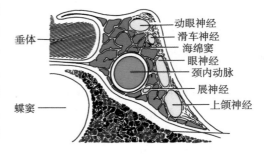

图1-13 海绵窦(冠状切面)

2. 颅中窝外侧部 容纳大脑半球的颞叶。眶上裂内有动眼神经、滑车神经、展神经、眼神经及眼上静脉穿行。颈动脉沟外侧,由前内向后外,有圆孔、卵圆孔和棘孔,分别有上颌神经、下颌神经及脑膜中动脉通过。在弓状隆起的外侧有鼓室盖,由薄层骨板构成,分隔鼓室与颞叶及脑膜。在颞骨岩部尖端处有三叉神经压迹,颅后窝的硬脑膜随三叉神经根伸向此处,形成一个硬膜隐窝,称为三叉神经腔(Mechel腔),三叉神经节在此处位于该腔隙内。颅中窝由于有多个孔、裂和腔,为颅底骨折的好发部位,多发生于蝶骨中部和颞骨岩部。蝶骨中部骨折时,常同时伤及脑膜和蝶窦黏膜而使蝶窦与蛛网膜下隙相通,血性脑脊液经鼻腔流出;如伤及颈内动脉(或分支)和海绵窦,可形成动静脉瘘,而引起眼静脉淤血,并伴有搏动性突眼症状;如累及穿过窦内和窦壁的神经,则出现眼球运动障碍和三叉神经刺激症状。岩部骨折侵及鼓室盖且伴有鼓膜撕裂时,血性脑脊液乃经外耳道溢出,穿经岩部内的面神经和前庭蜗神经亦可能受累。

(三)颅后窝

颅后窝(posterior cranial fossa)由颞骨岩部后面和枕骨内面组成。在 3 个颅窝中,此窝最深,面积最大,窝内容纳小脑、脑桥和延髓。窝底的中央有枕骨大孔,为颅腔与椎管相接处,孔的前后径约 3.6 cm,宽约 3 cm,延髓经此孔与脊髓相连,并有左、右椎动脉和副神经的脊髓根通过。颅内的 3 层脑膜在枕骨大孔处与脊髓被膜相应的 3 层相互移行,但硬脊膜在枕骨大孔边缘与枕骨紧密愈着,故硬脊膜外隙与硬脑膜外隙互不相通。枕骨大孔的前方为斜坡。在枕骨大孔的前外侧缘有舌下神经管,为舌下神经出颅的部位。颞骨岩部后面的中份有内耳门,内有面神经、前庭蜗(位听)神经和迷路动、静脉通过。枕骨外侧部与颞骨岩部间有颈静脉孔,舌咽、迷走、副神经和颈内静脉在此通过。枕内隆凸为窦汇所在处,横窦起自窦汇的两侧,在同名沟内,走向颞骨岩部上缘的后端,续于乙状窦。乙状窦沿颅腔侧壁下行,继而转向内侧,达颈静脉孔,续于颈内静脉。乙状窦与乳突小房仅以薄层骨板相隔,术中凿开乳突时,注意勿损伤乙状窦。颅后窝骨折时,由于出血和渗漏的脑脊液无排出通道,易被忽视,而更具危险性。当小脑或脑干受累时,可出现相应的症状,骨折后数日,乳突部皮下可出现瘀斑。小脑幕(tentorium cerebelli)是一个由硬脑膜形成的宽阔的半月襞,介于大脑半球枕叶与小脑之间,并构成了颅后窝的顶。小脑幕圆凸的后外侧缘附着于横窦沟及颞骨岩部的上缘,达后床突而告终;其凹陷的前内侧缘游离,向前延伸附着于前床突,形成小脑幕切迹(图 1-14)。小脑幕切迹与鞍背共同形成一卵圆形的孔,环绕着中脑。小脑幕切迹上方与大脑半球颞叶的海马旁回钩紧邻。当幕上的颅内压显著增高时(如颅内血肿),海马旁回钩被推移至小脑幕切迹的下方,形成小脑幕切迹疝,使脑干受压,并导致动眼神经的牵拉或挤压,出现同侧瞳孔扩大,对光反射消失,对侧肢体轻瘫等体征。枕骨大孔的后上方邻近小脑半球下面内侧部的小脑扁桃体,颅内压增高时,因受挤压而嵌入枕骨大孔,则形成枕骨大孔疝,压迫延髓的呼吸和心血管运动中枢(生命中枢),将危及患者的生命。

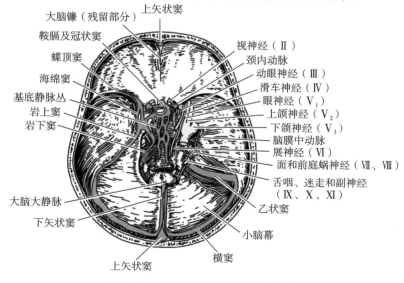

图 1-14　小脑幕及颅底的神经、血管

决断急救，挽救生命

时间就是生命

48 岁的周先生突然晕倒，不省人事，家属急送入院。查体患者双侧瞳孔不等大、对光反射消失。症状显示患者已形成脑疝，随时有呼吸、心搏骤停的可能。

脑疝是指颅内压增高到一定程度时，一部分脑组织被挤压通过颅内正常的生理性孔道或裂隙，向阻力相对较小的地方移动，这是临床上最危急的病症，若不迅速抢救，病人可在短时间内死亡。临床最常见的脑疝有小脑幕切迹疝和枕骨大孔疝 2 种。枕骨大孔疝可压迫延髓的呼吸中枢，突出表现为呼吸骤停；小脑幕切迹疝又叫颞叶钩回疝，可压迫动眼神经，突出表现为意识障碍加深的同时伴有典型的瞳孔改变，即常见的双侧瞳孔不等大。

脑疝的抢救在于对脑疝前期症状的及时发现和有效处理。脑疝发生时间越长，救治越困难，死亡率越高，延误救治是导致死亡的主要原因，若晚期脑疝超过半小时，即使抢救成功也多是植物生存状态。因此，为提高患者的生存质量及降低死亡率，对于发生脑疝患者应争分夺秒地进行抢救，时间就是生命，而白衣天使就是从"死神"手里抢人的战士。每一刻的迟疑都可能造成不可挽回的后果，这就要求医学生在学医的过程中要夯实基础，牢固掌握所学知识，成为诊断明确、治疗果断的优秀医生，才能解决关键问题，保护患者的生命安全。

三、颅内、外静脉的交通

颅内的静脉血，除经乙状窦汇入颈内静脉外，尚有下列途径使颅内、外的静脉相互交通。

（一）通过面部静脉与翼丛的交通途径

见图 1-15。

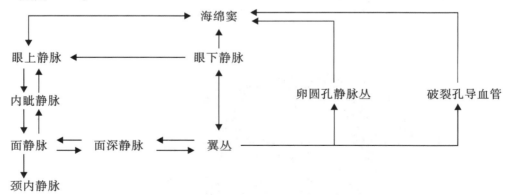

图 1-15　通过面部静脉与翼丛的交通途径示意

（二）通过导静脉的交通途径

1. 顶导静脉（parietal emissary veins）　通过顶孔，使颞浅静脉与上矢状窦相交通。

2. 乳突导静脉（mastoid emissary veins）　经乳突孔，使枕静脉与乙状窦相交通。

3. 髁导静脉（condylar emissary vein）　有时存在，通过髁管，使枕下静脉丛与乙状窦相交通。

4. 额导静脉(frontal emissary vein)　见于儿童及部分成人,通过盲孔,使额窦及鼻腔的静脉与上矢状窦相交通。

(三)通过板障静脉的交通途径

1. 额板障静脉　使眶上静脉与上矢状窦相交通。
2. 颞前板障静脉　使颞深前静脉与蝶顶窦相交通。
3. 颞后板障静脉　使颅外浅静脉与横窦相交通。
4. 枕板障静脉　使枕静脉与横窦相交通。

关注前沿,探索未知

人类脑计划

　　脑是支配人的一切生命活动的最高级中枢,也是一切思维活动的物质基础,对人类大脑的研究是人类认识自身的一项终极挑战。对大脑结构和功能的深入了解不仅有重要的科研价值,对于神经系统疾病的诊断和治疗手段的发展还具有重大的临床意义。为解决当下神经系统疾病诊疗带来的困境,科学家们联合推动人类脑计划。人类脑计划包括神经科学和信息科学,其目标是利用现代化信息工具,将大量、不同层次的有关脑的研究数据进行分析、处理、整合与建模,建立神经信息学数据库和有关神经系统所有数据的全球知识管理系统,以便从分子水平到整体系统水平研究、认识、保护、开发大脑。

　　1997年"人类脑计划"在美国正式启动。目前美国的脑计划研究已经进入第二阶段,通过使用先进的通用信息数据库,将脑的结构和功能、微观和宏观的研究结果联系起来,绘制出健康、疾病状态下脑内部功能、结构、神经网络、细胞和分子的图谱。尽管中国脑计划起步较晚,但是经历了充分的前期探索和准备工作。我国在脑科学研究方面拥有两大优势:一是人口基数大,样本数量多,二是中国拥有种类丰富可用于研究的灵长类动物。我国专家在深入探讨、反复论证后,普遍认为在浩大的人类脑计划中,中国不能处处涉足,必须发挥自己的长处,利用我们人类脑资源丰富和计算机信息学研究方面的一定优势,在具有中国特色的传统医学(如针刺等)、汉语认知与特殊感知觉的神经信息学研究等领域深入开展工作。将具有中国特色的人类脑计划和神经信息学研究项目加入全球人类脑计划之中。2001年10月,我国科学家加入"人类脑计划",成为这一计划的第20个成员国。2006年,"脑功能和脑重大疾病的基础研究""神经发育的基础研究"两项研究列入国家"973计划"和"863计划"。中科院在2012年启动了"脑功能联结图谱计划"。2015年,中国科学家就脑科学与类脑研究在中国"一体两翼"的部署达成了初步共识。所谓"一体",就是阐释人类认知的神经基础为主体和核心,"两翼"是指脑重大疾病的研究以及通过计算和系统模拟推进人工智能的研究。即以脑认知原理基础研究带动脑重大疾病研究和类脑人工智能研究。2016年国务院将"脑科学与类脑研究"列为"科技创新2030重大项目",提出抢占脑科学前沿研究制高点,侧重以探索大脑认知原理的基础研究为主体,以发展类脑人工智能的计算技术和器件及研发脑重大疾病的诊断干预手段为应用导向。

　　中国科学院神经科学研究所蒲慕明院士结合中国的国情对人类脑计划进行评价和展望,指出中国脑计划将会补足美国、欧洲和日本脑计划,大脑疾病将是中国未来主要的研究方向,尤其是早期诊断和早期治疗,应该成为中国脑研究计划的首选方向。作为当代医学生在掌握脑的基础知识的同时,也要查阅资料深入学习,共同探索脑的奥秘。

第四节　缺血性脑卒中的临床与解剖案例

一、典型临床病例及术中应用解剖

患者李大伯,69 岁,以"认知功能进行性下降半年余"为主诉入院。近半年来患者出门后多次迷失,并且出现言语不流畅,说话断词掉句,神志淡漠、头昏脑沉、记忆力差等症状。为此,患者及其家属非常焦虑和紧张,曾多次到当地医院按阿尔茨海默病(老年性痴呆)诊治,给予改善微循环、神经营养等综合保守治疗,症状改善不明显。近 1 个月来患者经常出现右侧肢体发作性无力及麻木、24 h 后症状自行缓解,遂到当地人民医院诊治,行 MRI 显示左侧基底节区脑梗死,积极给予活血化瘀,营养神经及改善脑功能和肢体康复锻炼等治疗 2 周后症状好转,但患者拟出院时再次出现典型脑缺血症状,为进一步诊治,到上级医院就诊。患者既往有高血压病史,治疗时断时续,头痛、头晕明显时给予降血压治疗,且平时喜欢高盐和高脂饮食(特别爱吃红烧肉及梅菜扣肉)。

入院后颈部彩色超声显示:左侧颈内动脉、颈总动脉斑块致颈内动脉严重狭窄,MRI 显示左侧侧脑室旁、基底节区脑梗死,64 排脑 CT 血管成像(CTA)和全脑血管造影(DSA)显示左侧颈内动脉起始段严重狭窄(图 1-16)。经科室及治疗团队讨论后一致认为:患者左侧脑梗死系由左侧颈内动脉起始段严重狭窄所致,短暂性脑缺血发作(TIA)频繁,手术适应证明确。遂积极完善术前检查,无明显手术禁忌证后在神经电生理监护下行左侧颈内动脉内膜剥脱术。

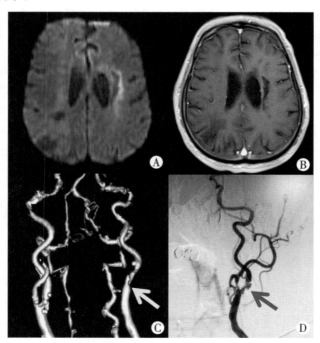

A. 闪烁现象;B. 图 T1 加权像;C. CTA 显示左侧颈内动脉起始处严重狭窄,黄色箭头显示;
D. DSA 显示左侧颈内动脉起始处严重狭窄,蓝色箭头显示。

图 1-16　术前磁共振 MRI 显示左侧侧脑室旁脑梗死

二、手术回顾

切口采用左侧颈部斜切口,以下颌角为标志点,在其后 2 cm 处沿胸锁乳突肌前缘作斜切口,长约 5 cm。依次切开皮肤、皮下至颈阔肌。注意尽量避免伤及面神经下颌支。显露颈动脉:切开颈阔肌,将胸锁乳突肌拉向外侧,如遇面总静脉,可予以结扎切断。轻柔扪及颈动脉搏动后,纵向切开颈动脉鞘,向上下分离。颈总动脉位于颈内静脉的后内侧,在动静脉之间还有迷走神经。一般先从下方分离颈总动脉的近心端,将其分离出来后用一绳带绕过动脉,再套入一段橡皮管备用。此处熟悉颈动脉鞘的局部解剖对手术成功至关重要,颈动脉鞘(carotid sheath)是颈筋膜向两侧扩展,包绕颈总动脉、颈内动脉、颈内静脉和迷走神经等形成的筋膜鞘。如果损伤颈动脉鞘内动脉可造成灾难性出血,若损伤迷走神经术后可出现声音嘶哑及吞咽困难。术中电生理监护可有效避免神经损伤。沿动脉走向再向上逐步分离出颈总动脉分叉部及颈内、颈外动脉。一定要分辨颈外动脉和颈内动脉:颈外动脉在内侧,距分叉部不远可见从其内侧发出的甲状腺上动脉。颈内动脉居外侧,它在颈部无分支。术中见动脉粥样硬化斑块多呈黄色,与动脉壁的肌层有一分界面,可用显微剥离子将其剥离下来。先从颈总动脉近心端将动脉粥样硬化斑块剥离,逐步向远心端剥离,直至将所见斑块全部剥离掉(图1-17)。用肝素盐水冲净管腔,最后严密缝合切口。

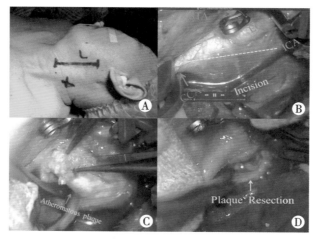

A、B 图术中显示颈总动脉(CCA)、颈内动脉(ICA)、颈外动脉(ECA)及
其分支甲状腺上动脉(STA),图中黄色虚线表示切口位置;C 图系术中发现
的黄色粥样斑块;D 图系彻底切除粥样斑块。

图1-17 颈动脉内膜剥脱手术切口

手术后疗效理想,临床症状显著改善,术后第 2 天查房患者显示:神清气爽、语言流利,健步如飞,与术前判若两人。出院前复查头颅 CTA 显示左颈内动脉狭窄解除,血供明显改善(图1-17)。患者自我感觉头脑明显清晰,全身热乎乎的似乎有用不完的力气,而患者家属更是开心,因为造成病人反复脑梗死的罪魁祸首:粥样斑块彻底切除,家属对疗效非常满意。常言道:大河有水小河满,大河无水小河干,这位患者干枯的脑组织很快有大量血液滋润了。

该病例的经验有三:①该患者长期误诊为阿尔茨海默病;②尽管明确有脑梗死即缺血性脑损害,但未进一步深入检查颈部血管如颈部彩超、CTA 或 DSA,尤其基层医院对引

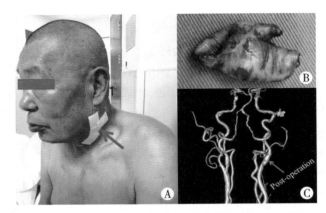

A. 蓝色箭头显示切口位置；B. 术毕完整切除的粥样斑块；C. 出院前复查 CTA
显示原血管狭窄解除，血流恢复通畅。

图 1-18　术后患者一般情况佳

起脑梗死的原发疾病颈内动脉严重狭窄认识不足，常误诊为单纯的动脉硬化而给予保守
治疗；③患者本人不良的生活习惯，高盐饮食及血压控制不达标。

三、脑血管的神经解剖

　　人脑的血液供应非常丰富，在安静状态下约占体重 2% 的脑，却需要全身供血总量的
20% 左右，所以脑组织对血液供应的依赖性很强，对缺氧十分敏感。此外脑血管的特点：
动脉壁较薄；静脉壁缺乏平滑肌、无瓣膜，静脉不与动脉伴行，形成独特的硬脑膜窦。脑
组织的血液供应来自双侧的颈动脉系统和椎动脉系统。即脑组织由 4 条大动脉供血，包
括左右两条颈内动脉构成的颈内动脉系统和左右两条椎动脉构成的椎-基底动脉系统。脑
部血液供应量 80%~90% 来自颈内动脉系统，10%~20% 来自椎-基底动脉系统（图 1-19）。

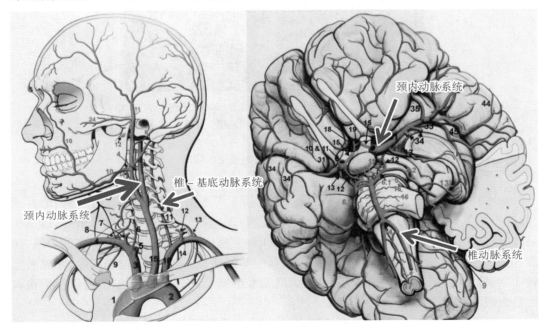

A 图示颅外段；B 图示颅内段。

图 1-19　脑血管系统包括颈内动脉和椎-基底动脉系统

缺血性脑卒中是指由于脑的供血动脉(颈内动脉和椎动脉)狭窄或闭塞、脑供血不足导致的脑组织缺血坏死进而出现神经功能障碍的总称。临床有 4 种类型的脑缺血:短暂性脑缺血发作(TIA)、可逆性神经功能障碍(RIND)、进展性卒中(SIE)、完全性卒中(CS)。

四、脑卒中概况

脑卒中即急性脑血管意外(又称中风)被称为"人类健康的头号杀手"。据《中国卒中流行报告》显示:脑卒中已成为我国国民第一位的死亡原因,死亡率高于欧美国家 4 ~ 5 倍。其中每 12 s 就有一人患脑卒中,每 21 s 就有一人死于脑卒中。而脑卒中包括缺血性脑卒中和出血性脑卒中,发生率分别占所有脑卒中的 70% 和 30% 左右。因此,脑卒中尤其缺血性脑卒中已成为 21 世纪威胁人类生命健康的最常见疾病之一,是中国人群死亡原因的首位,预防和治疗中风刻不容缓!(图 1-20)

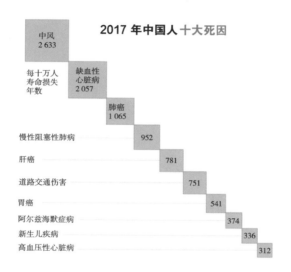

图 1-20　中国人群的十大死因

五、脑卒中高危因素及预防

1. 脑卒中六大高危因素包括　①作息不规律:如常年熬夜;②工作压力大:致身体严重透支;③缺乏运动:致超重或肥胖;④饮食不均衡:如口味过重喜欢偏咸等高盐饮食或高脂饮食;⑤基础疾病控制不理想:如合并三高,高血压、高血脂和高血糖;⑥其他不良生活习惯如抽烟、酗酒等。

2. 脑卒中的六大预防措施　①控好基础疾病,尤其控制好三高:高血压、糖尿病、高血脂;②注意饮食与营养,日常生活中应避免高盐、高油、高脂饮食;③戒烟、酒;④适度运动,不久坐、多运动,游泳、慢跑、骑自行车等运动方式都是不错的选择;⑤定期体检,发现问题及时处理;⑥保持良好心态。

第五节　头部解剖实验操作要点

一、面部

（一）体位和切口

尸体采取仰卧位,肩部垫高,头后仰。做如下的切口。

（1）自颅顶正中处向前下方经鼻背、人中至下颌体下缘做一正中矢状切口。

（2）自鼻根中点向外至内眦,再沿睑裂两缘至外眦,并继续向外到耳前缘做一横切口。

（3）在鼻孔与口裂周围各做 1 个环形切口。

（4）沿下颌体下缘到下颌角,再到乳突尖处做 1 个横切口。

（二）层次解剖

1. 解剖面肌

（1）于眼内眦处摸认睑内侧韧带,之后修洁眼轮匝肌。

（2）修洁口轮匝肌,注意勿切除与口轮匝肌相交织的其他肌。

（3）在前额处修洁枕额肌额腹（即额肌）,刀刃方向应与肌纤维平行。在额腹的内侧缘,找出下降至鼻背的降眉肌。

（4）在鼻外侧上部找出鼻翼肌,追踪至鼻翼和上唇。

（5）追踪面静脉至颧大肌深面,修洁提上唇肌、颧小肌以及颧大肌。

（6）追踪颈阔肌,见其后部肌纤维向前弯向口角,此即是笑肌。在口角下方,辨认并修洁降口角肌与降下唇肌。

2. 解剖腮腺区

（1）解剖腮腺咬肌筋膜:紧靠耳郭前面,自颧弓至下颌角切开位于腮腺表面的腮腺咬肌筋膜,翻起除去,修洁时可见到腮腺淋巴结。

（2）解剖自腮腺前缘上份至上端穿出的结构:①腮腺管;②颞浅动脉和与之伴行的静脉,耳颞神经。

（3）解剖自腮腺前缘下份及下端穿出的结构:①面神经颊支和下颌缘支;②面神经颈支和下颌后静脉的前支与后支。

（4）解剖面神经、颈外动脉及颞浅动脉,并观察其在腮腺内的位置排列。

1）追踪面神经各分支到穿入面肌处,同时找出附近的自颞筋膜穿出的颞颧神经。

2）追踪面神经颧支,翻开眼轮匝肌外侧份,寻找自颧骨穿出的面神经颧支。将颧大肌、颧小肌及提上唇肌从起点处分离并向下翻开,修洁面动、静脉与它们的分支。注意寻找面深静脉,它由面静脉越过颊肌处分出,向后穿过脂肪组织至咬肌深面。

3）去掉除位于咬肌前缘深面的颊脂体,追踪面神经的颊支至颊肌处,找出颊神经,颊神经与颊支有吻合,修洁颊神经并向后追踪至下颌支前缘。

4）追踪面神经下颌支至降口角肌深面。

5）修洁提口角肌和颊肌,注意勿损伤颊神经。追踪腮腺导管到其穿入颊肌处。

6）去除腮腺浅部,并向后追踪面神经各支至其本干,寻找耳大神经和耳颞神经的交通支,继续追踪面神经干至茎乳孔,找出面神经干进入腮腺以前的分支:耳后神经和到二腹肌后腹及茎突舌骨肌的肌支。

7）除去腮腺实质,找出并修洁下颌后静脉、颈外动脉及它们的分支。

8）在面神经进入腮腺处离断面神经,翻向前。除去下颌后静脉,并在耳后动脉起点上方切断颈外动脉,翻向上。除去其余的腮腺实质,修洁腮腺周围结构。

3. 观察面动脉与面静脉的局部位置　在咬肌前缘和下颌支交点处找到面动脉,追踪和修洁面动脉的分支。在面动脉后方,解剖观察与之伴行的面静脉和其属支。

4. 解剖滑车上神经、眶上神经、眶下神经、颏神经

（1）解剖穿出额肌的滑车上神经、血管以及眶上神经和血管,前者在眶上缘内侧处上方距正中线约一指宽处,后者常见两支,位于外侧。

（2）翻开眼轮匝肌的下内侧份,寻找穿出眶下孔的眶下神经与血管,修洁其分支。

（3）切断并将降口角肌翻向下,找出自颏孔穿出的颏神经。

5. 解剖咬肌　修洁咬肌,观察其起止点。

6. 解剖颞肌及颞下颌关节

（1）修洁颞筋膜:在颧弓上方纵向切开,此筋膜向下分为两层,浅层附着于颧弓上缘,深层在颧弓深面和咬肌深面筋膜相延续,沿颧弓上缘切断浅层筋膜,用刀柄探查深层筋膜延续情况,然后去除此层筋膜。

（2）锯断颧弓:后断端紧靠颞根结节前方;前断端自颧弓上缘最前端斜越颧骨向前下,至颧骨下缘与上颌骨颧突连接处。将颧弓与咬肌向下翻到下颌角。

（3）修洁颞肌:观察其起止与形态,在颞肌下部的深面寻找向前下行走的颊神经,将它自颞肌处分离,注意对其加以保护。然后自下颌切迹中点至下颌支前缘与下颌体交界处斜断冠突。将冠突和颞肌翻向上,用刀柄分离颞肌与颞窝下部的骨,以显露颞深神经与颞深动脉,和之前已观察到穿入颞筋膜和颞肌深面的颞中动脉。追踪颧颞神经至其穿出颧骨颞面的小孔。

（4）修洁颞下颌关节囊:观察颞下颌韧带,后除去颞下颌韧带,观察关节盘以及关节腔的形态。

7. 解剖面侧深区（颞下窝）和舌下区　用刀柄自下颌颈与下颌支后缘的深面插入,将下颌颈和下颌支与深面的软组织分离,刀柄向下移动受阻处就是下齿槽神经和血管穿入下颌孔之处。用骨剪剪断下颌颈,并在紧靠下颌孔上方处水平锯断下颌支,去掉此段骨片,小心去除脂肪纤维组织,露出深部的肌、血管和神经。依次找出并修洁以下结构:①下齿槽神经及下齿槽动脉,向上追踪至翼外肌下缘;②舌神经;③追踪颊神经至翼外肌两头之间,颞深神经与咬肌神经到翼外肌上缘;④修洁翼外肌表面的上颌动脉及其分支,在修洁过程中遇到一些交织成网的小静脉,这即是翼静脉丛,可去除;⑤修洁翼外肌和翼内肌。

8. 解剖面侧深区浅部

（1）除去颞下颌关节盘、下颌头和翼外肌,注意保护耳颞神经、上颌动脉和深面的其他结构。

（2）修洁下颌神经及其分支,将舌神经拉向前,找出自其后缘加入的鼓索神经。凿开下颌管,追踪下牙槽神经至牙根和颏孔。

（3）修洁上颌动脉第1段,寻找它的分支。追踪脑膜中动脉至棘孔,看清耳颞神经的两个根包绕脑膜中动脉的情况,追踪并修洁耳颞神经。

（4）扭转下颌神经干,尝试寻找位于其深面的耳节及连于耳节的小支。

9. 解剖面侧深区深部

（1）用骨凿和咬骨钳除去自圆孔到棘孔连线外侧的蝶骨大翼的前外侧部，打开翼腭窝后壁和颞下窝顶，保留圆孔和棘孔，勿损伤其下的软组织。

（2）在圆孔前方仔细分离上颌神经，在上颌神经干下方找出翼腭神经节和与翼腭神经节相连的翼腭神经（神经节支）。向前方追踪上颌神经，找到它分出的颧神经，上牙槽后神经以及其本干的延续——眶下神经。上牙槽后神经通常分为两支，于上颌结节附近穿入上颌骨内。颧神经从眶下裂入眶，分成两支在眶外侧壁与底交界处穿入颧骨。眶下神经经眶下裂入眶，再经过眶下沟，眶下管，由眶下孔穿出。

（3）追踪上颌动脉第 3 段及其终支。这些终支都和上颌神经的分支伴行。

10. 解剖舌下间隙

（1）将头部尽量后仰，沿下颌骨下缘切断面动脉、面静脉及二腹肌前腹，将下颌骨尽量翻向上，用拉钩固定。

（2）再次检查并修洁二腹肌后腹和茎突舌骨肌。仔细追踪面动脉至下颌下腺后面，找到面动脉在此处分出的扁桃体动脉与腭升动脉。追踪下颌下腺深部与下颌下腺导管到下颌舌骨肌后缘深面。找出位于舌下神经上方的舌神经以及连于舌神经下方的下颌下神经节。

（3）切断下颌舌骨肌神经，将二腹肌前腹翻向下，进一步修洁观察下颌舌骨肌。在下颌舌骨肌起点稍下方切断该肌，向前下翻开，注意口底黏膜恰好在该肌起点上方由下颌骨的内侧面伸展至舌下，勿将其损伤。

（4）下颌舌骨肌翻开后，完全暴露舌骨舌肌，其前方自上而下可见舌下腺、颏舌肌和颏舌骨肌，其后方由上而下可见茎突舌肌、茎突舌骨韧带和茎突咽肌。舌咽神经绕茎突咽肌向前穿入舌骨舌肌后缘深面。舌骨舌肌表面自上而下可见舌神经、下颌下神经节、下颌下腺深部和导管以及舌下神经等，分离修洁这些结构。

（5）沿舌骨上缘离断舌骨舌肌，将其向上翻，注意勿损伤它浅面的结构，于舌骨大角上方寻找舌动脉，向前追踪。

二、颅部

（一）解剖颅顶部软组织

1. 切口　将尸体头部垫高，将颅顶正中矢状切口向后方延续至枕外隆突，并自颅顶正中作一冠状切口向下至耳根上方，再向下方切开耳根前后的皮肤，翻去头部所有剩余的皮片。

2. 解剖浅筋膜内结构

（1）在前额找出前面已找到的滑车上神经与血管，眶上神经与血管，以及颅顶肌的额腹，向上追踪并修洁直至颅顶腱膜的前部，注意颅顶腱膜的外侧缘越过颞线向下延伸到颞部。

（2）向上追踪面神经颞支，并修洁颞筋膜前部。若面部解剖时没有找到颧颞神经，此时可再进行寻找。

（3）向上追踪颞浅血管与耳颞神经，追踪修洁时可见包在颅顶腱膜伸展部内的耳前肌和耳上肌，它们有时连成一片，修洁这 2 块肌及全部颞筋膜。

（4）在耳郭后方，追踪修洁耳大神经，枕小神经，耳后血管，耳后神经及耳后肌。

（5）将尸体翻转，使面部朝下，在枕外隆突处的浅筋膜中寻找由颈部上升的第三颈神经末支。在距枕外隆突外侧约 2.5 cm 处切开浅筋膜,找到枕动脉和枕大神经,追踪它们至颅顶。

　　3. 解剖帽状腱膜、腱膜下疏松结缔组织及颅骨外膜

　　(1)自上而下,修洁颅顶腱膜后部和颅顶肌枕腹,注意勿损伤血管和神经。

　　(2)于正中线切开颅顶腱膜,将刀柄插入,探查其下的疏松结缔组织与颅顶肌前后左右相连情况。分层观察帽状腱膜,腱膜下的疏松结缔组织和颅骨外膜。

　　(二)开颅取脑

　　1. 锯除颅盖　尸体仰卧,自眉间到枕外隆突以及在两侧耳郭之间纵向切开帽状腱膜,将 4 片帽状腱膜向下翻。在眶上缘上方 1 cm 处和枕外隆突上方 1 cm 处的平面上环形扎上细绳,用笔沿绳画线一圈,沿线将骨膜切开,并向上、下方剥离,可看到骨膜紧连于骨缝,疏松贴于颅骨。沿所画的线先锯一浅沟,然后锯开颅骨并撬开颅顶盖,操作时注意勿伤及硬脑膜。

　　2. 打开硬脑膜

　　(1)沿正中线自后向前切开硬脑膜,可见上矢状窦,并将血块除去。

　　(2)沿上矢状窦的两旁,使用钝头剪刀剪开硬脑膜,再自两侧耳郭处向上剪开硬脑膜,直至上矢状窦两旁,将 4 瓣硬脑膜向下翻。

　　(3)切断进入上矢状窦的全部大脑上静脉。在鸡冠处切断大脑镰,并向后拉。

　　(4)切断进入直窦的大脑大静脉。

　　3. 取脑

　　(1)将头部移至解剖台的一端,使脑自然下垂,左手扶脑,使用刀柄将嗅球自筛板处分离,由鼻腔穿过筛板的嗅神经随之离断。

　　(2)依次切断下列各结构:①视神经,色白粗大,进入视神经管;②颈内动脉,位于视神经外侧;③漏斗,位于视神经后方正中平面,连于下丘脑的脑垂体之间;④动眼神经,位于鞍背的两旁;⑤滑车神经,位于动眼神经的外侧,被小脑幕游离缘遮盖,用刀尖将此缘翻起,可看见滑车神经。

　　(3)将尸体头转向左侧,切断穿入横窦和蝶顶窦的大脑下静脉,将颞极在蝶骨小翼深面分离,轻揭大脑右半球,沿颞骨岩部的上缘,用刀尖切开小脑幕的附着缘和岩部尖处游离缘,切勿切得过深,以防伤及其深面的小脑。用同法处理左侧的小脑幕。

　　(4)使脑向后坠(勿用力搬动,否则易在脑干处拉断),直至脑桥和延髓离开颅后窝前壁时,有:①三叉神经运动根和感觉根,于近颞骨岩部尖处穿硬脑膜;②展神经在鞍背后方穿过硬脑膜;③面神经和前庭蜗神经穿入内耳门;④舌咽、迷走、副神经自颈静脉孔离开颅腔;⑤舌下神经分为两支穿硬脑膜出舌下神经管。

　　(5)依次切断上述左右两侧各个神经,在枕骨大孔平面切断脊髓及两侧椎动脉,之后使头尽量后垂,轻轻取出延髓与小脑,全脑便可移出。

　　4. 观察硬脑膜　移开脑后,观察硬脑膜形成的大脑镰、小脑幕、静脉窦等结构。

　　5. 观察颅底内面

　　(1)解剖颅前窝:小心去除筛板表面的硬脑膜,找寻极为细小的筛前神经及其相伴行的筛前动脉。筛前动脉起自于眼动脉,筛前神经为鼻睫神经终末支,在筛板外缘中份入颅,前行,穿经鸡冠两旁的小孔出颅到鼻腔。

　　(2)解剖颅中窝

　　1)取出脑垂体:切开鞍膈前后缘,可看见围绕脑垂体前后的海绵间窦,它们和海绵窦

相通形成一环,不可用镊子夹漏斗,以防损伤。切除鞍膈,从前向后将垂体自垂体窝用刀柄挑出,仔细去除蛛网膜,分清垂体前后叶,后叶较小,被前叶包绕。

2)自棘孔处切开硬脑膜,暴露脑膜中动脉及其分支。

3)解剖海绵窦:①自蝶骨小翼后缘处划开硬脑膜,它通入垂体窝两侧的海绵窦。在颞骨岩部上缘划开小脑幕的附着缘,勿损伤三叉神经,观察岩上窦,此窦前通海绵窦,后通横窦。②在颞骨岩部尖的前面切除硬脑膜,暴露三叉神经节、眼神经、上颌神经和下颌神经。追踪下颌神经至卵圆孔,同时观察穿卵圆孔的导静脉。追踪上颌神经至圆孔,追踪眼神经和它的3个分支(泪腺神经、额神经和鼻睫神经)到眶上裂,鼻睫神经分出较早。去除海绵窦的外侧壁时,可见窦内有纤细小梁网,网眼内可见血块。③保留动眼神经和滑车神经穿经硬脑膜的孔,追踪该二神经到眶上裂,动眼神经在尚未到达时已分为两支,不可用镊子夹神经,以免损伤。④除去剩余的海绵窦外侧壁,颈内动脉位于窦内,交感神经丛围绕于动脉壁。找出颈内动脉外侧的展神经,并追踪到眶上裂。

4)解剖岩大、小神经:细心翻起尚存在于岩部前的硬脑膜。找寻岩大、小神经,它们都很细,注意不可当结缔组织去掉。岩大神经自面神经管裂孔穿出,向前内行,经三叉神经节后方至破裂孔,和岩深神经汇合形成翼管神经。岩小神经在岩大神经的外侧,行向下内,从卵圆孔旁的一小孔出颅入耳节。

5)将三叉神经节自颅底向下翻转,可见三叉神经的运动根。

(3)解剖颅后窝

1)在一侧切开大脑镰的下缘,观察下矢状窦。将大脑镰附着小脑幕处切开,观察直窦,直窦的前端接受大脑大静脉,后端通常通入左横窦。上矢状窦、直窦和左右横窦可汇合并扩大形成窦汇,在枕内隆凸附近,可在颅骨上见一浅窝。

2)自枕内隆凸向外切开横窦,然后向下和向前划开乙状窦至颈静脉孔。可见乳突导静脉开口于乙状窦后壁中份。

3)除去遮盖颈静脉孔的硬脑膜,但不可损伤舌咽、迷走、副神经。找出止于颈静脉孔前份的岩下窦。岩下窦位于颞骨岩部和枕骨基底部之间。

4)基底窦在颅后窝的斜坡上。切开硬脑膜,检查基底窦时,不要伤及展神经。

5)观察辨认第VI到XII对脑神经根。

第六节　社会实践

邀请临床专家举办讲座。

(郭付有　帖红艳　赵青赞　介亚琼)

第二章

颈　部

知识目标

（1）掌握：颈部境界与分区，体表标志，颈部主要血管的体表投影。颈筋膜浅层、中层、深层的形成，颈动脉鞘的组成。颈动脉三角的境界、内容及毗邻。肌三角的境界。甲状腺的形态、位置、被膜和毗邻。颈根部的境界，颈动脉鞘及内容。甲状腺的动脉、静脉与喉的神经。颈根部的主要结构。

（2）了解：颈部浅层结构。甲状旁腺的形态、位置。咽后间隙、椎前间隙的位置及毗邻。枕三角、锁骨上三角的境界、内容及毗邻。颈袢、颈丛、颈交感干的组成及位置。

能力目标

（1）通过学习颈部解剖及临床病例，提升学生提出问题、分析问题、解决问题的能力和培养临床思维。

（2）通过颈部实验操作课培养学生胆大心细、精益求精的动手操作能力以及团结合作、沟通交流的能力。

思政目标

（1）治学严谨、人文关怀：通过学习保护喉返神经、甲状旁腺，培养学生认真细致、治学严谨、精益求精的医疗态度以及对患者的人文关怀精神。

（2）联系临床，医学科普：通过学习甲状腺髓样癌、易误诊误治的甲状腺舌骨囊肿，培养学生细致鉴别，严谨观察，重在预防的诊疗思维。

（3）珍视生命，服务社会：通过学习甲状腺癌、气管切开，培养学生关注健康环境，传递科普医学技能，肩负起社会服务的责任。

第一节　概　述

颈部介于头与胸和上肢之间，前面正中有呼吸道和消化管；两侧有纵行排列的大血管和神经等；颈根部有胸膜顶、肺尖及连于上肢的血管和神经干。颈部筋膜复杂，包绕肌、血管、神经和脏器形成筋膜鞘，诸结构之间有疏松结缔组织填充，形成诸多筋膜间隙。颈部淋巴结较多，主要沿浅静脉和深部血管、神经排列；癌细胞转移时，常易累及，手术清除淋巴结时，应避免损伤血管、神经。颈部肌肉可使头、颈灵活运动，并参与呼吸、吞咽和发音等生理活动。

一、境界与分区

（一）境界

上界以下颌骨下缘、下颌角、乳突尖、上项线和枕外隆凸的连线与头部为界；下界以胸骨颈静脉切迹、胸锁关节、锁骨上缘和肩峰至第 7 颈椎棘突的连线与胸部和上肢为界。

（二）分区

颈部一般分为固有颈部和项部。

1. 固有颈部　两侧斜方肌前缘之间和脊柱颈部前方的部分，即通常所指的颈部。以胸锁乳突肌前、后缘为界，分为颈前区、颈外侧区、胸锁乳突肌区。

（1）颈前区：内侧界为颈前正中线，上界为下颌骨下缘，外侧界即胸锁乳突肌前缘。颈前区又以舌骨为标志，分为舌骨上区和舌骨下区。舌骨上区包括颏下三角和左、右下颌下三角；舌骨下区包括颈动脉三角和肌三角（图2-1）。

（2）颈外侧区：位于胸锁乳突肌后缘、斜方肌前缘和锁骨中 1/3 上缘之间，又称颈后三角。肩胛舌骨肌将其分为后上部较大的枕三角和前下部较小的锁骨上三角（亦称锁骨上大窝）。

（3）胸锁乳突肌区：指该肌所在的区域。

2. 项部　两侧斜方肌前缘之后与脊柱颈部后方的部分（见脊柱区）。

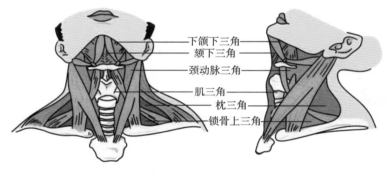

图2-1　颈部分区

二、表面解剖

（一）体表标志

1. 舌骨（hyoid bone）　位于颏隆凸的下后方，适对第3、4颈椎椎间盘平面；舌骨体两侧可扪到舌骨大角，是寻找舌动脉的标志。

2. 甲状软骨（thyroid cartilage）　位于舌骨下方，上缘平对第4颈椎上缘，即颈总动脉分叉处；前正中线上的突起为喉结（laryngeal prominence）。

3. 环状软骨（cricoid cartilage）　位于甲状软骨下方。环状软骨弓两侧平对第6颈椎横突，是喉与气管、咽与食管的分界标志，又可作为计数气管环和甲状腺触诊的标志。

4. 颈动脉结节（carotid tubercle）　即第6颈椎横突前结节。颈总动脉行经其前方。在胸锁乳突肌前缘中点，平环状软骨弓向后压迫颈总动脉至颈动脉结节，可阻断颈总动脉血流。

5. 胸锁乳突肌（sternocleidomastoid）　是颈部分区的重要标志。其起端两头之间称为锁骨上小窝（lesser supraclavicular fossa），位于胸锁关节上方。

细致鉴别、精准治疗

甲状舌骨囊肿

闫某某,女,47岁,以"发现颈部肿块6个月余"为主诉入院,颈部彩超:①甲状腺体积增大并弥漫性回声改变(请结合实验室检查)。②甲状腺右侧叶下极囊性结节。③颈前舌根部囊性异常回声(甲状舌骨囊肿)。完善检查后行"甲状舌骨囊肿切除术",术中游离囊肿边界,超声刀沿囊肿边界切除至舌骨下方,咬骨剪剪断舌骨,完整切除囊肿。

甲状舌骨囊肿是一种先天性囊肿,源于甲状舌管的残余上皮。胚胎时期,甲状腺是由口底向颈部伸展的甲状舌管下端形成的,甲状舌管通常在胎儿6周左右自行闭锁,若甲状舌管退化不全即可形成先天性囊肿,感染破溃后形成甲状舌管瘘。

甲状舌骨囊肿可见于任何年龄,但多在20岁以前发病,主要症状为在颈前正中线上,舌骨与甲状软骨之间有圆形、光滑、界限清楚的囊性肿物。囊肿固定于舌骨和深部组织,偶尔在其上方皮下可触及一向上与舌骨相连的索状物,随咽部上、下活动,伸舌时可向上回缩。

甲状舌骨囊肿的诊断主要依靠其病史及临床体征,一般较易诊断。但如不仔细检查也易误诊。应与以下几种颈部常见结节鉴别:慢性淋巴结炎和淋巴结核、皮下脂肪瘤、甲状腺瘤、淋巴管瘤。治疗以手术切除为主,手术切除范围:①瘘管相近的皮肤以及相邻的组织筋膜和肌肉;②瘘管经过的舌骨部分;③瘘管分出的侧支其末端的膨大部分;④舌骨以上沿瘘管走行方向部分肌组织,直达舌盲孔处。术中注意勿将异位甲状腺当作甲状舌骨囊肿而切除,如见肿物的两侧有血管进入时,则不应贸然将血管切断结扎,以免引起甲状腺功能减退。

临床很多疾病的诊断和治疗需要细致鉴别、精准治疗才能救治患者,保护患者的生命安全。这不仅需要医学生夯实的解剖基础和临床知识,更需要医学生强大的责任心和认真细致的态度,才能保证人民群众健康水平不断提高。

6. 锁骨上大窝(greater supraclavicular fossa)　是锁骨中1/3上方的凹陷,窝底可扪到锁骨下动脉的搏动、臂丛和第1肋。

7. 胸骨上窝(suprasternal fossa)　是位于颈静脉切迹上方的凹陷,是触诊气管的部位。

(二)体表投影

颈部结构的体表投影。

1. 颈总动脉及颈外动脉(common carotid artery and external carotid artery)　下颌角与乳突尖连线的中点,右侧至胸锁关节、左侧至锁骨上小窝的连线,即两动脉的投影线;甲状软骨上缘是二者的分界标志。

2. 锁骨下动脉(subclavian artery)　相当于右侧自右侧胸锁关节、左侧自左锁骨上小窝向外上至锁骨上缘中点的弧线,最高点距锁骨上缘1 cm。

3. 颈外静脉(external jugular vein)　下颌角至锁骨中点的连线,是儿童静脉穿刺的常用部位。

4. 副神经(accessory nerve)　自乳突尖与下颌角连线的中点,经胸锁乳突肌后缘上、中1/3交点至斜方肌前缘中、下1/3交点的连线。

5. 臂丛(brachial plexus)　自胸锁乳突肌后缘中、下1/3交点至锁骨中、外1/3交点稍内侧的连线。

6. 神经点　是颈丛皮支浅出颈筋膜的集中点,约在胸锁乳突肌后缘中点处。是颈部皮神经阻滞麻醉的部位。

7. 胸膜顶及肺尖(cupula of pleura and apex of lung)　位于锁骨内侧 1/3 段上方,最高点距锁骨上方 2~3 cm。

三、颈部结构配布特点

颈部可视为连结头与躯干、躯干与上肢的桥梁。脊柱的颈段是颈部的支持性结构。颈部结构的配布有如下特点。

(1)由头部下降入胸腔的消化管和呼吸道的器官,如咽、食管、喉、气管等皆纵行于脊柱前方,其两侧为纵行排列的神经和大血管;由胸部和颈部到上肢的神经和往返的大血管,多横行经过颈根部,如锁骨下动、静脉及臂丛等。

(2)颈部运动灵活,加上发音、吞咽和呼吸等活动,增加了颈部各结构间的活动范围。

与颈部运动及上述功能相适应,颈部肌肉数目多,大小不一,形态复杂,层次较多。其中前方的肌肉多为纵行且较细小,两侧特别是后方的肌肉较多且粗大。这是由于头的重心位于寰枕关节前方所致。

(3)颈部的筋膜及蜂窝组织较发达,层次多;颈部器官皆有筋膜形成的鞘包绕。筋膜之间形成蜂窝组织间隙,蜂窝织炎可沿这些间隙蔓延到胸部和腋窝。颈部的神经和血管亦被筋膜所包绕,形成神经血管鞘。围绕静脉形成的静脉鞘,可借结缔组织与静脉壁紧密连接,因此,颈部静脉创伤时不易闭合,有引起空气栓塞的危险。

(4)颈部器官及血管在头颈运动时位置不固定。如头向一侧转动时,喉、气管及血管均向旋转侧移动,食管则移向旋转的对侧;头倾向一侧时,气管在中点处凸向对侧;头后仰时,颈部器官向上、向前凸出。在实施颈部手术时,应对上述情况有充分的了解。

(5)颈部的淋巴结较多,主要排列在血管和器官的周围,因而颈部癌细胞沿淋巴扩散时,累及范围较为广泛。淋巴结的局部位置和引流范围具有诊断意义。

第二节　颈部层次结构

一、浅层结构

(一)皮肤

颈部皮肤较薄,移动度较大,皮纹横向,手术时常作横切口,以利愈合且美观。

(二)浅筋膜

浅筋膜(superficial fascia)含有脂肪,在颈前外侧部脂肪层的深面,有一菲薄的皮肌,称颈阔肌(platysma)。该肌起自胸大肌和三角肌筋膜,越过锁骨斜向上内方;其前部纤维附于下颌骨下缘,后部纤维附于腮腺咬肌筋膜,并移行于降下唇肌和笑肌。肌三角内侧部和枕三角上部未被此肌覆盖。颈阔肌深面有浅静脉和浅神经(图2-2)。

1. 浅静脉　颈部浅静脉无动脉伴行,主要有如下 2 条。

(1)颈前静脉(anterior jugular vein):沿颈前正中线两侧下行,至胸锁乳突肌下份前缘处,穿入胸骨上间隙,经该肌深面汇入颈外静脉。左、右颈前静脉在胸骨上间隙内的吻合支,称颈静脉弓(jugular venous arch),横行于颈静脉切迹上方的胸骨上间隙内。颈前静脉有时仅1条,位居中线,称颈前正中静脉。

(2)颈外静脉(external jugular vein):由下颌后静脉后支和耳后静脉在下颌角附近汇合而成。沿胸锁乳突肌表面垂直下行,于该肌后缘中点处入颈后三角;在锁骨上缘中点上方2~5 cm处穿深筋膜,约2/3汇入锁骨下静脉,1/3汇入颈内静脉。该静脉末端虽有一对瓣膜,但不能阻止血液逆流;当上腔静脉血回心受阻时,可致颈外静脉曲张。颈外静脉穿深筋膜处,两者彼此紧密愈着,当静脉壁受伤破裂时,管腔不易闭合,可致空气栓塞。

2.浅神经　主要有颈丛皮支和面神经颈支分布。

(1)颈丛皮支:在胸锁乳突肌后缘中点(即神经点),有4条皮神经浅出。此点是颈丛皮支阻滞麻醉的穿刺点。枕小神经(lesser occipital nerve)(C₂、C₃)勾绕副神经,沿胸锁乳突肌后缘行向后上,分布于枕部皮肤。耳大神经(greater auricular nerve)(C₂、C₃)沿胸锁乳突肌表面伴颈外静脉上行,分布于耳郭及腮腺区皮肤。颈横神经(transverse nerve of neck)(C₂、C₃)横行向前,越过胸锁乳突肌中份,穿颈阔肌后,分布于颈前区皮肤。锁骨上神经(supraclavicular nerves)(C₃、C₄)分为3支,在锁骨上缘处浅出,越过锁骨,分布于颈前外侧部、胸上部(第2肋以上)及肩部等处的皮肤(图2-2)。

(2)面神经颈支(cervical branch of facial nerve):自腮腺下端穿出,入颈阔肌深面,行向前下方,支配颈阔肌运动。行腮腺手术时,可作为追踪面神经的标志(图2-2)。

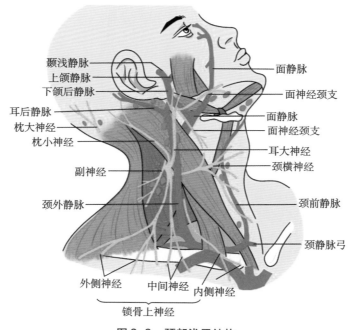

图2-2　颈部浅层结构

二、颈筋膜及筋膜间隙

(一)颈筋膜

颈筋膜(cervical fascia)即颈深筋膜,位于浅筋膜和颈阔肌的深面,围绕颈、项部诸肌和器官,并在血管和神经周围形成筋膜鞘及筋膜间隙。颈筋膜可分为浅、中、深3层(图2-3,图2-4)。

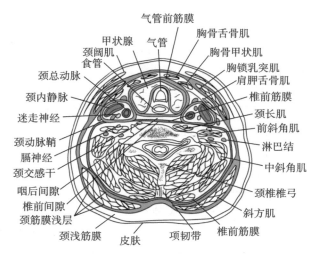

气管前筋膜
甲状腺　气管　胸骨舌骨肌
颈阔肌　　　　　胸骨甲状肌
食管　　　　　　胸锁乳突肌
颈总动脉　　　　肩胛舌骨肌
颈内静脉　　　　椎前筋膜
迷走神经　　　　颈长肌
颈动脉鞘　　　　前斜角肌
膈神经　　　　　淋巴结
颈交感干　　　　中斜角肌
咽后间隙　　　　颈椎椎弓
椎前间隙　　　　斜方肌
颈筋膜浅层　　　椎前筋膜
颈浅筋膜　皮肤　项韧带

图 2-3　颈筋膜与筋膜间隙（横断面）

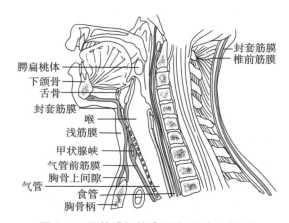

腭扁桃体　　　　　封套筋膜
下颌骨　　　　　　椎前筋膜
舌骨
封套筋膜
喉
浅筋膜
甲状腺峡
气管前筋膜
胸骨上间隙
气管
食管
胸骨柄

图 2-4　颈筋膜与筋膜间隙（正中矢状面）

1. **颈筋膜浅层（superfcial layer）** 又名封套筋膜。围绕整个颈部，包绕斜方肌和胸锁乳突肌，形成两肌的鞘；向后附着于项韧带及第 7 颈椎棘突，向前在正中线两侧彼此延续；向上附着于颈上界的骨面；向下附着于颈、胸交界处的骨面。颈筋膜浅层在下颌下三角和腮腺区分为两层，分别包绕下颌下腺和腮腺，形成两腺的筋膜鞘。此二鞘被茎突下颌韧带所分隔。

2. **颈筋膜中层（pretracheal layer）** 即气管前层，又称气管前筋膜或内脏筋膜。紧贴在舌骨下肌群的后面，经甲状腺及其血管、气管颈部及颈动脉鞘的前方；两侧在胸锁乳突肌的深面与颈筋膜浅层相连；上方附于舌骨，下方续于纤维心包。此筋膜于甲状腺侧叶的后外方分为前、后两层包绕甲状腺，形成甲状腺鞘。在甲状腺与气管、食管上端邻接处，腺鞘后层增厚形成甲状腺悬韧带。

3. **颈筋膜深层（prevertebral layer）** 即椎前层，又称椎前筋膜。此层位于椎前肌及斜角肌前面，上起自颅底，下续前纵韧带及胸内筋膜。向后覆盖颈后肌并附着于项韧带。颈交感干、膈神经、臂丛及锁骨下动脉等结构行经其后方。该筋膜向下外方包绕腋血管及臂丛形成腋鞘，又称颈腋管。

4. **颈动脉鞘（carotid sheath）** 是颈筋膜在颈部大血管和迷走神经周围形成的筋膜

鞘。上起自颅底，下续连纵隔。鞘内有颈总动脉、颈内动脉、颈内静脉和迷走神经等。

（二）筋膜间隙

1. 胸骨上间隙（suprasternal space）　是颈筋膜浅层在距胸骨柄上缘 3 ~ 4 cm 处分为浅、深两层，分别附着于胸骨柄的前、后缘所形成的筋膜间隙，内有胸锁乳突肌胸骨头、颈前静脉下段、颈静脉弓、淋巴结和脂肪组织等。

2. 锁骨上间隙（supraclavicular space）　是颈筋膜浅层在锁骨上方分为两层所形成的筋膜间隙，经胸锁乳突肌后方与胸骨上间隙相通；内有颈前静脉、颈外静脉末段及疏松结缔组织等。

3. 气管前间隙（pretracheal space）　位于气管前筋膜与气管颈部之间，内有气管前淋巴结、甲状腺下静脉、甲状腺奇静脉丛、甲状腺最下动脉、头臂干及左头臂静脉，小儿有胸腺上部。此间隙感染、出血或气肿时可蔓延至上纵隔。

4. 咽后间隙（retropharyngeal space）　位于椎前筋膜与颊咽筋膜之间，其外侧为颈动脉鞘；其位于咽壁侧方的部分，称为咽旁间隙，内有淋巴结及疏松结缔组织。

5. 椎前间隙（prevertebral space）　位于脊柱颈部与椎前筋膜之间。颈椎结核脓肿多积于此间隙，向两侧可至颈外侧区，并经腋鞘扩散至腋窝，溃破后，结核脓液可经咽后间隙向下至后纵隔。

6. 下颌下间隙（submandibular space）　在下颌下三角内，其顶为覆盖下颌舌骨肌下面的筋膜，底为颈筋膜浅层，其前、后界分别为二腹肌的前、后腹。间隙内主要有下颌下腺及其周围的神经、血管和淋巴结等。此间隙经下颌舌骨肌后缘与舌下间隙相通，并向后通至咽旁间隙。

第三节　颈前区

一、舌骨上区

舌骨上区为颈前区舌骨上方的区域，包括两侧的下颌下三角和单一的颏下三角。

（一）下颌下三角

1. 境界　下颌下三角（submandibular triangle）位于下颌骨下缘与二腹肌前、后腹之间，又名二腹肌三角（digastric triangle）。此三角浅面有皮肤、浅筋膜、颈阔肌和颈筋膜浅层，深面由浅入深依次为下颌舌骨肌、舌骨舌肌和咽中缩肌。

2. 内容　主要有下颌下腺、血管、神经和淋巴结等（图2-5）。

（1）下颌下腺（submandibular gland）：位于颈筋膜浅层所形成的筋膜鞘内。此腺形状不规则，可分为较大的浅部和较小的深部；浅部位于下颌舌骨肌浅面，绕该肌后缘伸向前内与深部相延续。下颌下腺管（submandibular duct）由深部的前端发出，经下颌舌骨肌与舌骨舌肌之间前行，开口于口底黏膜的舌下阜。

（2）血管、神经和淋巴结：面动脉平舌骨大角起自颈外动脉，经二腹肌后腹深面进入下颌下三角，沿下颌下腺深面的沟内前行，绕下颌骨下缘入面部。舌下神经位于下颌下腺的内下方，它与二腹肌中间腱之间有舌动脉及其伴行静脉。舌神经从下颌下三角后部达下颌下腺上内侧，经下颌骨内面与舌骨舌肌之间前行入舌。下颌下神经节（submandibular ganglion）上方连于舌神经，向下发分支至下颌下腺。下颌下淋巴结分布在下颌下腺周围,4~6个。

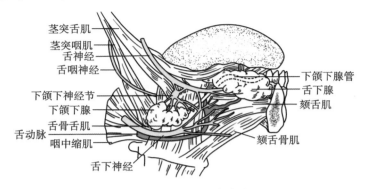

图2-5　下颌下三角内容

(二)颏下三角

颏下三角(submental triangle)位于左、右二腹肌与舌骨体之间。其浅面有皮肤、浅筋膜和颈筋膜浅层,深面由两侧下颌舌骨肌及其筋膜构成,称为口膈(oral diaphragm)。口膈的深面为舌下间隙(sublingual space)。

舌骨上肌群包括4对肌肉:二腹肌、下颌舌骨肌、茎突舌骨肌、颏舌骨肌。

二、舌骨下区

舌骨下区为颈前区舌骨下方的区域,包括颈动脉三角和肌三角。

(一)颈动脉三角

1. 境界　颈动脉三角(carotidtriangie)位于胸锁乳突肌上份前缘、肩胛舌骨肌上腹和二腹肌后腹之间。其浅面为皮肤、浅筋膜、颈阔肌和颈筋膜浅层,深面为椎前筋膜,内侧为咽侧壁及其筋膜。

2. 内容　三角内有颈总动脉及其分支、颈内静脉及其属支、舌下神经及其降支、迷走神经及其分支、膈神经和颈深淋巴结等(图2-6)。

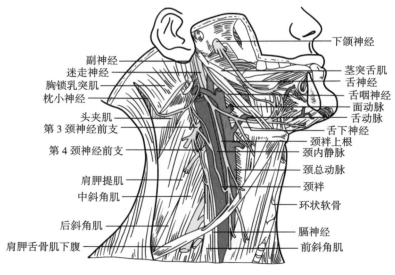

图2-6　颈动脉三角内容

（1）颈总动脉（common carotid artery）：位于颈内静脉内侧,平甲状软骨上缘处分为颈外动脉和颈内动脉。颈总动脉末端和颈内动脉始部膨大处为颈动脉窦（carotid sinus）,窦壁上有压力感受器;颈总动脉分叉处的后方有颈动脉小球（carotid glomus）,是化学感受器。二者有调节血压和呼吸的作用。

（2）颈外动脉（external carotid artery）：平甲状软骨上缘,起自颈总动脉,沿颈内动脉前内方垂直上行。在甲状软骨上缘至舌骨大角间,依次向前发出甲状腺上动脉、舌动脉及面动脉;近二腹肌后腹下缘处向后上发出枕动脉;自颈外动脉起端的内侧发出咽升动脉,行向上方。

（3）颈内动脉（internal carotid artery）：自颈外动脉的后外方行至其后方,经二腹肌后腹深面至下颌后窝,经颈动脉管入颅中窝。该动脉在颈部无分支。

（4）颈内静脉（internal jugular vein）：位于颈总动脉外侧,大部分为胸锁乳突肌所掩盖。其属支自上至下依次为面静脉、舌静脉和甲状腺上、中静脉。位于面静脉汇入颈内静脉交角处的淋巴结,称为颈内静脉二腹肌淋巴结（jugulodigastric lymph node）,收纳舌根部的淋巴,又名舌主淋巴结。

（5）舌下神经（hypoglossal nerve）：经二腹肌后腹深面进入三角,呈弓形越过颈内、外动脉浅面,再经二腹肌后腹前端深面进入下颌下三角。在舌下神经弓形部向下发出降支,称为颈袢上根,沿颈总动脉浅面下降,参与颈袢组成。

（6）迷走神经（vagus nerve）：行于颈动脉鞘内,位于颈内动脉、颈总动脉与颈内静脉之间的后方。在颈动脉三角内的分支有喉上神经和心支。前者在颈内、外动脉的内侧与咽中缩肌之间分为内、外支;内支弯向前下,穿甲状舌骨膜入喉,司声门裂以上喉黏膜的感觉;外支沿咽下缩肌表面下降,支配该肌和环甲肌。心支沿颈总动脉表面下降入胸腔,参与心丛的组成。

（7）副神经（accessory nerve）：经二腹肌后腹深面入颈动脉三角,越过颈内静脉浅面（或深面）行向后外,至胸锁乳突肌深面发肌支支配该肌,本干至颈后三角（图2-7）。

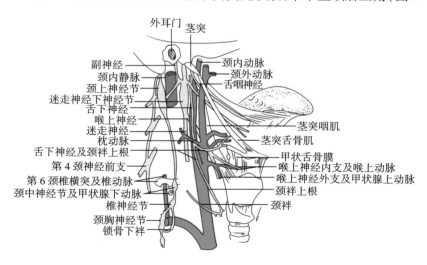

图2-7 颈内、外动脉与脑神经的关系

（8）二腹肌后腹（posterior belly of digastric）：是颈动脉三角与下颌下三角的分界,也是颌面部与颈部手术的主要标志。其浅面有耳大神经、下颌后静脉及面神经颈支;深面有颈内动、静脉和颈外动脉、迷走神经、副神经、舌下神经、颈交感干;肌的上缘有耳后动脉、面神经和舌咽神经等;下缘有枕动脉和舌下神经。

(二)肌三角

1.境界　肌三角(muscular triangle)位于颈前正中线、胸锁乳突肌前缘和肩胛舌骨肌上腹之间。其浅面依次为皮肤、浅筋膜、颈阔肌和颈筋膜浅层;其深面为椎前筋膜。

2.内容　三角内有舌骨下肌群、甲状腺、甲状旁腺、气管颈部和食管颈部等器官(图2-8)。

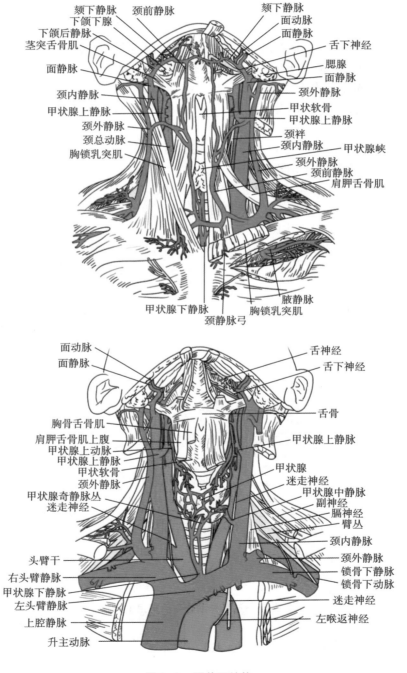

图2-8　颈前区结构

（1）舌骨下肌群：包括浅层的胸骨舌骨肌和肩胛舌骨肌上腹，以及深层的胸骨甲状肌和甲状舌骨肌。

（2）甲状腺（thyroid gland）：腺体呈"H"形，分为左、右侧叶和连结两侧叶的峡部。据国人资料统计，峡部缺如者约占7%；有锥状叶者约占70%，且多连于左侧叶。

1）甲状腺被膜：气管前筋膜包绕甲状腺形成腺鞘，又称甲状腺假被膜。甲状腺自身的外膜称真被膜，即纤维囊。腺鞘与纤维囊之间为囊鞘间隙，内有疏松结缔组织、血管、神经及甲状旁腺。在甲状腺两侧叶内侧和峡部后面，假被膜增厚并与甲状软骨、环状软骨以及气管软骨环的软骨膜愈着，形成甲状腺悬韧带，将甲状腺固定于喉及气管壁上。因此，吞咽时甲状腺可随喉上、下移动，为判断甲状腺是否肿大的依据之一。喉返神经常在甲状腺悬韧带的后面经过，因而在甲状腺切除术中处理悬韧带时，应注意保护喉返神经。

2）甲状腺的位置与毗邻：甲状腺的两侧叶位于喉下部和气管颈部的前外侧，上极平甲状软骨中部、下极至第6气管软骨。有时侧叶的下极可伸至胸骨柄的后方，称为胸骨后甲状腺。甲状腺峡部位于第2～4气管软骨前方。

甲状腺前面由浅入深依次为皮肤、浅筋膜、颈筋膜浅层、舌骨下肌群和气管前筋膜。侧叶的后内侧与喉和气管、咽和食管以及喉返神经等相邻；侧叶的后外侧与颈动脉鞘及鞘内的颈总动脉、颈内静脉和迷走神经，以及位于椎前筋膜深面的颈交感干相邻。当甲状腺肿大时，如向后压迫，可出现呼吸、吞咽困难和声音嘶哑；如向后外方压迫交感干时，可出现Horner综合征，即瞳孔缩小、眼裂变窄（上睑下垂）及眼球内陷等。

3）甲状腺上动脉与喉上神经（图2-9）：甲状腺上动脉（superior thyroid artery）起自颈外动脉起始部的前面，伴喉上神经外支行向前下方，至侧叶上极附近分为前、后两支。前支沿侧叶前缘下行，分布于侧叶前面，并有分支沿甲状腺峡的上缘与对侧支吻合；后支沿侧叶后缘下行，与甲状腺下动脉的升支吻合。该动脉沿途的分支有胸锁乳突肌支、喉上动脉和环甲肌支。喉上动脉与喉上神经内支伴行，穿甲状舌骨膜，分布于喉内。

科学补碘保健康

大脖子病

　　大脖子病也叫地方性甲状腺肿，最常见的原因是碘缺乏，多见于山区或远离海洋的地区。碘是甲状腺合成甲状腺激素重要的原料，碘缺乏时合成甲状腺激素不足，反馈的引起垂体分泌过量的促甲状腺激素，刺激甲状腺增生肥大，从而引起甲状腺肿。

　　通常患者的甲状腺功能是正常的，临床症状不明显，一般不需要特别的治疗，主要是改善碘的营养状态。可鼓励患者多吃含碘高的食物，像海带、紫菜以及海产品。我国为预防大脖子病，在缺碘地区强制推广加碘食盐。1996年通过食盐加碘到现在将近三十年，通过这种方式，我国的地方性碘缺乏造成的甲状腺肿得到了明显的改善。

　　如果甲状腺肿大得非常明显，可造成局部压迫，造成呼吸困难、吞咽困难、声音嘶哑，需要手术治疗。部分轻度碘缺乏地区的人群在机体碘需要增加的情况下，也可能会出现甲状腺肿，这种机体碘需要增加的情况包括妊娠期、哺乳期和青春期等。

　　缺碘不仅是大脖子病的直接原因，碘缺乏还严重危害人类健康，损害儿童大脑神经发育。因此，为了提高国民对"碘缺乏病"危害的认识，促进国民身体健康，每年的5月15日被定为全国碘缺乏病防治日。

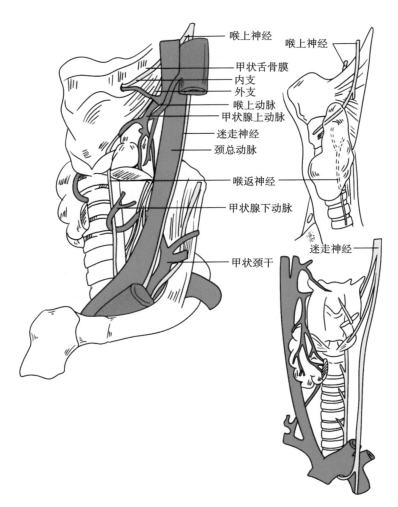

图 2-9　甲状腺的动脉及喉的神经

喉上神经(superior laryngeal nerve)是迷走神经的分支,在舌骨大角处分为内、外两支;内支伴喉上动脉穿甲状舌骨膜入喉,分布于声门裂以上的喉黏膜;外支伴甲状腺上动脉行向前下方,在距侧叶上极约 1 cm 处,与动脉分开,弯向内侧,发支支配环甲肌和咽下缩肌。甲状腺次全切除术结扎甲状腺上动脉时,应紧贴腺的上极进行,以免伤及喉上神经外支致声音低钝、呛咳等。

4)甲状腺下动脉与喉返神经(图 2-10):甲状腺下动脉(inferior thyroid artery)起自锁骨下动脉的甲状颈干,沿前斜角肌内侧缘上行,至第 6 颈椎平面,在颈动脉鞘与椎血管之间弯向内下,近甲状腺侧叶下极再弯向上内,至侧叶后面分为上、下支,分布于甲状腺、甲状旁腺、气管和食管等。

喉返神经(recurrent laryngeal nerve)是迷走神经的分支。左喉返神经勾绕主动脉弓,右喉返神经勾绕锁骨下动脉,两者均沿气管与食管之间的沟内上行,至咽下缩肌下缘、环甲关节后方进入喉内,称为喉下神经(inferior larynyeal nerve);其运动支支配除环甲肌以外的所有喉肌,感觉支分布于声门裂以下的喉黏膜。左喉返神经行程较长,位置较深,多行于甲状腺下动脉的后方;右喉返神经行程较短,位置较浅,多行于甲状腺下动脉前方。二者入喉前都经过环甲关节后方,故甲状软骨下角可作为寻找喉返神经的标志。喉返神

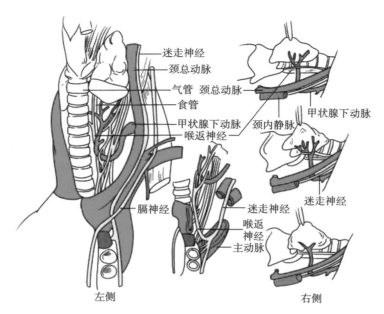

图2-10 甲状腺下动脉与喉返神经的关系

经通常行经甲状腺腺鞘之外,多在甲状腺侧叶下极的后方与甲状腺下动脉有复杂的交叉关系。因此,施行甲状腺次全切除术时,应远离甲状腺下极结扎甲状腺下动脉,以免损伤喉返神经,引起声音嘶哑。

5)甲状腺最下动脉(arteria thyroidea ima):该动脉可起自头臂干、主动脉弓、右颈总动脉或胸廓内动脉等。沿气管前方上升,达甲状腺峡,参与甲状腺动脉之间在腺内、外的吻合。其出现率约为10%。当低位气管切开或甲状腺手术时应加注意。

夯实基础、细致操作

保护喉返神经

　　因喉返神经在走行过程中与甲状腺下动脉有复杂的交叉关系,所以在进行甲状腺癌根治手术切除甲状腺叶时需重点保护喉返神经,否则单侧损伤会导致患者术后声音嘶哑,双侧损伤会导致患者窒息甚至死亡。根据喉返神经的解剖特点,在手术中游离探查到喉返神经并保护十分关键。左侧喉返神经由于勾绕主动脉弓,垂直上行于气管食管沟中,位置较深,在颈动脉鞘内侧甲状腺下动脉横行平面和其交叉并走行于其深面,可以把甲状腺下动脉、气管和食管平面作为一个三角区,左侧喉返神经多走行在三角区,容易寻找。右侧喉返神经由于勾绕锁骨下动脉,走行在气管食管沟内偏向外侧,位置偏浅,在和甲状腺下动脉交叉时多位于甲状腺下动脉前方,如果在甲状腺下动脉、气管和食管三角区寻找右侧喉返神经,多在三角区的外下角附近寻找。另外一种寻找喉返神经的方法是将甲状腺游离后,在喉返神经入喉的甲状软骨下角处寻找,在这个位置,喉返神经紧邻甲状腺侧韧带后方,仔细游离后往往能直接看到喉返神经。因此,作为医学生要掌握喉返神经的位置和走行,夯实基础知识,结合细致的临床操作,才能更好地治病救人,避免医疗事故的发生。

治学严谨、灵活思辨

喉不返神经——解剖学变异

喉不返神经是喉返神经罕见的解剖变异,很容易在甲状腺手术中受损伤,导致病人声音嘶哑。喉不返神经的发生与胚胎期第6对弓动脉发育密切相关。当胚胎期心脏下降时,双侧喉返神经绕第6对弓动脉下方上行入喉。在左侧,喉不返神经只有在胚胎期动脉导管消失或出现右位主动脉弓时发生,而在动脉导管消失的患儿是不可能发生的,所以左侧喉不返神经的报道较少,且多伴有内脏转位。在右侧,神经可直接发自迷走神经干颈段,不伴在锁骨下动脉的返行过程入喉,即形成喉不返神经。

国外学者从解剖学角度把喉不返神经分为3型:Ⅰ型直接起源于喉与气管连接处上方的迷走神经,与甲状腺上极血管伴行,下行入喉;ⅡA型起源于相当于甲状腺峡部平面的迷走神经,横行入喉;ⅡB型起源于迷走神经后,先曲行而下,后勾绕甲状腺下动脉主干或分支上行入喉。临床以ⅡA型最为常见。国内也有学者把它分为4型:Ⅰ型为完全性的右侧喉不返神经,Ⅱ型为完全性的左侧喉不返神经,Ⅲ型为同时具有非返支和返支的右侧喉返神经,Ⅳ型为同时具有非返支和返支的左侧喉返神经。

术中若在常规位置未探查到喉返神经,应仔细解剖颈动脉鞘,寻找发自迷走神经干颈段任何平面的喉不返神经,自起点至入喉处全程显露,同时不能轻易离断除甲状腺中静脉之外的任何位于迷走神经颈段至气管之间的条索状结构,否则很有可能会误伤喉返神经。因此,了解解剖学常见的变异,储备足够的基础知识,灵活运用,才能当好治病救人的医务工作者。

6)甲状腺的静脉:甲状腺的静脉变异较大,它们起自甲状腺浅面和气管前面的静脉丛,汇合成甲状腺上、中、下3对静脉。

甲状腺上静脉(superior thyroid vein)与同名动脉伴行,汇入颈内静脉。

甲状腺中静脉(middle thyroid vein)自甲状腺侧叶外侧缘穿出,横过颈总动脉前方,汇入颈内静脉。该静脉管径较粗,管壁较薄,多为1支,亦可为2~3支或缺如。甲状腺次全切除时,要仔细结扎此静脉,以免出血或气栓。

甲状腺下静脉(inferior thyroid vein)自甲状腺侧叶下极穿出,经气管前下行,汇入头臂静脉。两侧甲状腺下静脉在气管前与峡部的属支吻合成甲状腺奇静脉丛。在峡下作低位气管切开术时应注意止血。

(3)甲状旁腺(parathyroid gland):为两对扁圆形小体,直径0.6~0.8 cm,表面光滑,呈棕黄或淡红色。包括一对上甲状旁腺和一对下甲状旁腺,位于甲状腺侧叶后面的真、假被膜之间,有的位于甲状腺实质内或假被膜之外的气管周围结缔组织中。上甲状旁腺多位于甲状腺侧叶上、中交界处的后方,下甲状旁腺多位于侧叶下1/3后方(图2-11)。

笔记栏

严谨细致，重在预防

甲状腺髓样癌

　　柴某某，男，46岁，以"发现颈部结节2 d"入院，患者2 d前无意间发现右侧颈部有一结节，无声音嘶哑、饮水呛咳、局部压痛、吞咽困难等不适；无心悸、手颤、消瘦等伴随症状。门诊以"甲状腺结节"为诊断收入院。既往无特殊疾病，无家族史。入院后完善颈部彩超提示：甲状腺右侧叶中下部实性结节并簇状钙化(TI-RADS分级5级)，甲状腺左侧叶多发实性结节并钙化(TI-RADS分级4b级)，甲状腺右侧叶中上部囊实性结节(TI-RADS分级3级)，甲状腺左侧叶下极下方囊实性结节(TI-RADS分级3级，考虑异位甲状腺结节)，右侧颈部Ⅵ区多发异常肿大淋巴结(Met)。术前降钙素1749 pg/mL。故行双侧甲状腺切除术，术中快速冰冻病理提示：双侧甲状腺癌，符合髓样癌。予以中央区淋巴结清扫术。术后复查降钙素44.19 pg/mL，治疗完善后出院。

　　甲状腺髓样癌(medullary thyroid carcinoma，MTC)发病主要原因是*RET*原癌基因突变。当出现单侧或双侧甲状腺肿块、呼吸不畅、吞咽困难、声音嘶哑、手足抽搐、类癌综合征等症状时，应警惕甲状腺髓样癌的发生。女性，且年龄在30~60岁、有甲状腺、甲状旁腺及肾上腺肿瘤家族史的人群是甲状腺髓样癌易患人群，应注意防范。根据是否具有遗传性，MTC可分为散发性和遗传性两大类：①散发性MTC，临床上最多见，占MTC的75%~80%，患者多为中老年人，女性稍多；②遗传性MTC，临床上较少见，占MTC的20%~25%，发病年龄较散发性MTC提前10~20年，男女发病率无差异，一个家族中可以同时或先后有多人患病。MTC的10年生存率平均在50%~90%。预防方法如下：首先要知晓本人是否是遗传性MTC家族成员；早期进行基因筛查；在无明显症状时进行疾病早期临床干预。

　　值得一提的是该病例在诊治过程中，主管教授提醒患者及其家属髓样癌有家族遗传特征，患者儿子虽然没有任何症状，但进行了颈部彩超检查，并进一步行甲状腺结节细针穿刺，结果证实患者儿子确实也患有髓样癌，且得到了及时的治疗。"早发现，早诊断，早治疗"将极大地提高该年轻患者的生存周期。作为医学生，加强医学科普的宣传，帮助普通民众相信科学，提高对疾病预防的认识，是职责所在。

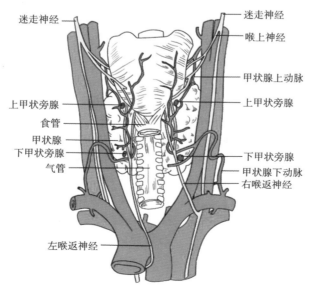

图2-11　甲状旁腺的位置(后面观)

认真细致，精益求精

保护甲状旁腺

甲状旁腺是人体的一种内分泌腺体，主要功能为分泌甲状旁腺激素(parthyroid hormone,PTH)，调节机体内钙、磷的代谢。甲状旁腺功能低下或彻底摘除(如甲状腺手术切除时不慎误摘)，可导致低血钙性抽搐，甚至死亡。而当甲状旁腺功能亢进，PTH分泌过多时，则使骨钙进入血液，血钙过高，血磷过低，进一步导致组织病理性钙化，可形成肾结石。又由于骨钙减少，易引起骨折。

甲状旁腺一般有两对，共4个，也常有副腺存在，故而甲状旁腺的数量并不固定。它们常呈棕黄色、卵圆形，附在甲状腺的背面。甲状旁腺由咽囊内胚层发生。上对腺源于第四咽囊。下对腺来自第三咽囊，与胸腺的发生部位很近，在发生过程中与胸腺相连一同下降，一般只降到甲状腺下端，有的可到胸腺附近。大多位于甲状腺被膜内，也有的埋于甲状腺实质中。上甲状旁腺多位于甲状腺后缘上、中1/3交界处。下甲状旁腺多位于下极甲状腺下动脉二级血管附近。它们有薄层结缔组织被膜包被，结缔组织中常含脂肪细胞，甲状旁腺很容易与脂肪团、淋巴结混淆。

甲状腺手术时保护甲状旁腺很重要，由于旁腺体积小，质地柔软，手术中一定要识别甲状旁腺，处理甲状腺上极血管时一定紧邻甲状腺腺体，注意保护甲状腺上动脉后支，保留甲状旁腺血供。在处理甲状腺下动脉时，同样只处理进入甲状腺腺体的血管，避免结扎甲状腺下动脉主干，寻找到下甲状旁腺后，认清下动脉、下甲状旁腺及周围静脉的关系，将其视为整体系膜化处理。除了肉眼鉴别外，还可以在手术显微镜下进行鉴别，甲状旁腺显影技术和精细化被膜解剖技术均可有效提高保护甲状旁腺的成功率。

希望同学们养成认真细致、精益求精的学习和工作态度，不断提高自身专业水平，将来成为一名优秀的医生！

(4)气管颈部(cervical part of trachea)：包括6~8个气管软骨。上方平第6颈椎下缘，下方平胸骨颈静脉切迹，后面平第7颈椎下缘移行为气管胸部。成人气管颈部长约6.5 cm，横径约1.94 cm，矢状径约1.87 cm。当仰头或低头时，气管可上、下移动1.5 cm。气管颈部的上份位置较浅，下份位置较深。头转向一侧时，气管亦转向同侧，而食管却移向对侧。常规施行气管切开术时，常在肩后垫一软枕，严格使头保持正中位，并尽量后仰，使气管接近体表，以利于手术进行。

气管颈部的毗邻：前方由浅入深依次为皮肤、浅筋膜、颈筋膜浅层、胸骨上间隙及颈静脉弓、舌骨下肌群及气管前筋膜，第2~4气管软骨前方有甲状腺峡，峡的下方有甲状腺下静脉、甲状腺奇静脉丛和可能存在的甲状腺最下动脉。气管后方为食管，两侧为甲状腺侧叶，二者之间的气管食管旁沟内有喉返神经，其后外侧为颈动脉鞘和颈交感干等。气管切开时应熟悉上述结构。在体表，上为环状软骨，两侧为胸锁乳突肌前缘，尖向颈静脉切迹的三角，为气管切开的安全三角。幼儿因其胸腺和头臂静脉位于气管颈部下端前面，故在幼儿进行气管切开时应注意这一特点。

气管颈部由甲状腺下动脉的分支供应；静脉入甲状腺下静脉；神经为喉返神经的分支分布；淋巴汇入气管旁淋巴结。

关爱生命，守护健康

海姆立克急救法

　　山东泰安一六年级学生上音乐课时，误吞圆珠笔的零件卡住气管，老师紧急采用海姆立克急救法对该学生进行施救。最终学生顺利吐出异物，转危为安。据不完全统计，我国每年因为吞咽异物或气管异物阻塞等意外而导致窒息死亡的儿童近3000名。儿童异物阻塞气道常见且发生的时间非常短，往往五六分钟就能致命。被噎住之后的3分钟之内，是抢救的"黄金时间"，正确的处理方式就是：海姆立克急救法。

　　海姆立克急救法，是"利用肺部残留气体，形成气流冲出异物"的急救方法，也叫海姆立克腹部冲击法（Heimlich maneuver），是美国医生海姆立克先生发明的。海姆立克教授是一位多年从事外科工作的医生。在临床实践中，他被大量的食物、异物窒息造成呼吸道梗阻致死的病例震惊了。在急救急诊中，人们常常采用拍背，抠嗓子的方式，其结果不仅无效反而使异物更深入呼吸道。他经过反复研究和多次的动物实验，1974年，他作了关于腹部冲击法解除气管异物的首次报道。之后数十年间，此方法至少救活了100万人的生命，《世界名人录》称海姆立克为"世界上拯救生命最多的人"。

　　海姆立克急救法具体怎么操作？①如果是急救成人，救护者站在病人背后，双臂环绕其腰腹部，一手握拳，拳心按压在病人剑突与肚脐之间的腹部；另一手置于拳头上并握紧，双手急速冲击性地、向内上方压迫其腹部，反复实施，直至阻塞物吐出为止。针对1～8岁儿童急救法的要领同成人。②如果是1岁以下婴幼儿，先将婴儿趴在救护人前臂，倚靠在救护者的大腿上，头部稍向下前倾。用单手掌根在宝宝两肩胛骨间拍击5次。再将宝宝翻正，在婴儿胸骨下半段，用示指及中指压胸5次，重复上述动作直到异物吐出。

　　近年来，应急知识、技能越来越普及，许多急救知识的培训走进校园、社区，海姆立克急救法、人工呼吸、心肺复苏技术、及时正确的包扎等急救技能的掌握，让更多的人在面对身边的危情时，不再手足无措。因此，不仅是医务人员，希望全社会共同关注健康，关爱生命！

　　（5）食管颈部（cervical part of esophagus）：上端前面平环状软骨，后面平第6颈椎下缘与咽相接，下端平颈静脉切迹与第1胸椎体上缘平面移行为食管胸部。

　　食管颈部前方与气管相邻，且稍偏向左侧，故食管颈部手术多选左侧入路。其后方与颈长肌和脊柱相邻；后外侧隔椎前筋膜与颈交感干相邻；两侧为甲状腺侧叶、颈动脉鞘及其内容。

　　食管颈部的动脉来自甲状腺下动脉的分支，静脉汇入甲状腺下静脉；迷走神经与交感干的食管支构成食管丛分布于食管；其淋巴汇入气管旁淋巴结。

医学科普，挽救生命

气管切开术

　　气管切开术是在颈部切开气管并放置导管以开通气道的一种手术，气管切开作为一种有创伤的开放气道措施，可以达到解除上呼吸道梗阻、保持呼吸道通畅、利于下呼吸道分泌物清除、改善通气功能的作用。

　　早在古希腊时期就已经有气管切开的记载，19世纪中叶为濒临死亡的白喉患者行气管切开，拯救了约1/4患者的生命。目前，气管切开有4种方法：传统气管切开术、经皮扩张气管切开术、环甲膜切开术和微创气管切开术。大部分的气管切开是医生用手术刀完成的，相当于一个小型手术。1985年出现了经皮扩张气管切开术，它采用微创的技术，通过穿刺先从喉部将导丝放入气道，然后通过导丝再将气管插管置入气道。

　　紧急气管切开作为抢救病人生命的急救手术，主要用于解除较严重的喉阻塞，以抢救病人生命。在遇到这种危急病人时，积极负责地进行抢救，及时正确地进行手术，常可于短短数分钟内挽救病人宝贵的生命。在万分危急的情况下也可以打破常规，果断地利用的刀、剪，甚至不经消毒、麻醉，快速地切开气管，使氧气吸入，解除窒息，后续再处理伤口、防治感染。

第四节　胸锁乳突肌区及颈根部

一、胸锁乳突肌区

（一）范围

　　胸锁乳突肌区（sternocleidomastoid region）是指该肌所在的区域。胸锁乳突肌的胸骨头起自胸骨柄前面，锁骨头起自锁骨内1/3上缘，两头间的三角形间隙恰在胸锁关节上方，在体表即锁骨上小窝。该肌行向上后外方，止于乳突外面及上项线外侧1/3；由甲状腺上动脉和枕动脉发支营养，副神经及第2、3颈神经前支支配。

（二）内容

　　1.颈动脉鞘及其内容　颈动脉鞘（carotid sheath）上起自颅底，下续纵隔。鞘内有颈内静脉和迷走神经贯穿全长，颈内动脉行于鞘的上部，颈总动脉行经其下部。在鞘的下部，颈总动脉居后内侧，颈内静脉位于前外方，迷走神经位于二者之间的后外方；在鞘的上部，颈内动脉位于前内侧，颈内静脉在动脉的后外方，二者之间的后内方为迷走神经。

　　颈动脉鞘的浅面有胸锁乳突肌、胸骨舌骨肌、胸骨甲状肌、肩胛舌骨肌下腹、颈袢和甲状腺上、中静脉；鞘的后方有甲状腺下动脉横过（左侧还有胸导管弓），隔椎前筋膜有颈交感干、椎前肌和颈椎横突等；鞘的内侧有咽和食管、喉与气管、甲状腺侧叶和喉返神经等。

2. 颈袢(ansa cervicalis)　由第 1~3 颈神经前支的纤维组成。第 1 颈神经前支的部分纤维随舌下神经走行,在颈动脉三角内离开舌下神经,称舌下神经降支,沿颈内动脉及颈总动脉浅面下行,又名颈袢上根。第 2、3 颈神经前支的纤维发出降支,称为颈袢下根,沿颈内静脉浅面(或深面)下行。颈袢上、下两根在肩胛舌骨肌中间腱上缘,适平环状软骨弓水平,在颈动脉鞘表面合成颈袢;自颈袢发支支配肩胛舌骨肌上腹、胸骨舌骨肌、胸骨甲状肌及肩胛舌骨肌下腹。甲状腺手术时,多平环状软骨切断舌骨下诸肌,可避免损伤颈袢的肌支(图 2-12)。

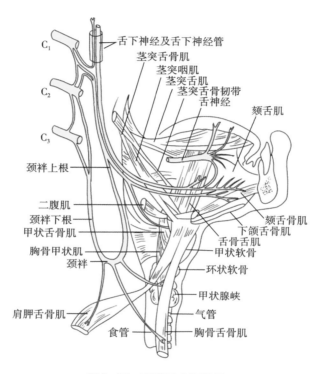

图 2-12　颈袢及支配的肌

3. 颈丛(cervical plexus)　由第 1~4 颈神经的前支构成,位于胸锁乳突肌上部深面,中斜角肌和肩胛提肌浅面。其分支有皮支、肌支和膈神经。

4. 颈交感干(cervical part of sympathetic trunk)　由颈上、中、下交感神经节及节间支组成。位于脊柱颈部两侧,椎前筋膜后方。颈上神经节(superior cervical ganglion)最大,长约 3 cm,呈梭形,位于第 2、3 颈椎横突前方。颈中神经节(middle cervical ganglion)较小,位于第 6 颈椎横突前方,但不恒定。颈下神经节多与第 1 胸神经节融合成颈胸神经节(cervicothoracic ganglion),又称星状神经节(stellate ganglion),位于第 1 肋颈的前方,长1.5~2.5 cm。上述 3 对神经节各发出心支参与心丛的组成。

基础研究与临床应用紧密结合

斜 颈

　　斜颈俗称"歪脖子",是一侧胸锁乳突肌挛缩致头向一侧偏斜引起的颈部畸形。新生儿患先天性斜颈的发生率约为4‰。虽然这个病不致命,但是随着孩子的生长发育,会导致斜视、面部畸形、体态改变等。患者成年后,即使手术治疗了斜颈,由此形成的颜面部畸形,患者整个面部,包括鼻、耳等出现的不对称性改变,再也难以完全恢复,将给患者一生带来难以挽回的影响。因此,先天性肌性斜颈的早期发现,早期诊断,早期治疗特别重要。

　　郑州大学人体解剖学系高晓群教授对治疗肌性斜颈有独到的手术方式,例如选择性颈肌切除及副神经切断术治疗旋转型痉挛性斜颈,开辟了外科手术方法治疗痉挛性斜颈的新途径,解除了很多患儿的痛苦。高晓群教授结合自己的专业特点,针对临床医学存在的难题进行研究,又把研究成果应用于临床,直接为病人解除病痛,推动了临床医学的发展。因此,医学生不仅要掌握现有的医学知识为病人解除病痛,还要善于捕捉临床医学对基础研究的需求信息,提出问题,解决问题,才能真正推动健康事业的发展,不断满足人民群众日益增长的健康需求!

二、颈根部

(一)范围

　　颈根部(root of neck)是指颈部与胸部之间的接壤区域,由进出胸廓上口的诸结构占据。其前界为胸骨柄,后界为第1胸椎体,两侧为第1肋。前斜角肌(scalenus anterior)是重要的标志,其前内侧有胸膜顶和颈根部的纵行结构,前、后方及外侧有胸、颈与上肢间横行的血管和神经等(图2-13)。

(二)内容

　　1.胸膜顶(cuplula of pleura)　是突入颈根部的壁胸膜,覆盖肺尖部,高出锁骨内侧1/3上缘2~3 cm。从第7颈椎横突、第1肋颈和第1胸椎体连至胸膜顶的筋膜称为胸膜上膜(suprapleural membrane),又称Sibson筋膜,起悬吊作用。当行肺萎陷手术时,需切断上述筋膜,才能使肺尖塌陷。

　　胸膜顶前方有锁骨下动脉及其分支、前斜角肌、膈神经、迷走神经、锁骨下静脉,左侧还有胸导管颈部跨越;后方有颈交感干和第1胸神经前支;外侧有中斜角肌和臂丛;内侧左、右不同,左侧有锁骨下静脉和左头臂静脉,右侧有头臂干、右头臂静脉和气管。

　　2.锁骨下动脉(subclavian artery)　左侧起自主动脉弓,右侧是头臂干的分支。两者均呈弓形绕过胸膜顶的前上方外行,经斜角肌间隙至第1肋外缘处,移行为腋动脉。前斜角肌将其分为3段:第1段经胸膜顶前方,第2段在前斜角肌后方,第3段位于第1肋上面。锁骨下动脉的主要分支如下。

　　(1)椎动脉(vertebralatrery):起自锁骨下动脉第1段,沿前斜角肌内侧上行于胸膜顶前面,穿经上位6个颈椎横突孔,经枕骨大孔入颅,分布于脑和内耳。

　　(2)胸廓内动脉(internal thoracic artery):在胸膜顶前方,正对椎动脉起始部起自锁骨下动脉第1段,经锁骨下静脉之后入胸腔。

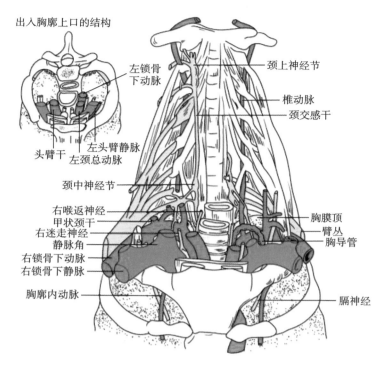

出入胸廓上口的结构

左锁骨下动脉

颈上神经节

椎动脉

颈交感干

头臂干

左头臂静脉

左颈总动脉

颈中神经节

右喉返神经

甲状颈干

右迷走神经

静脉角

右锁骨下动脉

右锁骨下静脉

胸廓内动脉

胸膜顶

臂丛

胸导管

膈神经

图 2-13　颈根部

（3）甲状颈干（thyrocervical trunk）：起自锁骨下动脉第 1 段,沿前斜角肌内侧缘上升。其分支有:甲状腺下动脉（详见舌骨下区）,肩胛上动脉经膈神经和前斜角肌前方、锁骨后方至肩胛区,颈横动脉经锁骨与前斜角肌、膈神经之间,向外入斜方肌深面。

（4）肋颈干（costocervical trunk）：起自锁骨下动脉第 1 或第 2 段,经胸膜顶上方弓形向后至第 1 肋颈处分为颈深动脉和最上肋间动脉。

3. 胸导管（thoracic duct）　经胸廓上口入颈根部,先沿食管颈部左缘上升,在第 7 颈椎高度向左呈弓状跨过胸膜顶,形成胸导管弓;经颈动脉鞘后方,椎血管和交感干前方,弯向下内注入左静脉角。注入口处有一对瓣膜,有阻止血液入胸导管的作用。胸导管注入静脉的部位不恒定,多数注入左静脉角,也可注入左颈内静脉或左锁骨下静脉。

4. 右淋巴导管（right lymphatic duct）　为一短干,长约 1 cm,由右颈干、右锁骨下干和右支气管纵隔干汇合而成,注入右静脉角。有时各淋巴干可直接注入右颈内静脉或右锁骨下静脉。

5. 锁骨下静脉（subclavian vein）　自第 1 肋外缘续于腋静脉。在第 1 肋上面,经锁骨与前斜角肌之间向内与颈内静脉汇合成头臂静脉。锁骨下静脉壁与第 1 肋、锁骨下肌和前斜角肌的筋膜相愈着,故伤后易致空气栓塞。临床上,可经锁骨内侧端下方和第 1 肋之间行锁骨下静脉穿刺,进行长期输液、心导管插管及中心静脉压测定等。

6. 迷走神经（vagus nerve）　在颈根部,右迷走神经下行于右颈总动脉与右颈内静脉之间,在锁骨下动脉第 1 段前面发出右喉返神经,绕右锁骨下动脉的下面和后方返回颈部。左迷走神经在左颈总动脉和左颈内静脉之间下行入胸腔。

7. 膈神经（phrenic nerve）　由第 3～5 颈神经前支的纤维组成。位于前斜角肌前面,椎前筋膜深面;其前面还有胸锁乳突肌、肩胛舌骨肌中间腱、颈内静脉、颈横动脉和肩胛上动脉,内侧有颈升动脉上行。膈神经在胸膜顶前内侧、迷走神经外侧,穿锁骨下动、静脉之间进入胸腔。

8. 椎动脉三角(triangle of vertebral artery) 由外侧界为前斜角肌,内侧界为颈长肌,下界为锁骨下动脉第1段围成的三角。该三角的尖为第6颈椎横突前结节;后方有胸膜顶、第7颈椎横突、第8颈神经前支和第1肋颈;前方有颈动脉鞘及膈神经、甲状腺下动脉及胸导管(左侧)等。三角内的主要结构有椎动、静脉,甲状腺下动脉,交感干和颈胸神经节等(图2-14)。

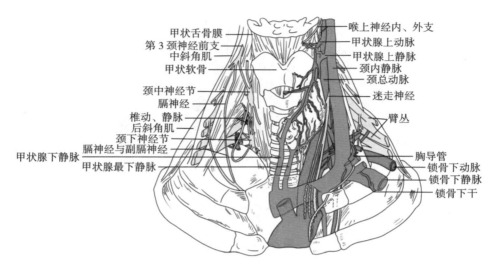

图2-14 椎动脉三角及其内容

9. 斜角肌间隙(scalene space) 颈深肌群包括内侧群和外侧群。内侧群位于脊柱颈部的前方,有头长肌和颈长肌等,合成椎前肌,能屈头屈颈。外侧群位于脊柱颈部的两侧,主要有前斜角肌、中斜角肌和后斜角肌,各肌均起自颈椎横突,前、中斜角肌与第1肋之间形成一呈三角形的间隙,称为斜角肌间隙,内有锁骨下动脉和臂丛通过。斜角肌的作用:在颈椎固定时,可上提肋,以助吸气;胸廓固定时可使颈前屈,一侧收缩可使颈向同侧屈曲。

第五节　颈外侧区

颈外侧区又称颈后三角,是由胸锁乳突肌后缘、斜方肌前缘和锁骨中1/3上缘围成的三角区。该区被肩胛舌骨肌下腹分为枕三角和锁骨上三角。

一、枕三角

(一)境界

枕三角(occipital triangle)又称肩胛舌骨肌斜方肌三角,由胸锁乳突肌后缘、斜方肌前缘和肩胛舌骨肌下腹上缘围成。其浅面依次为皮肤、浅筋膜和颈筋膜浅层,深面为椎前筋膜及其覆盖下的头夹肌、肩胛提肌和中、后斜角肌等(图2-15)。

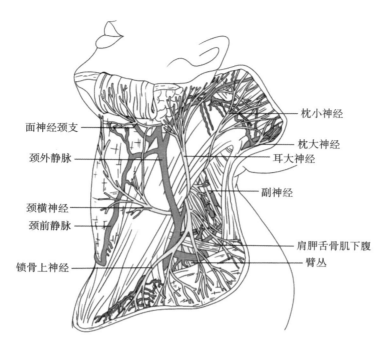

图2-15　枕三角内容

（二）内容

1. **副神经**（accessory nerve）　自颈静脉孔出颅后,经二腹肌后腹深面,颈内静脉前外侧,在胸锁乳突肌上部的前缘穿,并发肌支支配该肌。本干在胸锁乳突肌后缘上、中1/3交点处进入枕三角,有枕小神经勾绕,是确定副神经的标志。在枕三角内,副神经沿肩胛提肌表面,斜过三角中份,在斜方肌前缘中、下1/3交界处进入该肌深面,并支配该肌。

2. **颈丛和臂丛分支**　颈丛皮支在胸锁乳突肌后缘中点处穿颈筋膜浅层,分布于头、颈、胸前上部及肩上部的皮肤。枕三角内有支配肩胛提肌、斜方肌和椎前肌的颈丛肌支。臂丛分支有支配菱形肌的肩胛背神经,支配冈上、下肌的肩胛上神经,以及入腋区支配前锯肌的胸长神经等。

二、锁骨上三角

（一）境界

锁骨上三角（omoclavicular triangle）又称肩胛舌骨肌锁骨三角,位于锁骨上缘中1/3上方,在体表呈明显凹陷,故又称锁骨上大窝。该三角由胸锁乳突肌后缘、肩胛舌骨肌下腹和锁骨围成。其浅面依次为皮肤、浅筋膜及位于其中的锁骨上神经、颈外静脉末段、颈阔肌及颈筋膜浅层,其深面为斜角肌下份及椎前筋膜。

（二）内容

1. **锁骨下静脉及静脉角**　锁骨下静脉在第1肋外缘处由腋静脉延续而成。在该三角内位于锁骨下动脉第3段的前下方,在前斜角肌内侧与颈内静脉汇合成头臂静脉,二者之间向上外开放的角,称为静脉角。胸导管和右淋巴导管分别注入左、右静脉角。

2. **锁骨下动脉**　位于三角内的是该动脉第3段,经斜角肌间隙进入三角并走向腋窝;其下方为第 1 肋,后上方有臂丛诸干,前下方为锁骨下静脉。锁骨下动脉在三角内的直接和间接的分支有:肩胛背动脉、肩胛上动脉和颈横动脉,分别至斜方肌深面和肩胛区。

3. **臂丛**(brachial plexus) 由第 5 ~ 8 颈神经前支和第 1 胸神经前支的大部分纤维组成,经斜角肌间隙,锁骨下动脉后上方进入此三角。第 5、6 颈神经前支合成上干,第 7 颈神经前支延续为中干,第 8 颈神经前支和第 1 胸神经前支的部分纤维合成下干。各干均分为前、后两股,经锁骨中份的后下方进入腋窝,合成内侧束、外侧束和后束。在锁骨中点上方,为锁骨上臂丛神经阻滞麻醉处。臂丛锁骨上部发出肩胛背神经、锁骨下肌神经和胸长神经等分支。臂丛和锁骨下动脉均由椎前筋膜形成的筋膜鞘包绕,续于腋鞘。

第六节　颈部淋巴引流

颈部淋巴结除收纳头、颈部淋巴之外,还收集胸部及上肢的部分淋巴。根据部位可分为颈上、颈前和颈外侧淋巴结。

一、颈上部淋巴结

颈上部淋巴结多为头部淋巴管的局部淋巴结,沿头、颈交界处排列,分为 5 组(图 2-16)。

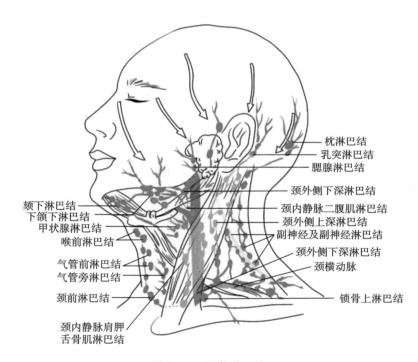

图 2-16　颈部淋巴结

1. **枕淋巴结**(occipital lymph nodes) 位于枕部皮下、斜方肌上端表面,收纳枕、项部的淋巴,注入颈外侧浅、深淋巴结。

2. **乳突淋巴结**(mastoid lymph nodes) 位于耳后、胸锁乳突肌上端表面,收纳颞、顶、乳突区及耳郭的淋巴,注入颈外侧浅、深淋巴结。

3.腮腺淋巴结(parotid lymph nodes)　位于腮腺表面及实质内,收纳面部、耳郭、外耳道等处的淋巴,注入颈外侧浅和颈深上淋巴结。

4.下颌下淋巴结(submandibular lymph nodes)　位于下颌下腺附近,收纳眼、鼻、唇、牙、舌和口底的淋巴,注入颈外侧上、下深淋巴结。

5.颏下淋巴结(submental lymph nodes)　位于颏下三角内,收纳颏部、下唇中部、口底和舌尖等处的淋巴,注入下颌下淋巴结及颈内静脉二腹肌淋巴结。

二、颈前淋巴结

颈前淋巴结(anterior cervical lymph nodes)位于舌骨下方,喉、气管和甲状腺等器官的前方,分为浅、深两群。

(一)颈前浅淋巴结

颈前浅淋巴结(superficial anterior cervical lymph nodes)沿颈前静脉排列,收纳舌骨下区的浅淋巴,其输出管注入颈外侧下深淋巴结,或直接注入锁骨上淋巴结。

(二)颈前深淋巴结

颈前深淋巴结(deep anterior cervical lymph nodes)位于颈部器官周围,分为4组。

1.喉前淋巴结(prelmpngeal lymph nodes)　位于喉的前方,收纳喉的淋巴;其中声门裂以上的淋巴注入颈外侧上深淋巴结,声门裂以下的淋巴注入气管旁淋巴结,然后注入颈外侧下深淋巴结。

2.甲状腺淋巴结(thyroid lymph nodes)　位于甲状腺峡前面,收纳甲状腺的淋巴,先注入气管前淋巴结和气管旁淋巴结,然后注入颈外侧上深淋巴结,或直接注入颈外侧上深淋巴结。

3.气管前淋巴结(pretracheal lymph nodes)　位于气管颈部前外侧,收纳甲状腺和气管颈部的淋巴,注入气管旁淋巴结和颈外侧下深淋巴结。

4.气管旁淋巴结(paratracheal lymph nodes)　沿喉返神经排列,收纳喉、甲状腺、气管与食管的淋巴,注入颈外侧下深淋巴结。

三、颈外侧淋巴结

颈外侧淋巴结(lateral cervical lymph nodes)包括沿浅静脉排列的颈外侧浅淋巴结和沿颈深静脉排列的颈外侧深淋巴结。

(一)颈外侧浅淋巴结

颈外侧浅淋巴结(superficial lateral cervical lymph nodes)位于胸锁乳突肌表面及其后缘处,沿颈外静脉排列,收纳枕、耳后及腮腺淋巴结引流的淋巴,输出管注入颈外侧深淋巴结。

(二)颈外侧深淋巴结

颈外侧深淋巴结(deep lateral cervical lymph nodes)有10~15个,主要沿颈内静脉排列成纵行的淋巴结群,上自颅底,下至颈根部。通常以肩胛舌骨肌下腹为界,分为上、下两群。

1.颈外侧上深淋巴结(superior deep lateral cervical lymph nodes)　位于胸锁乳突肌的深面,颈内静脉上段周围;收纳颈外侧浅淋巴结、腮腺、颏下、乳突、枕及肩胛上淋巴结引流的淋巴,并收纳咽、喉、甲状腺、气管、食管及舌根等器官的淋巴,其输出管注入颈外侧下深淋巴结,或直接注入颈干。较重要的淋巴结有 2 个。

(1)颈内静脉二腹肌淋巴结(jugulodigastric lymph node):位于二腹肌后腹下方,面静脉汇入颈内静脉的交角处,临床上又称角淋巴结;收纳鼻咽部、腭扁桃体及舌根部的淋巴。鼻咽癌及舌根部癌常首先转移至该淋巴结。

(2)颈内静脉外侧淋巴结(lateral jugular lymph nodes):位于枕三角内,沿副神经排列,又称为副神经淋巴结;收纳枕部及耳后的淋巴,其输出管注入颈外侧下深淋巴结。

2. 颈外侧下深淋巴结(inferior deep lateral cervical lymph nodes) 位于颈内静脉下段、臂丛及锁骨下血管周围;收纳颈外侧上深淋巴结引流的淋巴,也可直接收纳颈上部各淋巴结群引流的淋巴,以及耳、鼻、咽、喉、口腔和甲状腺等器官的淋巴;其输出管合成颈干,左侧注入胸导管,右侧注入右淋巴导管。较重要的淋巴结有 3 个。

(1)颈内静脉肩胛舌骨肌淋巴结(juguloomohyoid lymph node):位于颈内静脉与肩胛舌骨肌中间腱交角处,收纳舌尖部的淋巴,故舌尖部癌首先转移至该淋巴结。

(2)锁骨上淋巴结(supraclavicular lymph nodes):沿颈横血管排列,位置恰好在锁骨上大窝内,其中位于左侧颈根部前斜角肌前方的淋巴结又称 Virchow 淋巴结,当胃癌或食管下部癌转移时,常可累及该淋巴结。临床检查时,可在胸锁乳突肌后缘和锁骨上缘的交角处触到肿大的淋巴结。

(3)咽后淋巴结(retropharyngeal lymph nodes):位于鼻咽部后方,收纳鼻、鼻旁窦、鼻咽部等处的淋巴。鼻咽癌时先转移至该淋巴结。

夯实基础,联系临床

Virchow 淋巴结肿大

患者,男,49 岁,上腹部隐痛 10 年,半年来消瘦、黑便。查体:左锁骨上窝触及 2 cm×3 cm 淋巴结 2 枚。吸烟史 20 年。发现病人 Virchow 淋巴结肿大提示可能是胃癌转移。实际上,正如本例所见,不少胃癌或食管癌患者是首先发现了该部位肿大结节才就医进一步检查证实的。

胃癌的主要转移途径是淋巴转移。首先向胃周围淋巴结转移,然后通过特定的淋巴引流途径进入胸导管,胸导管经过左侧静脉角汇入静脉。当癌细胞汇入静脉角受阻时,可经过淋巴管逆流进入左锁骨上淋巴结,因此,癌细胞在此"生根发芽",一直生长,直至形成肿大的结节,可在体表直接触摸到,单个或多个,直径大小不一,花生米大小到鸡蛋大小。因此,掌握扎实的基础知识,联系临床灵活运用,才能避免漏诊误诊,为病人解除病痛。

第七节　甲状腺癌的临床与解剖案例

一、典型的甲状腺癌病例

患者李某某,女性,58 岁,以"发现右颈前肿物 3 年,生长加快半年"为主诉入院。

3 年前无意中发现右颈前一肿物,大小约 2 cm×2 cm,无声音嘶哑,无明显疼痛,无饮水呛咳、吞咽困难、呼吸困难、心慌多汗、手抖等不适,肿物逐渐长大,半年来生长加快,自患病以来精神状态良好,食欲食量正常,睡眠情况良好,体重无明显变化,大小便正常。颈部彩色超声显示:甲状腺右叶实性低回声占位伴钙化(TI-RADS 5 级),右侧占位大小约10 mm×9 mm,右颈Ⅲ、Ⅳ、Ⅴ、Ⅵ区,见多发肿大淋巴结,较大的约 40 mm×30 mm。CT 显示甲状腺右叶低回声结节,考虑为恶性病变,右颈多发淋巴结肿大,考虑转移(图 2-17)。经科室及治疗团队讨论后诊断为:甲状腺结节为恶性,颈部淋巴结转移。手术适应证明确,遂积极完善术前检查,无明显手术禁忌证后在全麻下行甲状腺癌联合根治术。

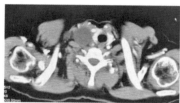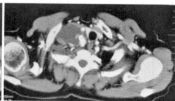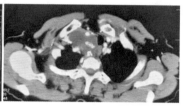

图 2-17 CT 显示甲状腺结节及颈部淋巴结肿大

二、甲状腺癌联合根治术的手术回顾

于胸骨切迹上方约 2 cm 处做一弧形切口,切开皮肤、皮下组织、颈阔肌,于该肌下潜行游离皮瓣,上达甲状软骨切迹,下达胸骨上窝。沿颈白线切开颈前肌及甲状腺外科囊,探查右侧甲状腺可见一结节,大小约 10 mm×9 mm,质硬。解剖右侧胸锁乳突肌前缘及深面颈内静脉,术中见右侧颈内静脉受浸润无法分离,探查并切除右侧Ⅲ、Ⅳ区部分淋巴结及脂肪组织送冰冻病理,回示:甲状腺乳头状癌转移。遂决定行“全甲状腺切除+右颈(Ⅱ～Ⅴ区)淋巴结清扫+中央区淋巴结清扫术”。游离保护喉上神经,暴露右甲状腺上极血管,钳夹切断,近心端双重结扎。钳夹切断结扎中静脉,游离喉返神经至入喉处,系膜化保留右甲状腺上、下旁腺及三级供血血管,紧贴气管壁游离腺体至峡部,切下标本。同法保护左侧喉上神经、喉返神经及上、下甲状旁腺,切除左侧甲状腺侧叶。同时进行双侧气管食管沟淋巴、脂肪组织清扫。沿原切口弧形向右后延长至斜方肌前端,依次切开皮肤、皮下组织、颈阔肌,于颈阔肌深面分离皮瓣,游离胸锁乳突肌后缘及深面,见肿物侵犯胸锁乳突肌下端,随切除受侵犯部分胸锁乳突肌,进一步向后游离至斜方肌前端。在锁骨上缘切开淋巴、脂肪组织,于其深面暴露肩胛舌骨肌,见肿瘤侵犯该肌,游离并切除。于颈横动、静脉及椎前筋膜浅面,沿斜方肌前缘、颈总动脉、颈内静脉表面向上分离,见颈内静脉受侵犯范围较大,无法分离,游离后切除受侵颈内静脉,游离并保护右侧颈总动脉、右侧锁骨下动脉,游离并保护右侧迷走神经,结扎淋巴导管各分支。沿途保留膈神经,未受侵犯部分颈丛锁骨上支、耳大神经、副神经,上界至二腹肌平面。清除Ⅱa、Ⅱb、Ⅲ、Ⅳ、Ⅴb 区淋巴、脂肪组织,前界清扫至颈前带状肌外侧,完整切除并取出标本。严密止血后,生理盐水冲洗创面,查无活动性出血,检查保留甲状旁腺色泽正常,置引流管,逐层缝合切口,结束手术(图 2-18)。

术后患者无声音嘶哑,无手脚麻木、抽搐等缺钙症状,颈部引流管 3 d 拔除,7 d 拆线出院,术后病理提示:右侧甲状腺乳头状癌伴右侧颈部淋巴结转移,术后服用左甲状腺素钠片,内分泌替代及抑制治疗,由于淋巴结转移广泛并形成侵犯,进一步[131]碘治疗。

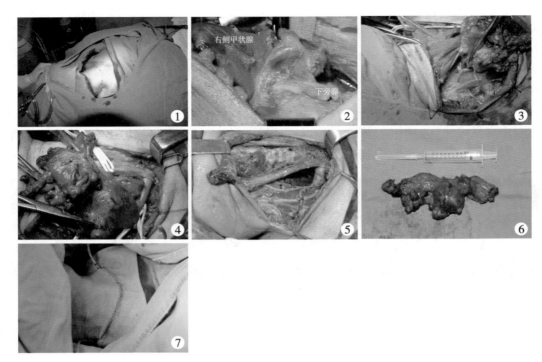

①手术前颈部外观及手术切口标记线;②右侧甲状腺及右下甲状旁腺;③颈部淋巴结清扫;④颈部淋巴结清扫;⑤甲状腺切除及颈部淋巴结清扫后颈部解剖结构(颈内静脉已切除);⑥Ⅱ~Ⅴ区整块切除的颈清扫标本;⑦缝合后的颈部切口。

图2-18　甲状腺癌手术图片

三、甲状腺癌的科普

甲状腺有合成、贮存和分泌甲状腺素的功能,其结构单位为滤泡。甲状腺素是一种含碘酪氨酸的有机结合碘,有四碘酪氨酸(T_4)和三碘酪氨酸(T_3)两种,合成完毕后便与甲状腺球蛋白结合,贮存在甲状腺滤泡中。释放入血的甲状腺素与血清蛋白结合,其中90%为T_4,10%为T_3。甲状腺素的主要作用是:加快全身细胞利用氧的效能,加速蛋白质、碳水化合物和脂肪的分解,全面提高人体的代谢,增加热量产生,促进人体的生长发育,尤其是出生后影响脑和长骨的发育。

甲状腺内发现肿块,质地硬而固定、表面不平是各型甲状腺癌的共同表现。腺体在吞咽时上下移动性小。晚期可产生声音嘶哑,呼吸、吞咽困难和交感神经受压引起霍纳(Horner)综合征,若侵犯颈丛可出现耳、枕、肩等处疼痛和局部淋巴结及远处器官转移等表现。有的患者甲状腺肿块不明显,若因发现转移灶而就医时,应想到甲状腺癌的可能。依据病理类型分为乳头状癌、滤泡状癌、未分化癌、髓样癌。不同类型的甲状腺癌,其生物学特性、临床表现、诊断、治疗及预后均有所不同。其中乳头状癌约占成人甲状腺癌总数的70%,儿童甲状腺癌常常都是乳头状癌。乳头状癌常见于中青年女性,以21~40岁的妇女最多见。该类型分化好,生长缓慢,恶性程度低。该病有多中心性发生倾向,且可能较早出现颈部淋巴结转移,需争取早期发现和积极治疗,预后相对较好。

甲状腺癌占全身恶性肿瘤的1%,是恶性肿瘤中恶性程度最低的一种,所以对于甲状腺癌患者来说不幸的是患甲状腺癌,但幸运的是患了预后最好的恶性肿瘤。因此,在恶

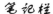

性肿瘤患者中,甲状腺癌的预后总的来说是好的,即便不少甲状腺癌已经有转移,但是病人仍然能存活 10 余年。甲状腺癌的发病与多种因素相关,但辐射是目前甲状腺癌仅有的已明确的致病因素之一。最为典型的例子是 1986 年苏联的切尔诺贝利核电站爆炸后,当地甲状腺癌发病率比原来高出了 15 倍。

值得注意的是,甲状腺癌的发生与接触辐射时的年龄有关,儿童期放射线照射史或辐射污染接触史是甲状腺癌发病的重要危险因素。儿童遭受辐射后发生甲状腺癌的危险可持续 50 年以上,遭受辐射时年龄越小,发生甲状腺癌的风险越大。因此,包括婴幼儿和青少年在内的所有人群,都应当尽量减少和避免接触各种射线辐射,远离辐射源。同时,使用辐射源的单位要在明显的位置予以标记和提醒。

第八节　颈部解剖实验操作要点

一、颈前区和胸锁乳突肌区

(一)切口

1. 尸位　尸体取仰卧位,垫高肩部,让头部尽量后仰。

2. 摸认体表标志　下颌骨下缘、下颌角、乳突、舌骨、甲状软骨和喉结、颈静脉切迹、锁骨和肩峰等。

3. 切口

(1)自颏下中点向下做正中切口,到颈静脉切迹。

(2)自正中切口上端向左、右沿下颌骨下缘切至乳突。

(3)从颈部正中切口下端向左、右沿着锁骨切至肩峰。

4. 片皮　从正中切口(切口要浅)上端或下端提起皮片,逐渐向外侧翻开,显露颈阔肌。

(二)层次解剖

1. 解剖颈浅层结构

(1)解剖颈肌:观察颈阔肌的起止点和肌纤维走向之后,横断中部,将断端向上、下翻起。

(2)解剖颈前静脉:在颈部正中线两侧的浅筋膜内找出颈前静脉,向下追踪至其穿入深筋膜处。

(3)解剖颈外静脉和颈丛皮支:在下颌角后下方,自胸锁乳突肌表面分离出颈外静脉。颈外静脉下端在锁骨上方穿深筋膜。沿该静脉向下可见浅淋巴结,观察后清除。在胸锁乳突肌后缘中点处找出耳大神经、枕小神经、颈横神经和锁骨上神经(3 个分支)。

2. 解剖舌骨上区

(1)解剖颏下三角:清除颏下深筋膜浅层和颏下淋巴结,辨识颏下三角(由左、右两侧二腹肌的前腹和舌骨体围成),三角的深面是下颌舌骨肌。

(2)解剖下颌下三角:修洁二腹肌的肌腹,辨认下颌下三角的境界(由二腹肌前、后腹及下颌骨下缘围成),切开由深筋膜浅层形成的下颌下腺鞘,除去邻近的下颌下淋巴结。

1)解剖面动脉:在下颌下腺与下颌骨之间找到面动脉,追踪到面部。

2)解剖下颌舌骨肌及神经:将下颌下腺向上翻,修洁二腹肌后腹与茎突舌骨肌,切断二腹肌前腹,向后翻开。修洁下颌舌骨肌,在该肌表面寻找下颌舌骨肌神经。

3)解剖舌骨舌肌浅面的结构:紧靠舌骨切断下颌舌骨肌,向前翻开,显露修洁深面的舌骨舌肌。在下颌下腺深部的前缘,舌骨舌肌表面找出下颌下腺管与舌神经。舌神经先位于下颌下腺管的后下方,之后向前经该管的外侧,勾绕该管到其内侧,分布于舌。沿二腹肌后腹下缘寻找舌下神经,然后向后上方追踪,找出颈袢上根。在舌骨大角上方和舌下神经之间,寻认舌动脉和与其伴行的静脉。

3. 解剖舌骨下区和胸锁乳突肌区 清除舌骨下区浅筋膜,修洁舌骨下肌群与胸锁乳突肌。

(1)解剖封套筋膜和颈静脉弓:除去浅筋膜,观察封套筋膜(深筋浅层),它环绕颈部,形成胸锁乳突肌、斜方肌和下颌下腺的鞘。在胸骨上间隙中寻找颈静脉弓。

(2)解剖胸锁乳突肌:切断该肌的胸骨和锁骨上起点,向上翻。找出支配此肌的副神经及颈外动脉的分支,这些神经血管在此肌上份深面进入该肌。

(3)解剖气管前筋膜和颈袢:修洁舌骨下肌群、在各肌外侧缘的筋膜中,解剖出至各肌的分支,并沿分支向上追踪颈袢到颈动脉鞘。平胸骨柄上缘处切断胸骨舌骨肌,翻向上。修洁深层的胸骨甲状肌与甲状舌骨肌。切断胸骨甲状肌下端并翻起,暴露甲状腺及气管。辨认气管前筋膜(颈深筋膜中层),它紧贴舌骨下肌后面,覆盖于气管前方。于颈动脉前方找出颈袢的上、下二根。观察上根(来自 C_1 神经的前支)和舌下神经的关系,下根(来自 C_2、C_3 神经的前支)和上根的关系。

(4)解剖颈动脉鞘:纵向切开颈动脉鞘,观察颈总动脉、颈内动脉、颈内静脉和迷走神经。

(5)解剖颈外侧深淋巴结:沿颈动脉鞘观察颈深淋巴结群。淋巴结群以肩胛舌骨肌中间腱为界分上、下两组。

(6)解剖颈动脉三角:除去舌骨下区深筋膜浅层,观察颈动脉三角(由胸锁乳突肌上份的前缘、肩胛舌骨肌上腹及二腹肌后腹构成)。

1)观察颈总动脉的分支:颈总动脉分支为颈内动脉和颈外动脉。用手触摸辨认颈动脉窦。在颈内、外动脉分叉处的后方,寻找颈动脉小球和进入小球的神经。

2)解剖颈外动脉的分支及邻近的神经:自颈外动脉起始部,向上依次找出甲状腺上动脉、舌动脉和面动脉。甲状腺上动脉走行向前下,分布于喉和甲状腺;舌动脉于舌骨大角上方向前上,入口腔底部;面动脉通过二腹肌和茎突舌骨肌深面入下颌下三角。在二腹肌后腹的下方、颈外动脉与颈内动脉的浅面处再次确认舌下神经,向前上经二腹肌后腹深面追踪至下颌下三角。

(7)解剖肌三角:其由颈前正中线、胸锁乳突肌前缘和肩胛舌骨肌的上腹组成。

1)解剖甲状腺:清除颈深筋膜中层的筋膜,暴露甲状腺。观察甲状腺侧叶、峡部和锥状叶的形态结构。

2)解剖甲状腺中静脉及甲状腺上静脉:在甲状腺中部的两侧解剖出甲状腺中静脉;在甲状腺上极附近解剖出甲状腺上静脉。

3)解剖甲状腺侧叶上极的血管和神经:在甲状腺上极附近处,找出甲状腺上动脉及喉上神经喉外支。

4)解剖甲状腺下动脉及喉返神经:将甲状腺侧叶自后向前翻起,在甲状腺下极处寻找甲状腺下动脉,追到甲状颈干。在气管食管旁沟内寻出喉返神经。

5)解剖甲状腺被膜:在暴露甲状腺与邻近器官时,观察甲状腺鞘(甲状腺假被膜)。切开假被膜进入囊鞘间隙,再切开甲状腺外膜,即可暴露出甲状腺实质。

6)观察甲状旁腺:在甲状腺侧叶后面上、下部的腺实质及结缔组织中,寻找上、下甲状旁腺。

二、颈外侧区

（一）颈外侧区的境界

将胸锁乳突肌恢复原位,观察由胸锁乳突肌后缘,斜方肌前缘及锁骨中 1/3 上缘所围成的颈外区,该区被肩胛舌骨肌下腹分为枕三角及锁骨上三角。

（二）层次解剖

1. **解剖浅层结构**　清除颈外侧区的浅筋膜,在枕三角内除去封套筋膜,注意勿伤及其深面的副神经。

2. **解剖深层结构**

（1）解剖副神经:副神经在胸锁乳突肌后缘上、中 1/3 交界处,行向外下,至斜方肌前缘中、下 1/3 交界处穿入斜方肌深面。

（2）解剖颈丛:将颈内静脉与颈总动脉拉向内,找出颈丛的各神经根,再次确认其分支(耳大神经、枕小神经、颈横神经和锁骨上神经),颈丛深面为肩胛提肌与中斜角肌,颈丛下方为前斜角肌。找出在前斜角肌表面的膈神经。

（3）解剖臂丛和其分支:先确认 $C_5 \sim T_1$ 神经根。如腋腔结构已解剖,就可沿各干向腋腔方向追寻并观察臂丛的完整形态。

（4）解剖锁骨下静脉:其沿前斜角肌前方向内与颈内静脉相互汇合成静脉角,末端收集颈外静脉。

（5）解剖锁骨下动脉:清理该动脉 3 段和其分支。

三、颈根部

（一）解剖椎动脉三角

用解剖刀切断胸锁关节,在锁骨中、外 1/3 交界处锯断锁骨。清除颈外侧区深筋膜,观察椎动脉三角(由颈长肌、前斜角肌和锁骨下动脉第一段组成)。

（二）层次解剖

1. **解剖胸导管末端**　在左静脉角或颈内静脉末端寻找胸导管,其外形类似于小静脉,壁薄呈串珠状外观,经颈动脉鞘后方向内下追踪胸导管到胸廓上口;在右静脉角处仔细寻找右淋巴导管,有时可缺如。

2. **解剖迷走神经和喉返神经**　喉返神经是迷走神经的分支,左喉返神经勾绕主动脉弓,右喉返神经勾绕锁骨下动脉,两者均沿气管食管沟上行,至咽下缩肌下缘,环甲关节后方进入喉内。

3. **解剖锁骨上淋巴结及膈神经**　解剖锁骨上大窝内的锁骨上淋巴结,这些淋巴结沿颈内静脉与颈横血管排列。膈神经于锁骨下静脉后方、前斜角肌表面下行进入胸腔。

4. **解剖甲状颈干**　修洁锁骨下动脉的第 1 段,再次辨认甲状颈干。寻出甲状颈干分出的甲状腺下动脉、颈横动脉及肩胛上动脉。

5. **解剖椎动脉**　在锁骨下动脉第 1 段甲状颈干内侧,辨认椎动脉。其上行穿 6 个颈椎横突孔经枕骨大孔入颅。

6. **解剖胸廓内动脉**　在锁骨下动脉第 1 段的下壁与椎动脉起点相对处,找出向下走行的胸廓内动脉。

7. **观察锁骨下动脉的走行与毗邻**　在前斜角肌的内侧,修洁锁骨下动脉第 1 段。此段动脉的前方,右侧有右迷走神经,左侧有左膈神经;前下方则有锁骨下静脉与其伴行;后方有胸膜顶。清理被前斜角肌所覆盖的锁骨下动脉第2段。在前斜角肌的外侧修洁锁骨下动脉第3段,臂丛的下干位于该动脉的后方。探查胸膜顶。

8. **解剖颈交感干** 在颈动脉鞘的后方、迷走神经内侧找出颈交感干。沿颈交感干向上、下修洁,可解剖出颈上与颈中神经节。颈上神经节呈梭形,较大易辨认;颈中神经节则不明显。沿颈交感干向下追踪到胸膜顶后方,寻认颈下(星状)神经节。

第九节　社会实践

邀请临床专家进行基础和临床相结合的讲座。

（李治华　杜　伟　杜　新　刘　洋）

第三章

胸　部

（1）掌握:胸前外侧壁的体表标志,胸壁的结构层次。胸膜与肺的体表投影,胸膜腔的构成。肺的形态、分叶、分段,肺门与肺根的定义,肺门结构的排列、肺根与周围结构的毗邻关系。纵隔的概念、境界、位置、分部和内容。上纵隔和后纵隔各结构间的毗邻关系。心包和心包腔概念,心包横窦、斜窦的位置、毗邻。

（2）了解:胸大肌的起、止、作用和神经支配、肋间血管、神经的走行及位置关系。胸前外侧壁的浅层结构,胸腔、胸膜腔、胸腔脏器。

（1）通过学习胸部解剖及临床病例,提升学生提出问题、分析问题、解决问题的能力和培养临床思维。

（2）通过胸部实验操作课培养学生胆大心细,精益求精的动手操作能力以及团结合作、沟通交流的能力。

（1）勇于探索,学科前沿:通过学习胸腔的微创手术切除肿瘤,鼓励同学们勇于探索学科前沿。

（2）中国精神,医者使命:通过学习肺的解剖结构,联系新冠疫情,提升民族凝聚力、爱党爱国和强国自信的情怀。

（3）珍视生命,关爱患者:通过学习肺移植手术的解剖结构,传递器官捐献者的人文大爱。

第一节　概　述

胸部(thorax)由胸壁、胸腔及其内容物组成。胸壁(thoracic wall)以胸廓为支架,外部覆以皮肤、筋膜和肌等软组织,内面衬胸内筋膜。胸壁和膈围成的腔称胸腔(thoracic cavity)。胸腔两侧部容纳肺和胸膜囊,中部为纵隔,内有心、出入心的大血管、食管和气管等器官。

一、境界与分区

(一)境界

胸部上界自颈静脉切迹、锁骨上缘、肩峰至第 7 颈椎棘突的连线。下界自剑胸结合向两侧沿肋弓、第11肋前端、第12肋下缘至第12胸椎棘突的连线。两侧上部与上肢移行。膈呈凸向上的穹隆形,胸部的表面界线与其胸腔的范围不一致,胸壁比胸腔长,胸壁不仅容纳和保护胸腔器官,同时也掩盖上腹部部分器官,如肝、脾等。故胸部下份外伤时,可累及其深面的腹腔脏器。

(二)分区

1.**胸壁** 胸壁分为胸前区、胸外侧区、胸背区3个部分。胸前区(胸前部)介于前正中线和腋前线之间。胸外侧区(胸外侧部)位于腋前线与腋后线之间。胸背区,是脊柱区的一部分,位于腋后线与后正中线之间。

2.**胸腔** 胸腔分为3个部分,即中部的纵隔和容纳肺和胸膜囊的左、右部。

二、表面解剖

(一)体表标志

1.**颈静脉切迹(jugular notch)** 为胸骨柄上缘的切迹,平对第2、3胸椎之间。临床常以此切迹检查气管是否偏移。

2.**胸骨角(sternal angle)** 胸骨柄与胸骨体连接处微向前突的角。该角两侧平对第2肋软骨,是计数肋的标志。向后平对第4胸椎体下缘,纵隔内一些重要器官在此平面行程和形态改变,如主动脉弓与升、降主动脉的分界,气管分为左、右主支气管,胸导管由右转向左行,左主支气管与食管交叉等。

3.**剑突(xiphoid process)** 上接胸骨体处称剑胸结合,平第9胸椎,上端两侧与第7肋软骨相连,下端游离并伸至腹前壁上部。

4.**锁骨和锁骨下窝** 锁骨(clavicle)从颈静脉切迹至肩峰全长均可触及,其中、外1/3交界处下方有一凹陷称锁骨下窝(infraclavicular fossa)。窝深处有腋动、静脉和臂丛通过,于该窝内锁骨下方一横指处,可以摸到肩胛骨的喙突。

5.**肋弓和胸骨下角** 剑突两侧向外下可触及肋弓(costal arch),由第7~10肋软骨相连而成,是肝、脾的触诊标志。两侧肋弓与剑胸结合共同围成胸骨下角(infrasternal angle),角内有剑突。剑突与肋弓之间的角为剑肋角,左剑肋角是心包穿刺常用部位。肋弓的最低部位是第10肋,此处平对第2、3腰椎体之间。

6.**肋和肋间隙** 胸骨角平面摸到第2肋,依次向下可触及下部的肋(ribs)和肋间隙(intercostal space)。二者可作为胸腔和腹腔上部器官的定位标志,如在左第5肋间隙锁骨中线内侧1~2 cm处,可看见或触及心尖搏动。

7.**肩胛下角** 两臂下垂时,肩胛下角平对第7肋。

8.**乳头(mammary papilla)** 男性乳头一般在锁骨中线与第4肋间隙交界处,女性乳头略低,偏外下方。

(二)标志线

通过胸部的一些骨性或肌性标志所作的垂直线,常用于表示胸部器官的位置关系和临床诊疗定位(图3-1)。

1.**前正中线(anterior median line)** 经胸骨正中所作的垂直线。此线将胸前区分为左、右对称两部。

2.**胸骨线(sternal line)** 经胸骨最宽处外侧缘所作的垂直线。

3.**锁骨中线(midclavicular line)** 经锁骨中点所作的垂直线。

4.**胸骨旁线(parasternal line)** 经胸骨线与锁骨中线之间中点的垂直线。

5.腋前线和腋后线(anterior and posterior axillary line) 分别沿腋前襞和后襞所作的垂直线。

6.腋中线(midaxilly line) 经腋前、后线之间中点的垂直线。

7.肩胛线(scapular line) 两臂下垂时经肩胛骨下角的垂直线。

8.脊柱旁线(paravertebral line) 沿脊柱横突外侧端的连线,常为一稍凸向内侧的弧形线。

9.后正中线(posterior median line) 经身体后面正中的垂直线,相当于各棘突尖的连线。

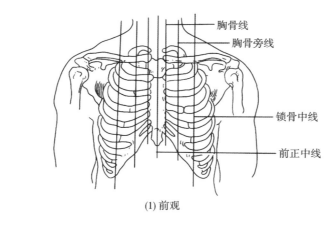

(1)前观

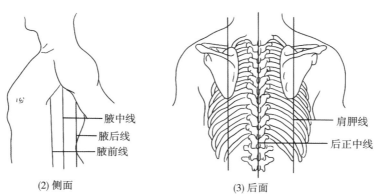

(2)侧面　　　　　　　(3)后面

图3-1 胸部标志线

第二节 胸 壁

胸壁由胸廓和软组织构成。本节仅介绍胸前、外侧区,胸背区在脊柱区叙述。

一、浅层结构

(一)皮肤

胸前、外侧区皮肤较薄,除胸骨表面皮肤外,均有较大的活动性。胸前部皮肤面积大,颜色和质地与面部相近,可用于颌面部创伤的修复。

（二）浅筋膜

浅筋膜内含脂肪、皮神经、浅血管、浅淋巴管和乳腺。

1. **皮神经**　胸前、外侧区的皮神经来自颈丛和上部肋间神经的分支。

（1）锁骨上神经（supraclavicular nerves）：3～4 支，属于颈丛皮支，自颈丛发出后向下跨越锁骨的前面，分布于胸前区上部和肩部皮肤。

（2）肋间神经的外侧皮支和前皮支：肋间神经在腋前线附近（或腋中线）发出外侧皮支，分布于胸外侧区和胸前区外侧部皮肤；在胸骨两侧发出前皮支，分布于胸前区内侧部皮肤。肋间神经的皮支分布具有 2 个特点：①明显的节段性和带状分布，自上而下按神经序数排列，第 2 肋间神经皮支分布于胸骨角平面的皮肤，其外侧皮支分出肋间臂神经分布于臂内侧部皮肤，第 4 肋间神经分布于乳头平面，第 6 肋间神经至剑胸结合平面，第 8 肋间神经至肋弓平面。根据皮神经的阶段性分布，可判断麻醉平面和脊髓损伤节段。②重叠分布，相邻的三条皮神经互相重叠，共同管理一带状区的皮肤感觉。一条肋间神经受损，其分布区的感觉障碍不明显，只有在相邻两条肋间神经受损时，才出现这一共同管理带状区的感觉障碍（图 3-2）。

2. **血管**

（1）动脉：主要是胸廓内动脉、肋间后动脉和腋动脉的分支。

1）胸廓内动脉穿支：在距胸骨侧缘约 1 cm 处穿出，一般与肋间神经前皮支伴行，分布至胸前区内侧部。女性的第 2～4 穿支较粗大，发出分支至乳房，在行乳腺癌根治术时注意结扎这些血管（图 3-2）。

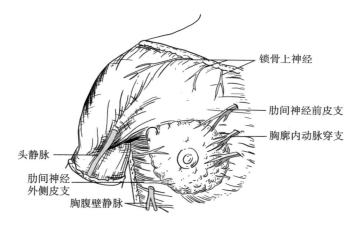

图 3-2　胸前外侧区的浅层结构

2）肋间后动脉的分支：与肋间神经外侧皮支伴行，分布于胸前、外侧区的皮肤、肌和乳房。

（2）静脉：胸廓内静脉的穿支和肋间后静脉的属支，分别注入胸廓内静脉和肋间后静脉。

胸腹壁静脉（thoracoepigastric veins）：起于脐周静脉网，沿腹壁上部至胸前外侧部上行，汇入胸外侧静脉，收集腹壁上部、胸前外侧区浅层的静脉血。此静脉是上、下腔静脉之间的重要交通之一，当门静脉高压时，借此静脉建立门-腔静脉侧支循环，血流量增大时曲张。

3. **胸部皮瓣和肌皮瓣**

（1）胸前外侧壁外侧皮瓣：该部皮肤薄，皮纹细，色泽良好，血管长，是头面部植皮较理想的皮瓣区。皮瓣的主要动脉为胸外侧动脉,主要皮下静脉为胸腹壁静脉。

（2）胸大肌皮瓣:胸大肌纤维丰厚,切取带血管神经蒂的肌皮瓣,适用于受区肌肉功能重建,肌皮瓣的主要血管为胸肩峰血管,经锁骨中点下方 3~5 cm 处入肌;主要神经来自臂丛的胸内、外侧神经。

（三）乳房

乳房是皮肤的特化器官,其形态发育受内分泌激素的影响,故具有明显的性别特征。

1. 位置和形态结构 乳房(mamma)在儿童和男性不发达。青春期未授乳女性的乳房呈半球形,位于第 2~6 肋高度,胸大肌表面,胸骨旁线和腋中线之间。乳房由乳腺、脂肪和皮肤等构成。乳腺(mammary gland)位于浅筋膜浅、深两层之间,被结缔组织分隔成15~20 个乳腺叶。每一腺叶有一个输乳管(lactiferous ducts),以乳头为中心呈放射状排列,末端开口于乳头的输乳孔。乳腺脓肿切开引流时,宜作放射状切口,以防损伤输乳管。腺叶间脂肪组织包于乳腺周围,称脂肪囊,其内有许多一端连于皮肤和浅筋膜浅层,一端连于浅筋膜深层的结缔组织纤维束,称乳房悬韧带或Cooper 韧带。韧带两端固定,无伸展性。乳腺癌时,该韧带相对缩短,牵引皮肤向内凹陷,加上淋巴回流障碍导致的水肿,皮肤表面呈"橘皮样"变,是乳腺癌的重要体征之一。乳房基底面稍凹陷,与胸肌筋膜间有一结缔组织间隙,称乳房后隙。因此,乳房可轻度移动,乳腺癌时,乳房可被固定于胸前壁而影响移动。乳房后间隙脓肿易向下扩散,宜行低位切开引流术(图 3-3)。

2. 血管、神经

（1）动脉:乳房主要由胸廓内动脉的肋间前支、腋动脉的分支(胸外

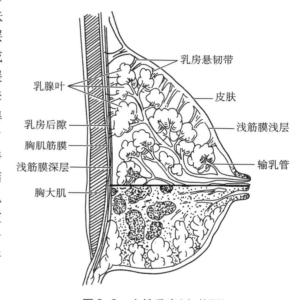

图 3-3 女性乳房（矢状面）

侧动脉、胸肩峰动脉、胸背动脉等)和上 4 条肋间后动脉的前穿支供血。乳房的这些血供来源中,胸外侧动脉约占 68%,胸廓内动脉占 30%。

（2）静脉:乳房有浅、深静脉,深静脉与同名动脉伴行,汇入胸廓内静脉、肋间后静脉和腋静脉。胸廓内静脉是乳房静脉血回流的主要静脉,也是乳腺癌肺转移的重要途径之一。

（3）神经:主要有锁骨上神经分支及第 2~6 肋间神经的前、外侧皮支分布,司乳房的感觉。其交感神经纤维分布到乳房,司腺体分泌和平滑肌收缩。

3. 淋巴回流 女性乳房淋巴管丰富,分为浅、深两组。浅组位于皮下和皮内,深组位于乳腺小叶周围和输入管壁内。两组之间广泛吻合。乳房的淋巴主要回流至腋淋巴结,部分回流至胸骨旁淋巴结、胸肌间淋巴结和膈淋巴结等(图 3-4)。

（1）乳房外侧部和中央部的淋巴管主要注入腋淋巴结的胸肌淋巴结(前群),这是乳房淋巴回流的主要途径。

（2）乳房上部的淋巴管注入腋淋巴结的尖淋巴结(尖群)和锁骨上淋巴结。

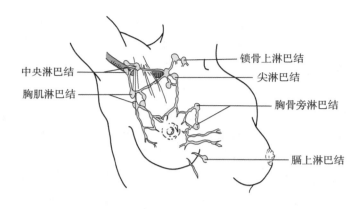

图 3-4　乳房的淋巴引流

（3）乳房内侧部的淋巴管一部分注入胸骨旁淋巴结,另一部分与对侧乳房的淋巴管吻合。

（4）乳房内下部的淋巴管注入膈上淋巴结前组,并与腹前壁上部及膈下的淋巴管相吻合,从而间接地与肝上面的淋巴管相联系。

（5）乳房深部的淋巴管经乳房后间隙注入胸肌间淋巴结或尖淋巴结。胸肌间淋巴结又称 Rotter 结,位于胸大、小肌之间,乳腺癌时易受累。乳房浅淋巴管网广泛吻合,两侧相互交通。当乳腺癌累及浅淋巴管时,可导致所收集范围内的淋巴回流受阻,发生淋巴水肿,是造成乳房局部皮肤呈"橘皮样"改变的原因。

医学科普，健康中国

乳腺癌的早诊断、早治疗

乳腺癌是中国女性第一高发恶性肿瘤,我国女性乳腺癌发病年均增长率约为3.3%,显著高于全球乳腺癌发病的增长速度。因此亟须在筛查防控和精准诊疗方面探寻具有针对性的策略。规范化筛查是实现乳腺癌早诊早治、提高生存率的重要途径。中国抗癌协会发布了《中国女性乳腺癌筛查指南》。（中国工程院院士、国家恶性肿瘤临床医学研究中心主任郝希山在大会上解读了由中国抗癌协会发布的《中国女性乳腺癌筛查指南》。）该指南建议对 45～69 岁一般风险女性,推荐每两年进行一次规律性乳腺 X 射线筛查。对于来自乳腺癌高危家族且明确携带乳腺癌相关突变基因的女性,建议自 35 岁开始每年进行一次乳腺核磁共振检查。对于无早发乳腺癌家族史或不携带有乳腺癌致病性遗传突变的其他乳腺癌高风险女性,建议 40～44 岁期间每年 1 次乳腺超声筛查;45 岁后推荐每年 1 次乳腺 X 射线联合乳腺超声筛查。开展长期、定点、双向的医生培训和患者教育,协助技术薄弱地区的医院提高乳腺癌诊疗技术,规范乳腺癌的筛查与早诊,实现基层医疗机构服务的同质化、一体化,更好地满足人民日益增长的医疗卫生服务需求,使乳腺癌发病率得到有效控制,助力实现健康中国的宏伟目标。

二、深层结构

(一)深筋膜

胸前、外侧区的深筋膜分为浅、深两层。浅层覆盖于胸大肌表面,向上附着于锁骨,向内侧与胸骨骨膜相连,向下、向后分别与腹部和胸背部深筋膜相延续。深层位于胸大肌深面,上端附于锁骨,向下包裹锁骨下肌和胸小肌,并覆盖在前锯肌表面,其中张于喙突、锁骨下肌和胸小肌上缘的部分称锁胸筋膜(clavipectoral fascia)。胸肩峰动脉的分支和胸内、外侧神经穿出该筋膜至胸大、小肌,头静脉和淋巴管则穿过此筋膜入腋腔。手术切开锁胸筋膜时应注意保护胸内、外侧神经,以防损伤导致胸大、小肌瘫痪。

(二)肌层

胸前、外侧区肌层由胸肌和部分腹肌组成。由浅至深可分为4层。第1层为胸大肌、腹外斜肌和腹直肌上部;第2层为锁骨下肌、胸小肌和前锯肌;第3层为肋间肌;第4层为胸横肌。

1. 胸大肌(pectoralis major) 位于胸前区,按起始部位不同,而分为锁骨部、胸肋部和腹部。由胸内、外侧神经支配。血供主要来自胸肩峰动脉的胸肌支和胸廓内动脉的穿支,前者与胸外侧神经、后者与肋间神经前皮支各组合成血管神经束。

2. 前锯肌(serratus anterior) 位于胸外侧区,为一宽薄扁肌,由胸长神经支配。主要由胸背动脉供血。若手术不慎损伤胸长神经,可出现"翼状肩"。

胸大肌和前锯肌位置表浅,较为宽大,可供肌瓣移植,临床常以胸大肌作为胸部手术中填充残腔或修补胸壁缺损的材料。此外,胸小肌和肋骨带血管蒂的肌皮瓣移植,在修补下颌骨和面部有实用意义。

(三)肋间隙

肋与肋之间的间隙称肋间隙(intercostal space),间隙内有筋膜、肋间肌、血管、神经等结构。肋间隙的宽窄不一,一般上部较宽,下部较窄,前部较宽,后部较窄。由于第6、7肋软骨相互靠拢,故在胸骨旁的第6肋间隙很窄,几乎不存在。肋弯曲有弹性,第5~8肋曲度较大,而且缺乏保护和活动度,因此,肋骨骨折多发生在第5~8肋。骨折断端若向内移位,可刺破胸膜、肺和肋间血管,引起血胸、气胸和肺不张。

1. 肋间肌 位于肋间隙内,由浅入深为肋间外肌、肋间内肌和肋间最内肌。

(1)肋间外肌(intercostales externi):位于肋间隙浅层,从肋结节至肋骨前端接肋间外膜(externd htercostal membrane),后者向内侧至胸骨侧缘。肌纤维斜向前下。

(2)肋间内肌(intercostales interni):位于肋间外肌深面,肌纤维斜向前上。自胸骨侧缘向后至肋角处接肋间内膜(internal intercostal membrane),后者向内侧与脊柱相连。

(3)肋间最内肌(intercostales intimi):位于肋间内肌深面,肌纤维方向与肋间内肌相同,二肌间有肋间血管神经通过。该肌薄弱不完整,仅存在于肋间隙中1/3部,而前、后部无此肌,故肋间血管、神经直接与其内面的胸内筋膜相贴,当胸膜感染时,可刺激神经引起肋间神经痛。

2. 肋间血管和神经

(1)肋间后动脉(posterior intercostal arteries):共9对,起自胸主动脉,行于第3~11肋间隙内的肋胸膜与肋间内肌之间,在肋角附近发出一较小的下支,沿下位肋骨上缘前行,本干又称上支,在肋间内肌与肋间最内肌之间沿肋沟前行。肋间后动脉的上、下支于肋间隙前部与胸廓内动脉的肋间前支吻合。肋间后动脉沿途分支供应胸前外侧区,其第

2~4支较大,供应乳房。第9~11对肋间后动脉不分上下支。第1、2肋间隙的动脉发自肋颈干(图3-5)。

(2)肋间后静脉(posterior intercostal veins):肋间后静脉与肋间后动脉伴行,向前与胸廓内静脉交通,右侧注入奇静脉、左侧注入半奇静脉或副半奇静脉(图3-5)。

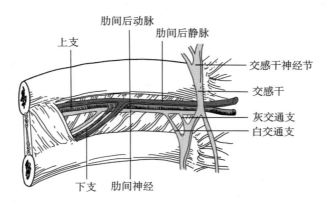

上支　肋间后动脉　肋间后静脉

交感干神经节
交感干
灰交通支
白交通支

下支　肋间神经

图3-5　肋间后动脉和肋间神经

(3)肋间神经(intercostal nerves):第1~11对胸神经前支行于相应的肋间隙中,称肋间神经,在肋间隙伴随血管走行,近腋前线处发出外侧皮支。第2肋间神经外侧皮支跨腋窝分布于臂内侧皮肤,称肋间臂神经,乳腺癌根治术应注意保护此神经。如术后臂内侧皮肤麻木,可能损伤该皮神经。肋间神经本干至胸骨外侧约1 cm处浅出,易名为前皮支。第12对胸神经前支行于第12肋下方,称肋下神经。行肋间神经阻滞或封闭时,可在肋间神经行程中的任何部位进针,临床首选肋角至腋后线之间,此处肋骨位置表浅,且在肋沟处。肋间神经呈重叠分布,应同时封闭上、下位肋间隙的神经。肋间后动、静脉和肋间神经从肋角至脊柱段走行不恒定,在肋角和腋中线之间三者排列顺序自上而下为静脉、动脉、神经,行于肋沟内。因此,胸膜腔穿刺宜在肋角外侧于下位肋的上缘进针。在腋中线至胸骨之间,肋间前、后血管分为上、下支,分别沿肋上、下缘走行,该区穿刺应在肋间隙中部。临床常在肩胛线第8~9肋间隙进行穿刺(图3-6)。

(四)胸廓内动、静脉和淋巴结

1. 胸廓内动脉(internal thoracic artery)　起自锁骨下动脉第1段下面,向下经锁骨下静脉后方,紧贴胸膜顶前面入胸腔,沿胸骨外侧约1.25 cm处下行,至第6肋间隙分为肌膈动脉和腹壁上动脉两终支。沿途的分支有心包膈动脉,与膈神经伴行,分布至心包和膈;肋间前支在上6个肋间隙行向外侧,分布至肋间隙前部,并与肋间后动脉吻合;穿支与肋间神经前皮支一起浅出,分布于胸前壁内侧份皮肤,女性第2~4穿支还分布至乳房。胸廓内动脉前方为上6个肋软骨及肋间内肌;后面上部紧贴壁胸膜,下部位于胸横肌之前面。

2. 胸廓内静脉(internal thoracic veins)　1~2支与同名动脉伴行,若为1支则行于动脉内侧,若为2支则在动脉两侧伴行一段后合为一干,行于动脉内侧。左侧胸廓内静脉注入左头臂静脉,右侧汇入上腔静脉与头臂静脉交角处或右头臂静脉。

3. 淋巴结

(1)胸骨旁淋巴结(parasternal lymph nodes):在胸骨两侧第1~6肋间隙,沿胸廓内动、静脉排列,第1、2肋间出现率最高。引流胸前壁、乳房内侧部、膈、肝上面的淋巴。其输出管注入胸导管和右淋巴导管,亦可至支气管纵隔干。

（2）肋间淋巴结（intercostal lymh nodes）:位于肋间隙内,分为前、中、后组,分别称肋间前、中、后淋巴结,前、中组有时缺如,后组较恒定。前组位于肋骨与肋软骨交界处附近,注入胸骨旁淋巴结;中间组位于腋前线至肋角之间,注入腋淋巴结;后组位于肋角内侧,注入胸导管。

（五）胸内筋膜

胸内筋膜（endothoracic fascia）是一层致密的结缔组织膜,衬于肋和肋间隙内面。胸内筋膜与壁胸膜之间有疏松结缔组织,手术时,将手或器械伸入此层,可使壁胸膜与胸壁分离。位于脊柱两侧的胸内筋膜较厚,临床上可经此处剥离壁胸膜,施行后纵隔手术。筋膜向下覆与膈的上面,称膈胸膜筋膜（phrenicopleural fascia）或膈上筋膜。向上覆于胸膜顶上面并增厚,称胸膜上膜（suprapleural membrane）,即Sibson膜（图3-6）。

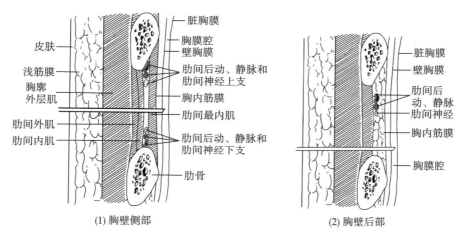

(1) 胸壁侧部　　　　　　　　(2) 胸壁后部

图 3-6　胸壁层次和胸膜腔穿刺

第三节　膈

一、位置和分部

膈（diaphragm）位于胸、腹腔之间,封闭胸廓下口,是一向上隆凸的穹隆形薄肌,膈穹隆左低右高。膈上面覆以膈胸膜,隔着胸膜腔与肺底相邻,中央部与心包相愈着。膈下面左半与肝左外叶、胃和脾相邻,右半与右半肝和部分肝左叶相邻。

膈中央部为腱膜,称中心腱（central tendon）,周围部为肌纤维。根据肌纤维起始部位不同分为胸骨部、肋部和腰部。腰部内侧份的肌纤维形成助膈肌左脚和右脚（left and right crus）,中间份纤维起自第2腰椎体侧面,外侧份纤维起自内、外侧弓状韧带。内侧弓状韧带（medial arcuate ligament）为张于第1、2腰椎体侧面与第1腰椎横突之间的腱弓,外侧弓状韧带（lateral arcuate ligament）为张于第1腰椎横突与第12肋之间的腱弓。膈与胸壁间的窄隙是肋膈隐窝所在部位（图3-7）。

笔记栏

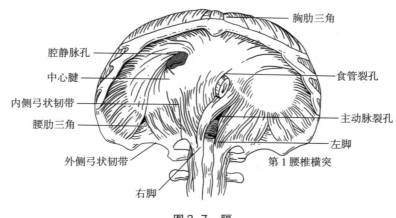

图 3-7 膈

二、裂隙与薄弱区

膈的各部起始点间缺乏肌纤维,常形成肌间裂隙。裂隙的上、下面仅覆以筋膜和胸膜或腹膜,是膈的薄弱区。

1. 腰肋三角(lumbocostal triangle) 位于膈的腰部与肋部起点之间,三角形,尖向上,底为第12肋。腹腔器官可经三角突向胸腔形成膈疝。三角前方与肾后面相邻,后方有肋膈隐窝,故肾手术时应注意保护胸膜,以免撕破导致气胸。

精准诊治,助力健康

膈 疝

2018年广州一名男婴因患"先天性膈疝伴重度肺发育不良",出生3 h就出现严重的发绀、气促等症状。在生命垂危之际,医生给他用上了"人工心肺"——体外膜氧合(extracorporeal membrane oxygenation, ECMO)。持续用了40天终于成功挽救患儿的生命,创下至今国内新生儿先天性膈疝持续ECMO辅助最长时间的纪录。膈疝系指腹内脏器经由膈肌的薄弱孔隙、缺损或创伤裂口进入胸腔。该患儿就是因为腹腔器官胃部分通过膈肌的薄弱之处移位入胸腔,从而影响心肺功能。

食管裂孔疝是膈疝中最常见的类型,占比达90%以上。食管裂孔疝指腹腔内脏器(主要是胃)通过膈食管裂孔进入胸腔所致的疾病。当食管发育不全,膈肌萎缩或张力减弱,长期腹腔压力增加,如妊娠、腹腔积液、慢性咳嗽、习惯性便秘等,可使胃体疝入膈肌之上从而形成食管裂孔疝。临床多表现为胃食管反流症状,如胸骨后或剑突下烧灼感、胃内容物上反流、上腹饱胀、嗳气、疼痛等。疼痛性质多为烧灼感或针刺样疼,可放射至背部、肩部、颈部等处。平卧,进食甜食、酸性食物,均可能诱发并加重症状。食管裂孔疝临床易漏诊。近年来在X射线检查时采用特殊体位加压法,其检出率提高可达80%。以手术治疗为主,其原理也就是修补膈肌的薄弱处,防止腹腔器官移位入胸腔。因为临床上极易漏诊,掌握膈肌薄弱部位易发生膈疝,遇见这种患者就会予以重视。联系解剖结构特点、多思考,方可正确分析并诊断治疗。所以在诊断疾病时,要全方位考虑,细致查体,尽量注意容易遗漏的细节,追求医疗质量的精益求精,成长为一名优秀的医者。

2.胸肋三角(sternocostal triangle 位于膈后的胸骨部与肋部起点之间,有腹壁上血管和来自腹壁和肝上面的淋巴管通过。膈有主动脉、食管和下腔静脉等结构穿过,形成三个裂孔。

3.主动脉裂孔(aortic hiatus) 位于第 12 胸椎平面,由膈左、右脚和第 12 胸椎体围成,其内有降主动脉和胸导管通过。

4.食管裂孔(esophageal hiatus) 位于主动脉裂孔的左前方,约平第 10 胸椎体平面,有食管和迷走神经前、后干通过。

食管裂孔由来自膈肌脚(主要是膈右脚)的肌束组成,膈脚肌纤维收缩,可起到钳制食管的作用。若肌环发育不良,腹部器官可自此处突入胸腔形成食管裂孔疝。此处食管裂孔与食管壁之间有结缔组织形成的膈食管韧带,起固定食管和贲门的作用。由于吞咽时食管的运动和呼吸时膈的升降,此处的联系不牢固,也是食管裂孔疝的解剖学基础。

5.腔静脉孔(vena caval foramen) 位于食管裂孔的右前方,约在第 8 胸椎平面,居正中线右侧 2~3 cm 处,有下腔静脉通过。在中间脚与内侧脚之间的裂隙内有内脏大、小神经,交感干和腰升静脉通过,膈神经穿中心腱或腔静脉孔。

三、血管、神经和淋巴

(一)血管

膈的动脉有膈上、下动脉,肌膈动脉、心包膈动脉和下位肋间后动脉,同名静脉与其伴行,最终回流至上、下腔静脉。

(二)神经

膈主要由膈神经支配,膈神经(phrenic nerve)起自颈丛,在锁骨下动、静脉之间入胸腔,经肺根前方、心包与纵隔胸膜之间下行至膈。左膈神经穿肌部,右膈神经穿经中心腱或腔静脉孔入膈内。沿途发出胸骨支、肋支、胸膜支和心包支。其运动纤维支配膈肌,感觉纤维分布至胸膜、心包和膈下中心腱部的腹膜,右膈神经还有分支至肝上面被膜和胆囊。

副膈神经(accessory phfrenic nerve)的出现率约为 48% 。该神经多在膈神经外侧,经锁骨下静脉后方下行,与膈神经相汇合。当膈神经封闭或手术时,应注意副膈神经存在的可能性。

(三)淋巴

膈有丰富的淋巴管,主要注入膈上、下淋巴结。膈上淋巴结(superior phreic lymph nodes)位于膈的上面,可分为前、中、后 3 组,前组位于剑突后方;中组左、右各有 1 群,左侧群位于膈神经下端周围,右侧群位于下腔静脉周围;后组位于主动脉裂孔周围。收纳膈、心包下部和肝上面的淋巴,其输出管注入胸骨旁淋巴结和纵隔后淋巴结。膈下淋巴结(inferior phreic lymph nodes)沿膈下动、静脉排列,收纳膈下后部的淋巴,而膈下前部的淋巴管穿过膈肌注入膈上淋巴结前组。

第四节 胸 腔

胸腔(thoracic cavity)为一底向上凸、前后稍扁的锥形腔,由胸壁和膈围成,内衬以胸内筋膜。向上经胸廓上口通颈部,向下借膈与腹腔分隔。胸腔以纵隔为界可分为 3 个部分,即中间部分的纵隔,以及容纳肺和胸膜囊的左、右两部分。

一、胸膜和胸膜腔

(一)胸膜

胸膜(pleura)属于浆膜,分为脏胸膜和壁胸膜。脏胸膜(visceral pleura)被覆于肺的表面,与肺紧密结合,并伸入叶间裂内。壁胸膜(parietal pleura)贴附在胸内筋膜内面、膈上面和纵隔侧面,并突至颈根部。根据其分布部位不同分为4部:肋胸膜(costal pleura)、膈胸膜(diaphragmatic pleura)、纵隔胸膜(mediastlnal Pleura)和胸膜顶(cupula of pleura)。胸膜顶突向锁骨内侧1/3段上方2~3 cm,上面覆以胸膜上膜,起固定和保护作用。

(二)胸膜腔

胸膜腔(pleural cavity)为脏、壁胸膜在肺根处相互延续共同围成的密闭窄隙,左右各一,腔内为负压,并有少量浆液。肺根下方脏、壁胸膜的移行部分形成双层的肺韧带(pulmonary ligament),它上连肺根,下部可达肺之下缘,有固定肺的作用。当肺组织破裂等原因致空气进入胸膜腔,称为气胸。由于肺韧带的附着,肺固定于纵隔,而被压向内侧。在穿刺排气时,应选择胸腔上部,通常在第2肋间隙、锁骨中线附近进针。胸膜发生炎症时,胸膜表面变得粗糙,呼吸时,脏、壁胸膜相互摩擦而出现胸膜摩擦音。

夯实基础,服务临床

气 胸

气胸是指气体进入胸膜腔,造成积气状态。胸膜腔为脏、壁胸膜在肺根处相互延续共同围成的密闭窄隙,腔内为负压。一旦胸膜破裂,如肺部疾病或外伤时,胸膜腔的密闭性丧失,腔内负压变正压,形成气胸,导致肺不张、纵隔移位、血流动力学改变等心肺功能障碍,影响患者生命安全。常见病因:①肺部疾病导致肺组织和脏层胸膜破裂,或靠近肺表面的细微气肿泡破裂,肺和支气管内空气逸入胸膜腔;②因胸壁或肺部的创伤引起者称为创伤性气胸。本病属急症之一,严重者可危及生命,及时治疗可治愈。治疗的关键就是恢复胸膜腔的密闭性,逆转胸膜腔内的正压。对于胸膜腔内压力高、肺压缩的程度重、有纵隔移位和血流动力学不稳定的患者,应立即胸膜腔穿刺抽气,解除张力性气胸,缓解呼吸困难症状。近年来由于胸腔外科的发展,主要是手术方式的改进及手术器械的完善,尤其是视频胸腔镜器械和技术的应用,手术处理自发性气胸已成为安全可靠的方法。因此,学医的过程应该精益求精,夯实基础,将所学知识灵活应用到临床,才能成为诊断明确果断,避免临床漏诊误诊的优秀医生,才能解决关键问题,救治患者,保护患者的生命安全。

(三)胸膜隐窝

壁胸膜与脏胸膜之间大部分互相贴近,故胸膜腔是潜在的腔隙,但在某些部位壁胸膜相互转折处,深呼吸时,肺缘也不能伸入其内,这些部位的胸膜腔称为胸膜隐窝(pleural recesses),主要有肋膈隐窝和肋纵隔隐窝。胸膜隐窝部的壁胸膜有时可见含脂肪的突起,称脂肪皱襞。

1. **肋膈隐窝**（costodiaphragmatic recess） 位于肋胸膜与膈胸膜转折处,呈半环形,自剑突向后下至脊柱两侧,后部较深,是最大的胸膜隐窝,也是胸膜腔最低处,胸膜腔积液首先积聚于此处。胸膜腔穿刺抽液时,常选择肩胛线和腋后线第8、9肋之间将针刺入此隐窝内。因肋膈隐窝后部较深,引流和抽液比较彻底。

2. **肋纵隔隐窝**（costomediastinal recess） 位于肋胸膜与纵隔胸膜前缘转折处下部,左侧较明显,在胸骨左侧第4~5肋间隙后方,心包前方,肺的心切迹内侧。

3. **膈纵隔隐窝**（Phrennicomediastinal recess） 位于膈胸膜与纵隔胸膜之间,因心尖向左侧突出而形成,故该隐窝仅存于左侧胸膜腔。

（四）壁胸膜返折线的体表投影

壁胸膜返折线的体表投影系指壁胸膜各部互相返折部位在体表的投影。心包穿刺、胸骨劈开、肾手术、前纵隔手术等均涉及壁胸膜的界线,尤其是前界和下界,有较重要的临床意义。

1. **胸膜前界** 为肋胸膜前缘与纵隔胸膜前缘的返折线。两侧均起自胸膜顶,即锁骨内侧1/3段上方2.5 cm处,向内下行经胸锁关节后方至第2胸肋关节的高度,两侧靠拢,于正中线稍左垂直向下。右侧者,直达第6胸肋关节处移行为下界;左侧者,至第4胸肋关节处转向下,沿胸骨侧缘外侧2.0~2.5 cm下行,达第6肋软骨中点处移行为下界。两侧胸膜前界在第2~4胸肋关节高度互相靠拢,向上、向下又各自分开,形成两个三角形无胸膜区。上方的为上胸膜间区,又称胸腺三角,儿童较宽,内有胸腺;成人较窄,有胸腺遗迹和结缔组织。下方者称为下胸膜间区,内有心包和心,故又称心包三角,此处心包未被胸膜遮盖,直接与胸前壁相贴。第2~4胸肋关节平面的两侧胸膜前界有时甚至出现重叠,出现率约为26%,老年人可高达39.5%。在开胸手术时,应注意有这种情况的可能,以防发生双侧气胸。右侧胸膜可向下跨过右剑肋角,约占1/3,故肋弓下切口应注意,有损伤右胸膜的可能。左侧胸膜前界第4胸肋关节以下部分,位于胸骨后方者相对较少,因此,心包穿刺部位以左剑肋角处较为安全。

2. **胸膜下界** 为肋胸膜与膈胸膜的返折线。右侧起自第6胸肋关节后方,左侧起自第6肋软骨中点处,两侧均向外下行,在锁骨中线与第8肋相交,腋中线与第10肋相交,肩胛线上与第11肋相交,近后正中线上平第12胸椎棘突高度。国人下界后份在右侧第12肋颈下方者占60%,左侧者占40%,因右侧胸膜后份比左侧的低,故右侧腹后壁手术时,伤及右胸膜囊的可能性较大。

（五）胸膜的血管、淋巴和神经

1. **血管** 壁胸膜的血液供应主要来自肋间后动脉、胸廓内动脉和心包膈动脉的分支,脏胸膜由支气管动脉和肺动脉终末支供血。静脉与同名动脉伴行,最终注入上腔静脉和肺静脉。

2. **淋巴管** 胸膜的淋巴管位于间皮深面的结缔组织中,脏胸膜的淋巴管与肺的淋巴管吻合,注入肺门淋巴结。壁胸膜各部的淋巴回流不一,分别注入胸骨旁淋巴结、肋间淋巴结、膈淋巴结,纵隔前、后淋巴结和腋淋巴结。

3. **神经** 脏胸膜由肺丛（pulmonary plexus）的内脏感觉神经传导,肺手术时可经肺根阻滞麻醉肺丛的传入冲动。壁胸膜由脊神经的躯体感觉神经传导,感觉灵敏。肋间神经分支至肋胸膜和膈胸膜周围部;膈神经分支分布到胸膜顶、纵隔胸膜及膈胸膜中央部。当胸膜受刺激时,疼痛可沿肋间神经向胸、腹壁放射,或沿膈神经向颈、肩部放射,引起牵涉痛。

二、肺

肺(lung)位于胸腔内、纵隔两侧,左右各一,借肺根和肺韧带与纵隔相连。左肺由斜裂(oblique fissure)分为上、下二叶。右肺由斜裂和水平裂(horizontal fissure)分为上、中、下三叶(图3-8)。

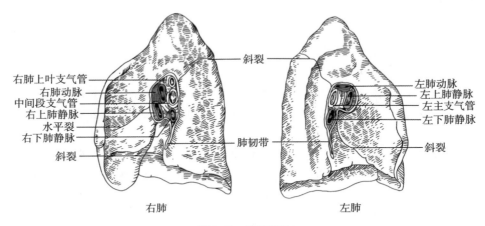

图3-8　肺的结构

(一)肺的体表投影

1.肺的前、下界　肺的前界几乎与胸膜前界一致,仅左肺前缘在第4胸肋关节高度沿第4肋软骨急转向外至胸骨旁线处弯向外下,至第6肋软骨中点续为肺下界。肺下界较胸膜下界稍高,平静呼吸时,在锁骨中线与第6肋相交,在腋中线越过第8肋,在肩胛线与第10肋相交,近后正中线处平对第10胸椎棘突。小儿肺下界较成人略高一肋。

2.肺裂　两肺斜裂为自第3胸椎棘突向外下方,绕过胸侧部至锁骨中线与第6肋相交处的斜线。右肺的水平裂为自右第4胸肋关节向外,至腋中线与斜裂投影线相交的水平线。

3.肺根　前方平对第2~4肋间隙前端,后方平第4~6胸椎棘突高度,在后正中线与肩胛骨内侧缘连线中点的垂直线上。

(二)肺门和肺根

1.肺门(hilum of lung)　为两肺纵隔面中部的凹陷,又称第一肺门,有主支气管,肺动、静脉,支气管动、静脉,淋巴管和肺丛等出入。各肺叶的叶支气管和肺血管的分支或属支等结构出入肺叶处,称第二肺门。

2.肺根(root of lung)　为出入肺门各结构的总称,外包以胸膜。肺根主要结构的位置关系有一定规律,由前向后为上肺静脉、肺动脉、主支气管和下肺静脉;自上而下,左肺根依次为肺动脉、主支气管、上肺静脉和下肺静脉;右肺根为上叶支气管、肺动脉,中、下叶支气管,上肺静脉和下肺静脉。此外,两肺门处尚有数个支气管肺门淋巴结(bronchopulmonary hilar lymph nodes),也称肺门淋巴结。

肺根的毗邻:左肺根前方为膈神经和心包膈血管,后方为胸主动脉和迷走神经,上方为主动脉弓,下方为肺韧带。右肺根前方为膈神经、心包膈血管和上腔静脉,后方为迷走神经,上方为奇静脉,下方为肺韧带。

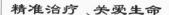

精准治疗、关爱生命

肺部小结节

　　肺部小结节是指肺部病灶小于 2 cm 的病变,良性可能性居多;大于 3 cm 的病灶多为恶性。近年来,随着高分辨率 CT 的广泛使用以及公众对体检的重视,越来越多的肺部小结节被检出,成为临床常见问题。肺部小结节的检出给患者带来相当复杂的心理压力:既有庆幸不是肺癌的喜悦,又夹杂着可能癌变的担忧。临床医生尤其是呼吸科及胸外科医生面对肺部小结节处理起来也颇感棘手,手术做与不做,往往是个难题。如果体检发现肺部有小结节,不要惊慌,因为它不一定是癌,即使是癌,大多都是极早期的癌症,经过及时恰当的治疗,是完全可以治愈的。一般而言,5 mm 以下的肺结节无需处理,每年复查 1 次 CT;5~8 mm 的肺结节半年复查一次;8~10 mm 的结节要 3 个月复查 1 次,如无变化逐渐延长复查间隔时间,并连续观察两年;结节有进展或超过 10 mm 建议就医,明确诊断后进行外科手术治疗。由于部分小结节是早期肺癌或者在一定的时间内会发展为肺癌,所以临床上应重视肺部小结节的规范诊治,严格手术指征,避免早期肺癌漏诊漏治及良性结节就大动手术的过度治疗。早诊断、早治疗固然重要,但关爱患者,避免过度医疗也是医者的必修课。

(三)支气管肺段

　　气管在胸骨角平面分为左、右主支气管。主支气管(principal bronchus)是气管分出的第 1 级支气管。主支气管在肺门处分支为肺叶支气管(lobar bronchi),即第 2 级支气管,经第二肺门入肺叶。叶支气管再分为肺段支气管(segmental bronchi),为第 3 级支气管。一般每侧肺有 10 个段支气管,每个段支气管反复分支,管径越分越细,呈树枝状,称支气管树(bronchial tree)。每一肺段支气管及其所属的肺组织称支气管肺段(bronchopulmonary segments),简称肺段。肺段呈锥形,其尖朝向肺门,底朝向肺表面。肺段内有段支气管、肺段动脉和支气管血管伴行。各支气管肺段都占据一定部位,两肺段间除借表面的肺胸膜与胸膜下的小静脉支相连以外,还有少量结缔组织(肺胸膜的延续)和段间静脉,是肺段切除的标志。段间静脉收集相邻肺段的静脉血。肺段动脉往往与肺段相适应,并与肺段支气管伴行,终末支分布至肺段的边缘(图 3-9)。支气管肺段在形态和功能上有一定的独立性,若某肺段支气管阻塞,则该肺段内呼吸完全中断。轻度感染或结核,可局限在一个肺段,随着病情发展可蔓延到其他支气管肺段。根据病变范围,按肺段为单位施行肺段切除,肺段的解剖学特征具有重要的临床意义。左肺有 8~10 个肺段,上、下叶各 5 个肺段,由于上叶尖段支气管与后段支气管共干,下叶内侧底段支气管与前底段支气管共干,故肺段合并为尖后段和内侧前底段,此时左肺则只有 8 个段。右肺有 10 个肺段,上叶 3 段,中叶 2 段,下叶 5 段(图 3-10)。

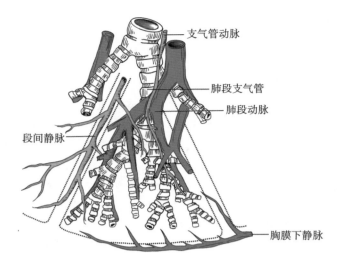

图 3-9 肺段内结构和肺段间静脉

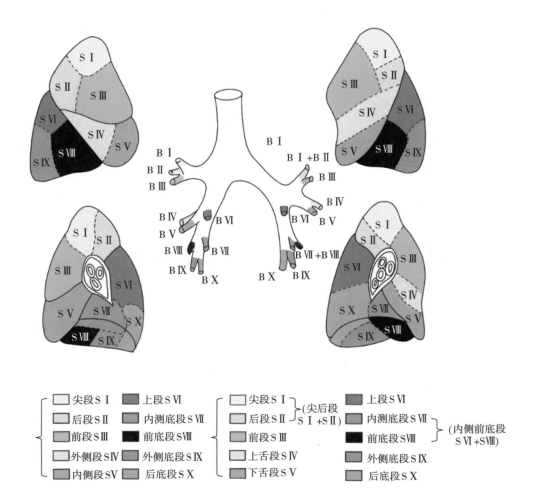

图 3-10 肺段支气管和支气管肺段

夯实基础，解除病痛

肺隔离症

　　患者李某，女，16 岁，反复发热、咳嗽 1 个月余，多次于当地医院就诊，当地医院以一般肺部感染予以抗生素对症治疗。经多次治疗症状未明显改善，遂于郑州大学第一附属医院就医，行胸部 CT 检查，提示"左肺下叶隔离症改变"并予以其他术前常规检查，未见手术禁忌证。遂在全麻下，行胸腔镜下肺叶切除术。患者术后恢复良好，未再出现发热、咳嗽等肺部感染症状。

　　肺隔离症也称为有异常动脉供血的肺囊肿症，为胚胎时期一部分肺组织与正常肺主体分离，单独发育并接受体循环动脉的异常动脉供血，所形成的无呼吸功能囊性包块。肺隔离症是临床上相对多见的先天性肺发育畸形，占肺部疾病的 0.15% ~ 6.4%。隔离肺可有自己的支气管，分为叶内型和叶外型。前者位于脏胸膜组织内，其囊腔病变与正常的支气管相通或不相通，临床多见；后者被自己的胸膜包盖，独立于正常肺组织之外，囊腔与正常支气管不相通。临床以反复的肺部感染，发热、咳嗽、胸痛、咳脓痰甚至咳脓血痰为主要表现。作为一名临床医生，拥有强大的责任心以及扎实的解剖基础和临床知识，是患者能早期得到确切诊治的基础。肺隔离症不是常见疾病，但是遇到反复的肺部感染，发热、咳嗽、胸痛、咳脓痰的患者，一定要多思考，采用辅助检查帮助，准确诊断，才能为病人解除病痛。

（四）血管、淋巴和神经

　　1. 血管　依据功能，肺的血管分为两个系统：功能性血管即肺循环的肺动脉、静脉，完成气体交换功能；营养性血管即体循环的支气管动脉、静脉，供给肺氧气和物质交换。

　　（1）肺动脉和肺静脉：肺动脉干（pulmonary trunk）起自右心室，在左主支气管前方向左后上行，至主动脉弓下方，平第 4 胸椎高度分为左、右肺动脉，经肺门入肺。右肺动脉（rightpulmonary artery）较长，经升主动脉和上腔静脉后方，奇静脉弓下方入肺门。左肺动脉（leftpulmonary artery）较短，在胸主动脉前方和左主支气管前上方入肺门。肺动脉入肺后伴随支气管分支而分支，一般行于相应支气管的背侧和下方。肺静脉（pulmonary veins）每侧两条，称上肺静脉和下肺静脉，由肺泡周围毛细血管逐级汇集而成。上肺静脉在主支气管和肺动脉下方行向内下，平第 3 肋软骨高度穿心包入左心房；下肺静脉水平向前，平第 4 肋软骨注入左心房。

　　（2）支气管动、静脉：支气管动脉（bronchial artery）又称为支气管支，起自胸主动脉或右肋间后动脉，共 1 ~ 3 支，细小，参入肺根（沿支气管后壁）入肺，分布于各级支气管壁、血管壁、肺实质和脏胸膜等处。其静脉一部分汇集成支气管静脉（bronchial veins），出肺门，右侧注入奇静脉，左侧汇入半奇静脉；另一部分则汇入肺静脉的属支。支气管动脉与肺动脉的终末支存在吻合，一般在支气管入肺后第 4 ~ 8 级分支处，共同分布于肺泡壁。两动脉的吻合使体循环和肺循环互相交通。当肺动脉狭窄和栓塞时，吻合支扩大，支气管动脉则有代偿肺动脉的作用，成为气体交换血管。当肺有慢性疾病时，支气管动脉的氧合血可经毛细血管前吻合到肺动脉，以代偿供应通气差或膨胀不全的肺区。

器官移植，人文大爱

肺移植

　　患者高某，男，49岁，咳嗽、咳痰，活动后胸闷、气喘7年余，其间治效果不佳。后于郑州大学第一附属医院诊断为"双侧特发性肺间质纤维化、肺气肿、肺动脉高压、支气管扩张"，在包括呼吸科、麻醉科、体外循环ECMO团队、外科ICU等科室多学科会诊及密切配合下，完成了术前肺部感染控制、体能恢复、营养支持，供体、受体匹配等围手术期准备，并成功进行了"左肺移植术"，患者术后恢复良好。

　　肺移植也就是人们通常所说的换肺。1963年，美国密西西比大学James Hardy医生成功实施了第一例人类肺移植，然而，之后20年虽进行了40余例，但均未成功。直到1983年多伦多大学Cooper医生成功地为一例肺纤维化病人施行单肺移植术，术后生存6年半余，标志着现代肺移植的开端。目前全世界已完成2万多例临床肺移植，技术成熟，疗效明确，很多病人在接受肺移植手术后长期生存，并拥有良好的生活质量。肺移植的成功需要的不仅仅是胸外科娴熟的手术操作技术，同时需要呼吸科、体外循环、外科ICU等科室的医护人员的专业互补、团结协作，众志成城才能攻克难关。良好的集体意识和团结协作的精神是我们医务工作者必备的专业品质。

　　肺移植需要器官捐献，器官捐献是高尚人格的体现，是一种对自身、对社会乃至对自然的一种科学的态度和价值观。通过器官捐献可以使自己生命的光辉照亮他人的生命。2010年，我国启动了公民逝世后自愿器官捐献活动。截至2021年4月9日，全国累计器官捐献志愿登记人数已超过315万人，完成公民逝世后器官捐献3.3万余例，捐献器官9.9万余个，成功挽救了近10万器官衰竭患者的生命。作为医学生，感恩遗体捐献者的同时，更要明白生命至上，竭尽全力保护患者生命健康。

---

　　2. **淋巴管**　肺有浅、深两组淋巴管。浅淋巴管位于脏胸膜深面，深淋巴管位于各级支气管周围。肺泡壁无淋巴管。浅、深淋巴管在肺内较少吻合，主要在肺门处相互吻合，回流入支气管肺门淋巴结。肺的淋巴结包括位于肺内支气管周围的肺淋巴结和位于肺门的支气管肺门淋巴结。

　　3. **神经**　肺由内脏神经支配，交感神经来自脊髓胸2～5节段的侧角，副交感纤维来自迷走神经。二者在肺根前、后方形成肺丛，随肺根入肺。副交感神经兴奋，使支气管平滑肌收缩，血管舒张和腺体分泌。交感神经兴奋则相反，故当哮喘时，可用拟交感神经性药物以解除支气管平滑肌痉挛。内脏感觉纤维分布于肺泡、各级支气管黏膜及脏胸膜，随迷走神经入脑。

第五节　纵　隔

一、概述

（一）位置与境界

　　纵隔（mediastinum）是左、右纵隔胸膜之间的器官、结构和结缔组织的总称。位于胸腔正中偏左,呈矢状位,分隔左、右胸膜腔。其边界是:前为胸骨和肋软骨内侧部,后为脊柱胸段,两侧为纵隔胸膜,上为胸廓上口,下为膈。纵隔上宽下窄,明显偏向左侧,这是由于出生后心向左侧偏移所致。纵隔内器官借疏松结缔组织相连,正常吸气时膈下降,纵隔被拉长。在病理情况下,如两侧胸膜腔压力不等时,纵隔可以移位。

（二）分区

1. 四分法 最常用,以胸骨角至第4胸椎体下缘的平面为界,将纵隔分为上纵隔和下纵隔。下纵隔又以心包的前、后壁为界分为前、中、后纵隔。胸骨与心包前壁之间为前纵隔,心包后壁与脊柱之间为后纵隔,心包、出入心的大血管和心所占据的区域为中纵隔。

2. 三分法 以气管、气管杈前壁和心包后壁的冠状面为界分为前、后纵隔。前纵隔又以胸骨角平面分为上纵隔和下纵隔。以下按四分法描述。

（三）纵隔的整体观

纵隔的形态因体形和年龄不同而有差异。纵隔内的器官大多为单个,而且左右不对称。

1. 前面观 上纵隔可见发达的胸腺(小儿)或胸腺遗迹(成人),下纵隔可见部分心包。

2. 左侧面观 纵隔左侧面中部有左肺根,其前下方为心包形成的隆凸,前方有左膈神经和心包膈血管下行;后方有胸主动脉、左迷走神经、左交感干及内脏大神经下行;上方为主动脉弓及其分支左颈总动脉和左锁骨下动脉、在左锁骨下动脉、主动脉弓与脊柱围成的食管上三角内有胸导管和食管胸段的上份;在胸主动脉、心包和膈围成的食管下三角内可见食管胸段的下份。左迷走神经在主动脉弓前方下行时,发出左喉返神经绕主动脉弓左下方反向上行到主动脉弓右后方(图3-11)。

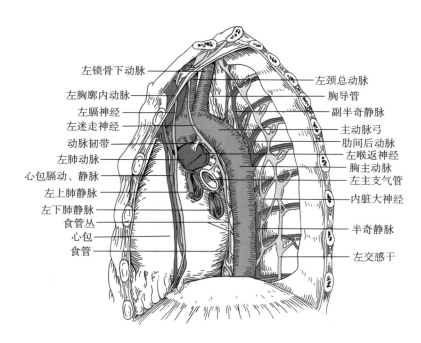

图3-11 纵隔左侧观

3. 右侧面观　纵隔右侧面中部为右肺根，其前下方有心包形成的隆凸；前方有右膈神经和心包膈血管；后方有奇静脉、食管、右迷走神经和右交感干；上方有右头臂静脉、奇静脉弓、上腔静脉、气管和食管(图 3-12)。

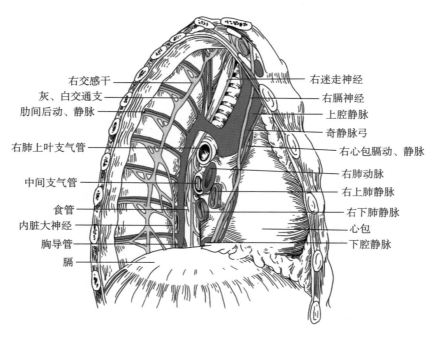

图 3-12　纵隔右侧观

二、上纵隔

上纵隔(superior mediastinum)的器官由前向后大致分为 3 层。前层(胸腺-静脉层)主要有胸腺，左、右头臂静脉和上腔静脉；中层(动脉层)有主动脉弓及其三大分支、膈神经和迷走神经；后层有食管、气管、胸导管和左喉返神经等(图 3-13)。

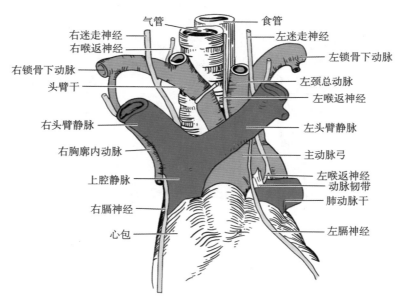

图 3-13　上纵隔

（一）胸腺

胸腺（thymus）位于上纵隔前层、胸腺三角内，上达胸廓上口，甚至达颈部，下至前纵隔，前邻胸骨，后面附于心包和大血管。胸腺肿大时可压迫其深面的气管、食管和大血管而出现呼吸困难、吞咽困难和发绀。小儿胸腺质地柔软，呈灰红色，可分左、右两侧叶，其形态不一致。胸腺表面包以结缔组织被膜，青春期腺组织逐渐退化，成为胸腺残余，被脂肪组织代替。胸腺为一淋巴器官，具有重要的免疫作用，并兼有内分泌功能。

胸腺在内分泌及细胞免疫方面具有重要作用，胸腺肥大或患恶性肿瘤时，胸腺素分泌异常，导致产生乙酰胆碱受体的抗体，阻断乙酰胆碱受体的作用，使神经肌肉接头处的传递发生障碍，发生重症肌无力。切除胸腺成为重症肌无力的特定治疗方法。

胸腺的动脉来自胸廓内动脉和甲状腺下动脉的分支，伴行静脉注入左头臂静脉和甲状腺下静脉。胸腺的淋巴回流至纵隔前淋巴结、气管支气管前淋巴结和胸骨旁淋巴结。胸腺的神经来自迷走神经和颈交感干（颈胸节或锁骨下袢）的分支。

（二）上腔静脉及其属支

上腔静脉（superior vena cava）位于上纵隔右前部，由左、右头臂静脉在右侧第1胸肋结合处后方汇合而成，沿升主动脉右侧垂直下行，在第3胸肋关节高度注入右心房。该静脉前方有胸膜和肺，后方有气管、右迷走神经和奇静脉，左侧为升主动脉和头臂干起始部，右侧为右膈神经、心包膈血管及纵隔胸膜。右肺根位于上腔静脉下段的后方，奇静脉经右肺根上方注入上腔静脉。

头臂静脉（brachiocephalic vein）由锁骨下静脉和颈内静脉在胸锁关节后方汇合而成。左头臂静脉自左胸锁关节后方斜向右下，经主动脉弓分支的前方，达右侧第1胸肋结合的后方与右头臂静脉汇合。左头臂静脉有时高出胸骨柄，贴在气管颈部的前面，尤以儿童多见，故气管切开时应注意高位左头臂静脉。右头臂静脉前方紧贴胸骨舌骨肌、胸骨甲状肌、锁骨和胸腺，右后方有右肺、右胸膜、右膈神经，左后方有头臂干和右迷走神经等。

（三）主动脉弓

1. 位置　主动脉弓（aortic arch）是升主动脉的延续，位于胸骨角平面以上，始于右第2胸肋关节上缘水平，呈弓形向左后到脊柱左侧第4胸椎体下缘续为胸主动脉。在与胸主动脉移行处，管径略小，称主动脉峡（aortic isthmus）。胎儿的主动脉弓在左锁骨下动脉起始处与动脉导管附着处之间管腔较狭窄，即主动脉峡，其位置平对第3胸椎。小儿主动脉弓位置较高，向上可达胸骨柄上缘，作气管切开时应予注意。

2. 毗邻　主动脉弓左前方有左纵隔胸膜、左肺、左膈神经、左迷走神经、心包膈血管，以及交感干和迷走神经发出的心支；右后方邻气管、食管、胸导管、左喉返神经和心深丛。主动脉弓的上缘由右向左发出头臂干、左颈总动脉和左锁骨下动脉；弓的上份和三大分支的根部前方有头臂静脉和胸腺；弓下缘邻肺动脉、动脉韧带、左喉返神经、左主支气管和心浅丛。

（四）动脉导管三角

1. 位置　在主动脉弓的左前方有一三角形区，称动脉导管三角（ductus arteriosus triangle），其前界为左膈神经，后界为左迷走神经，下界为左肺动脉。三角内有动脉韧带、左喉返神经和心浅丛。该三角是临床手术寻找动脉导管的标志。左喉返神经紧贴动脉韧带（或动脉导管）左侧绕主动脉弓凹侧上升，手术中也常以左喉返神经作为寻找动脉导管的标志。

夯实基础,操作严谨

避免喉返神经损伤

刘某,58岁,因出现进食哽噎感,来医院做胃镜及病理检查确诊为食管癌,完善检查后进行胸腔镜下食管癌根治术。在食管癌根治术后第2天,出现声音嘶哑、呛咳明显。临床诊断为喉返神经损伤。喉返神经损伤是临床上较为常见的食管癌术后并发症。单侧喉返神经损伤患者表现为声音嘶哑,部分患者术后可恢复或通过对侧代偿。双侧喉返神经损伤表现为双侧声带麻痹,很少有声音嘶哑,甚至只表现为误吸、呛咳。尽管胸腔镜食管癌切除术因出血少,住院时间短而被广泛使用,但手术过程中如果解剖结构掌握不准确,或手术操作不够谨慎细致,即使使用微创技术,也会出现较为严重的术后并发症。喉返神经出现严重损伤是不可逆转的,因此强调预防为主。医学生应当从踏入医学大门的第一天起,就养成严谨的学习工作态度,提高自身专业能力,深入学习解剖层次关系,明确相互毗邻,防微杜渐,用知识和能力护佑患者生命健康。

2. 动脉韧带(arterial ligament) 为一纤维结缔组织索,又称动脉导管索。长0.3～2.5 cm,是胚胎时期动脉导管的遗迹,连于主动脉弓下缘与肺动脉干分叉处的稍左侧。动脉导管在生后不久闭锁,若1岁以后仍不闭锁,即为动脉导管未闭症,先天性心脏病之一。在施行动脉导管结扎术时,注意勿损伤左喉返神经等结构。

(五)气管胸部和主支气管

1. 位置 气管胸部(thoracic part of trachea)位于上纵隔中央,上端在颈静脉切迹平面与气管颈部相续,下端平胸骨角平面分为左、右主支气管,分叉处称气管杈(bifurcation of trachea),其内面下缘向上突起形成半月形的气管隆嵴(carina of trachea),是气管镜检时辨认左、右主支气管起点的标志。气管的长度和宽度因年龄和性别而异,用气管镜对活体成人的气管进行测定,男性平均长为13.6 cm,女性平均长为12.11 cm。

2. 毗邻 气管胸部前方为胸骨柄、胸骨甲状肌和胸骨舌骨肌的起始部、胸腺遗迹(小儿为胸腺)、左头臂静脉、主动脉弓、头臂干、左颈总动脉和心丛等。后方邻接食管,后外有喉返神经,左侧为左迷走神经和锁骨下动脉。右侧有奇静脉弓,右前方有右头臂静脉、上腔静脉和右迷走神经等(图3-13)。

3. 主支气管 位于气管杈与肺门之间的管道。左主支气管(left principal bronchus)细长、倾斜度较大,长4.5～4.8 cm,其下缘与气管中线的交角(嵴下角)平均为37.5°。左主支气管前方有左肺动脉,后方有胸主动脉,上方有主动脉弓跨过其中段,在气管镜检时,可见主动脉弓的搏动。右主支气管(right principal bronchus)较左主支气管短粗而陡直,为气管向下的延续,长1.9～2.1 cm,其下缘与气管中线的交角为23°,气管异物多坠入右主支气管内,右肺下叶感染的发病率也较高。右主支气管前方有升主动脉、右肺动脉和上腔静脉,后上方有奇静脉弓勾绕。

支气管内超声引导针吸活检术

支气管内超声引导针吸活检术（endobronchial ultrasound-guided transbronchial needle aspiration，EBUS-TBNA）是近年来出现的新技术，目前有关其在肺癌诊断和纵隔淋巴结分期中的应用价值正日益引起人们的关注。超声支气管镜是一种在支气管镜前端安装超声探头的设备，可以在实时超声引导下行经支气管针吸活检术。一些位于气管或支气管外的病变是常规纤维支气管镜检查的"盲区"，因为常规气管镜只能看到位于气管、支气管内的病变，而对管外的病变常常无能为力。EBUS-TBNA能通过超声定位支气管外病变的具体位置，并在彩色多普勒的引导下避开血管，通过针吸和活检获得相应部位的细胞和组织，从而达到确诊疾病的目的。

EBUS-TBNA主要用于肺癌的淋巴结转移分期，同时也用来诊断肺内肿瘤，不明原因的肺门和（或）纵隔淋巴结肿大，纵隔肿瘤等。EBUS-TBNA可清楚地显示气道外纵隔内血管、淋巴结以及占位性病变的关系，在超声图像的实时监测下进行经气管支气管针吸活检，彻底解决了传统TBNA只能进行"盲穿"的问题，有效地避免了对周围大血管的损伤，提高了该技术的安全性和准确性。与纵隔镜检查术相比，EBUS-TBNA无需气管插管，微创且安全，操作更简便，医疗费用也更低。

采用先进的技术对疾病早诊断，早治疗，可以实现更好的医治效果。创新是推动科技发展的重要动力，鼓励技术创新是建设科技强国的必要措施。而科学技术的进步需要同学们多思考，临床结合基础，医工结合，创新突破，促进医疗技术发展，为人民的健康水平提升贡献力量。

4. **体表投影**　气管胸部自颈静脉切迹中点向下，至胸骨角处居中线稍右。左主支气管自气管下端向左下，至左第3肋软骨距中线3.5 cm处，右主支气管自气管下端向右下，至右第3肋软骨的胸骨端。

5. **血管、淋巴和神经**　气管胸部由胸廓内动脉的分支和胸主动脉的气管支供血，淋巴管很丰富，最终回流至支气管纵隔干，神经来自迷走神经和交感干颈中神经节的分支。

（六）食管和胸导管

两器官行经上纵隔和后纵隔，既是上纵隔也是后纵隔器官，详见后纵隔。

三、下纵隔

下纵隔（inferior mediastinum）分为前、中、后纵隔。

（一）前纵隔

前纵隔（anterior mediastinum）为位于心包前壁与胸骨体之间的窄隙，内有胸膜囊前部、胸腺或胸腺遗迹下部、纵隔前淋巴结、疏松结缔组织以及胸骨心包韧带。

（二）中纵隔

中纵隔（middle mediastinum）是以心包前、后壁为界的区域，内含心、心包、出入心的大血管根部、膈神经、心包膈血管、奇静脉弓、心神经丛及淋巴结等。

1. **心包**（pericardium）　为一闭合的纤维浆膜囊，包裹心和出入心的大血管根部，由纤维心包和浆膜心包组成。

（1）构成：由外层的纤维心包和内层的浆膜心包组成。纤维心包（fibrous pericardium）位于外层，是一底大口小的锥形囊，囊口在心的右上方与出入心的大血管外膜相延续，囊底对向膈中心腱并与之愈着。纤维心包可分为胸肋部、外侧部、膈部和后部。①胸肋部：即纤维心包的前部，大部分被左、右肺的前缘及胸膜覆盖，但在第4~6肋软骨高度因胸膜前界形成心包三角，使心包直接与左第4~6肋软骨内侧部、第4~5肋间隙及胸骨下部的左半相邻，这个区域称心包裸区，可在左侧第4、5肋间隙靠近胸骨左缘处进行心包穿刺和心内注射。心包前面借前纵隔内疏松结缔组织所形成的胸骨心包上、下韧带连于胸骨后面。②外侧部：与纵隔胸膜相接，隔着纵隔胸膜与肺的纵隔面相邻，在纵隔胸膜与纤维心包之间有膈神经和心包膈血管经过。③膈部：即纤维心包的下部，与膈的中心腱紧密附着，下腔静脉穿过此部。④后部：以疏松结缔组织与食管和胸主动脉相邻。纤维心包的主要功能是防止心脏过度扩张和维持心脏正常位置。浆膜心包（serous pericardium）分为脏、壁两层，两层在出入心的大血管根部互相移行，壁层与纤维心包紧密相连，脏层紧贴心肌层表面即心外膜）及出入心大血管根部的外面，浆膜心包分泌少量浆液，以减少心脏搏动时的摩擦。慢性炎症时，脏、壁两层可互相粘连，限制心脏舒张和收缩，在心舒缩过程中，两层之间相互摩擦而产生声音，称心包摩擦音。

心包腔（pericardial cavity）为浆膜心包脏、壁两层互相转折围成的狭窄而密闭的腔隙。腔内含少量浆液（心包液）。心包腔在某些部位形成隐窝，即心包窦。位于升主动脉、肺动脉与上腔静脉、左心房之间的部分称心包横窦（transverse sinus of pericardium），其大小可容纳一横指，心脏手术阻断血流，可经心包横窦钳夹升主动脉及肺动脉干。心包斜窦（oblique sinus of pericardium）位于心底后面，两侧肺上、下静脉，下腔静脉，左心房后壁与心包后壁之间。心直视手术时，可经此处放置控制下腔静脉的沙袋。浆膜心包壁层的前部与下部移行处所夹的腔隙，称心包前下窦，深1~2 cm，位置较低，心包积液时，液体首先积聚于此，心包穿刺时常在左剑肋角处进针（图3-14）。

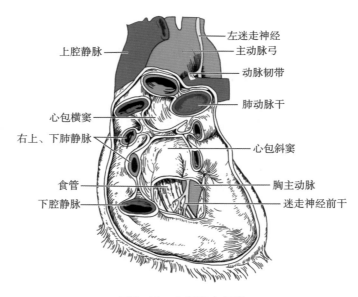

图3-14　心包和心包窦

（2）毗邻：心包前方隔着肺和胸膜与胸骨体和第2~6肋软骨相邻，并有纤维结缔组织与胸骨体后面相连,称胸骨心包上、下韧带。后面有主支气管、食管、胸导管、胸主动脉、奇静脉和半奇静脉。两侧为纵隔胸膜,并有膈神经和心包膈动、静脉自上而下穿行于心包与纵隔胸膜之间。上方有升主动脉、肺动脉干及上腔静脉。下面邻膈和下腔静脉,并与膈中心腱紧密愈合,但周围大部分尚可分离,故在前正中线胸腹联合切口时,可切开膈而不损及心包。

(3)血管、神经和淋巴回流:心包由心包膈动脉、肌膈动脉和食管动脉等供血,静脉与同名动脉伴行,分别注入胸廓内静脉、奇静脉和半奇静脉等。心包的交感、副交感神经来自心丛、肺丛、食管丛和左喉返神经,感觉神经由膈神经、肋间神经的分支分布。心包的淋巴回流至胸骨旁淋巴结,纵隔前、后淋巴结和膈上淋巴结。

2.心包内大血管　心包内近心底处出入心的大血管有升主动脉、肺动脉干、上腔静脉、下腔静脉、上肺静脉和下肺静脉。升主动脉居中,其左前方有肺动脉,右侧为上腔静脉,右后下方为下腔静脉。右肺上、下静脉位于上腔静脉和右心房的后方,左上、下肺静脉在胸主动脉的前方向内行,汇入左心房。

3.心(heart)　形似倒置的圆锥体,前后略扁,底朝向右后上方,尖向左前下方。

(1)位置与毗邻:心位于中纵隔内,外裹以心包,前面与胸骨体和第2~6肋软骨相对,后面平对第5~8胸椎体,约2/3位于前正中线左侧,1/3占居正中线的右侧。心两侧及前面大部分被肺和胸膜所掩盖,只有前面一小部分接胸骨下半左侧及左侧第4、5肋软骨,故临床心内注射常在第4肋间隙胸骨左缘处进针。心脏的位置可因体型、呼吸、体位的不同而有一定程度的变化。心的毗邻关系与心包的毗邻基本一致,但其上界较低,与出入心的大血管相邻。

(2)体表投影

1)心界的投影:心界在胸前壁的投影可用四点的连线来表示。①左上点在左第2肋软骨下缘,距胸骨侧缘约1.2 cm处。②右上点在右第3肋软骨上缘距胸骨侧缘1 cm处。③左下点在第5肋间隙距前正中线7~9 cm或距锁骨中线内侧1~2 cm处。④右下点在右第6胸肋关节处。①②点的连线为心上界,③④点的连线为心下界,②④点作一微向右凸的弧形线为心右界,①③点之间作一微向左凸的弧形线为心左界。心尖的投影在左下的点③处。心房下界(即冠状沟)的投影自左侧第3胸肋关节斜向右下至右侧第6胸肋关节处。

2)心脏各瓣膜的投影:左房室瓣(left atrioventricular valve)在左侧第4胸肋关节处。右房室瓣(right atrioventricular valve)在前正中线与第4肋间隙相交处,对向脊柱的正前方。主动脉瓣(artic valve)在胸骨左缘第3肋间隙处。肺动脉瓣(valve of pulmonary trunk)在左第3胸肋关节处。心瓣膜的投影位置并不代表临床听诊的部位,听诊部位是在心音传导的最佳位置。

(3)心的血管、淋巴管和神经:心的营养血管,在系统解剖学中已详述。

1)淋巴回流:心的淋巴管分别在心内膜下、心肌内和心外膜下形成丛,淋巴由深到浅回流,最后在心外膜下汇集成左、右淋巴干。左淋巴干注入气管支气管淋巴结,右淋巴干回流至纵隔前淋巴结。

2)神经:心的内脏运动神经来自颈、胸交感干和迷走神经,共同组成心丛,分为心浅丛和心深丛。心浅丛位于主动脉弓前下方,心深丛位于主动脉弓后方和气管权的前面,浅、深丛之间有纤维联系。心的感觉神经伴交感神经和迷走神经分别传入 T_1 ~ T_5 脊髓节段和脑。

（三）后纵隔

后纵隔（posterior mediastinum）是指位于胸骨角平面以下、膈以上、心包后壁与下部胸椎之间的部分。在后纵隔内，上、下纵行排列的器官有食管、胸导管、胸主动脉、奇静脉、半奇静脉、副半奇静脉、迷走神经，内脏大、小神经，胸交感干以及纵隔后淋巴结。横行排列的结构有肋间后动、静脉。

1. 食管胸部（thoracic part of esophagus）　长约 18 cm，上平胸廓上口接食管颈部，经上纵隔进入后纵隔下行至膈的食管裂孔处续为食管腹部。

（1）分段：常用分段方法有 2 种，一是根据食管所在部位可分为颈、胸、腹 3 个部位，食管胸部又以气管杈下缘为界分胸上段和胸下段。二是临床上常以主动脉弓上缘和肺下静脉下缘为标志，将食管分为上、中、下 3 段。上段自食管起始处至主动脉弓上缘，中段自主动脉弓上缘至肺下静脉下缘，下段自肺下静脉下缘至食管末端。

（2）位置：食管胸部在上纵隔后部，位于气管与脊柱之间稍偏左侧，向下越过气管杈后方，位于胸主动脉的右侧；约在第 7 胸椎平面以下，食管再次偏左，并在胸主动脉前方向左前下行达膈食管裂孔处。从前方观察，食管上段偏左，中段偏右，下段偏左，呈现 2 个轻度侧曲，即上位侧曲凸向左，下位侧曲凸向右（图 3-15）。

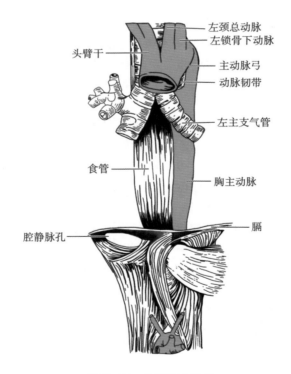

图 3-15　食管和主动脉

（3）毗邻：食管前方，第 4 胸椎以上，食管与气管、气管杈、主动脉弓、左锁骨下动脉和左喉返神经等相邻；第 4 胸椎以下，食管前面依次与左主支气管、左心房的后面、左迷走神经和气管杈淋巴结等相邻。由于左主支气管在平第 4、5 胸椎间跨越食管前方向左，食管在此处形成第 2 个狭窄，是异物嵌顿、穿孔以及食管癌的好发部位。食管后方，食管与脊柱之间的间隙称食管后间隙。在第 4 胸椎以上，该间隙只有少量结缔组织。在第 5 胸椎以下，食管后间隙内有奇静脉、半奇静脉、副半奇静脉、胸导管、胸主动脉和右肋间后动脉。食管左侧,在第4胸椎以上,食管与左锁骨下动脉、胸导管上份、主动脉弓和左纵隔胸膜相邻,第5至第7胸椎处,食管与胸主动脉相邻,在第8胸椎以下,食管又与左纵隔胸膜相接触。因此在食管胸段左侧,有两处(即食管进入和离开胸腔处)是和纵隔胸膜相贴的,这两处分别称食管上、下三角,是外科学的重要标志。食管上三角由左锁骨下动脉、脊柱前面和主动脉弓上缘围成,内除食管以外,还有胸导管。食管下三角由心包、胸主动脉和膈围成。食管右侧,有奇静脉和右纵隔胸膜。肺根以下,右侧纵隔胸膜不仅被覆在食管的右侧,而且也深入食管的后面,构成食管后隐窝,故在左胸入路的食管下段手术时,有破入右胸膜腔的可能。在食管后隐窝处,左、右侧纵隔胸膜很接近,而形成食管系膜。

(4)狭窄部位:食管全长有3个生理性狭窄,除第一狭窄位于颈部(咽和食管交界处)外,其余两个狭窄均位于胸部,即与左主支气管相交处(第2个狭窄)和穿膈的食管裂孔处(第3个狭窄)。第二狭窄位于胸骨角平面或第4、5胸椎间水平,由主动脉弓从其左壁和左主支气管从其前方跨过所致,故又称支气管–主动脉狭窄,该狭窄范围为1.5~1.7 cm。咽缩肌下缘与两侧纵行肌束之间的三角形间隙称Laimer三角,为食管憩室的好发部位。此外,因纵隔淋巴结结核、心包炎、胸椎结核累及食管胸部,形成结缔组织条索,也可牵拉食管壁形成食管憩室。在食管的第一和第三狭窄处有功能性的括约肌,可使食管与咽、胃隔开,使食管腔内保持略低于大气压的气压状态。除吞咽动作外,括约肌收缩使食管上、下端处于闭合状态,以防止空气从咽进入食管和阻止胃内容物反流入食管。第2个狭窄在生理上并无功能意义,乃是由主动脉弓和左主支气管挤压所致,但此处是异物嵌顿、穿孔和食管癌的好发部位。食管颈、胸部无浆膜被覆,其外膜由弹性纤维和疏松结缔组织构成。

(5)食管的血管、淋巴和神经

1)动脉:食管胸部上段的动脉主要来自第1、2肋间后动脉和支气管动脉的食管支,甲状腺下动脉和肋颈干也发出食管支分布到食管胸部上段。食管胸部下段的动脉主要来自胸主动脉的食管支和第3~7肋间后动脉的食管支。食管胸部的动脉为多源性,各动脉间的吻合不丰富,尤其食管下段更差;手术中游离食管时,牵拉或钳夹,黏膜下或肌间小血管断裂形成血肿;吻合口附近的小血管剥离,结扎过多,局部缺血、坏死影响愈合,均是形成食管瘘的因素。

2)静脉:食管的静脉不完全与动脉伴行。食管壁内静脉很丰富,在黏膜下层和食管周围吻合成食管黏膜下静脉丛和食管周围静脉丛,它们再汇聚成数条食管静脉(esophageal veins),注入奇静脉、半奇静脉和副半奇静脉,然后回流至上腔静脉。食管静脉丛向下与胃左静脉属支有丰富吻合,当门静脉高压时,可经此途径建立门腔静脉之间的侧支循环,因而食管静脉丛血流量加大,可导致食管静脉曲张,甚至破裂出血。

3)淋巴回流:食管胸部的毛细淋巴管互相吻合形成黏膜下淋巴管丛,由丛发出集合淋巴管注入邻近的淋巴结,胸上段的集合淋巴管注入气管支气管淋巴结和气管旁淋巴结,胸下段的淋巴管注入纵隔后淋巴结和胃左淋巴结。食管胸部尚有少部分集合淋巴管直接注入胸导管。食管壁内有广泛连通的黏膜下淋巴管丛,食管癌经局部淋巴结转移,并可直接注入胸导管而形成血源性转移。

4)神经:食管胸部的神经来自胸交感干和迷走神经,食管壁的平滑肌和腺体由交感神经和副交感神经支配,横纹肌由喉返神经支配,感觉冲动随交感神经和迷走神经传入脊髓和脑。

探索新知，医疗前沿

食管的替代器官——梭形管胃

食管癌患者的治疗手段，目前仍以手术为主。食管癌根治术中食管的替代器官又以胃为主。针对食管替代器官的制作探索，可以追溯到1940年LEWIS开始尝试进行右开胸胃代食管手术。此后，逐渐演变优化，从保留全胃到次全胃再发展到管胃。在血管解剖方面，不断有研究证实，虽然胃左动脉供应了相当部分的胃，但相对于胃网膜右动脉，胃左动脉并不是那么重要。基于以上研究成果，以胃网膜右动脉为主要供应血管的管胃诞生了。该手术方式，实现了既兼顾根治性，又尽可能地保留胃网膜右动脉和胃右动脉。在以上管胃实践基础上，临床结合基础，郑州大学第一附属医院胸外科从2017年开始提出"梭形管胃"的概念，保留胃右动脉及部分分支、胃体内交通循环，制作形似"梭形"的管状胃。从2017年至今，实施梭形管胃共424例，吻合口瘘12例（2.83%），显著低于5%的平均水平。当然对于管胃的研究目前仍存在许多挑战。一方面，管胃制作缺乏统一性；另一方面，各种管胃降低吻合口瘘发生率的详细机制不确切，有待进一步研究；另外，对管胃血供研究的确切、直观、可重复的实验方法有待发现；以及不同管状胃对围手术期生活质量的影响均需要医学人员进行更多深入探索。由此种病例可见，在疾病诊疗的过程中，手术方式的改革和进步离不开解剖学的支撑。作为医学生应该基础临床结合，勇于创新，紧跟专业前沿，不断充实、提升自己，为患者谋福祉。

2. **胸主动脉**（thoracic aorta）　自第4胸椎下缘续于主动脉弓，沿脊柱左侧下行，至第7胸椎平面以下逐渐沿中线行于脊柱前方，于第12胸椎处穿过膈的主动脉裂孔面移行为腹主动脉。

（1）毗邻：胸主动脉的前方自上而下邻左肺根、心包后壁、食管和膈，后方是脊柱、半奇静脉和副半奇静脉，左侧有左纵隔胸膜，右侧为奇静脉、胸导管和右纵隔胸膜。

（2）分支：胸主动脉的壁支包括肋间后动脉和膈上动脉。脏支有支气管动脉、食管动脉以及心包支和纵隔支。

3. **胸导管**

（1）行程：胸导管（thoracic duct）起自乳糜池，经膈的主动脉裂孔入胸腔后纵隔，在胸主动脉和奇静脉之间上行，至第5胸椎平面斜行向左，沿食管左缘与左纵隔胸膜之间上行至颈部，注入左静脉角。

（2）毗邻：胸导管下段（第5胸椎平面以下），前方有食管，后方为右肋间后动脉和脊柱，左侧邻胸主动脉，右侧是奇静脉和纵隔胸膜。胸导管上段（第4胸椎平面以上）前方有颈总动脉，后方有脊柱，左侧有锁骨下动脉和纵隔胸膜，右侧有食管和左喉返神经。胸导管上段与左纵隔胸膜相邻，下段与右纵隔胸膜相邻，当食管癌手术或闭合性胸导管损伤时，若上段损伤常合并左胸膜囊破损，淋巴液流入胸膜腔而引起左侧乳糜胸，下段损伤常引起右侧乳糜胸。胸导管各段之间、与右淋巴导管之间有广泛的吻合，胸导管与奇静脉、肋间后静脉等也有交通，结扎胸导管一般不会引起严重淋巴淤积现象。

笔记栏

医者仁心，造福人民

沈琼教授

　　沈琼教授是我国食管癌防治研究的开拓者和食管细胞学的创始人，也是河南医科大学（现郑州大学河南医学院）病理学的奠基者。

　　作为科学家，沈先生把毕生的心血献给了食管癌防治研究工作。特别是他长达四十余年坚持深入食管癌高发区调查研究的奉献精神，为学界所敬佩，为世人所敬仰。1959年，为了实现周恩来总理提出的对肿瘤要"三早"，即早发现、早诊断、早治疗的指示，沈先生不顾个人安危，深入到我国食管癌高发区之一，被当地人称为"三不通"—路不通、水不通、食管不通的林州市，与患者同吃同睡同劳动，采集到了大量翔实而又珍贵的第一手资料。几十年中，沈先生走遍了林县的大小村庄，成为当地妇孺皆知的"沈大夫"。经过反复试验，多次改进，终于发明了"食管细胞采取器"。将网囊送入胃部后，逐渐经食管拉出，采集食管脱落细胞，以检查是否含可疑癌变细胞，从而辅助临床对食管癌、贲门癌的早期发现。这项检查技术为食管癌早期诊断及癌前病变研究，做出了巨大的贡献。

　　作为教育家，沈先生组建了河南医科大学（现郑州大学）基础医学院的学科团队，历任病理学教研室主任、癌前期研究室主任等。在他的带领和推动下，河南医科大学（现郑州大学）的病理学科快速发展，现已建设成为国家级重点（培训）学科、河南省重点学科，并建成了河南省重点开放实验室，成为我省乃至全国重要的病理学教学、科研和人才培养基地。沈先生还是国务院首批授予的博士生导师，半个多世纪来，他坚守杏坛，耕耘不辍，教书育人，桃李满天下，为国家培养了大批优秀人才。沈先生逝世后，其亲属遵照先生的遗愿，用先生省吃俭用积攒下来的15万元设立了"沈琼医学研究奖励基金"，激励青年学子和医学工作者献身医学事业。他热爱祖国的教育和医疗卫生事业，始终秉持报效祖国、服务社会、一心为民的坚定信念，赢得了国内外同行的推崇和赞誉，也是医学生学习的榜样。

　　胸导管可分为5种类型：正常型（单干型）最多见，约占84.66%。双干型，以两干起始，在纵隔中上行时合为一干，占10.66%。分叉型，在腹部以单干起始，入纵隔后分为二支，分别注入左、右静脉角，约占3.33%。右位型，始终位于胸主动脉右侧，注入右静脉角。左位型，始终沿胸主动脉左侧上行，汇入左静脉角。右位型和左位型各约占0.66%。胸导管内膜突向管腔形成瓣膜，瓣膜出现率约为88%。胸导管全长均可出现瓣膜，但以注入左静脉角处最为恒定，约占77.45%（图3-16）。

　　（3）血管和神经：胸导管的动脉主要来自右侧第1腰动脉，食管动脉和甲状腺下动脉的分支，静脉注入奇静脉、副半奇静脉和肋间后静脉等。胸导管胸部的神经主要来自内脏大神经、胸主动脉丛、食管丛、右侧第4胸交感神经节和下位肋间神经的纤维。

　　4.奇静脉、半奇静脉和副半奇静脉

　　（1）奇静脉（azygos vein）：在腹后壁由右腰升静脉和右肋下静脉汇合而成，经膈脚的右内侧脚和中间脚之间入胸腔后纵隔，在食管后方、胸导管和胸主动脉右侧上行，至第4胸椎高度呈弓形弯曲绕右肺根后上方注入上腔静脉。奇静脉是沟通上、下腔静脉的重要通道。

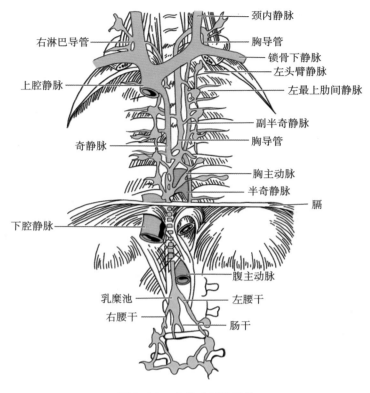

颈内静脉
右淋巴导管
胸导管
锁骨下静脉
左头臂静脉
上腔静脉
左最上肋间静脉
副半奇静脉
奇静脉
胸导管
胸主动脉
半奇静脉
膈
下腔静脉
腹主动脉
乳糜池
左腰干
右腰干
肠干

图3-16　奇静脉及胸导管

（2）半奇静脉（hemiazygos vein）：由左腰升静脉和左肋下静脉汇合而成，经膈左脚入后纵隔，在第7～10胸椎高度向右越过脊柱汇入奇静脉。收集左下3条肋间后静脉和副半奇静脉的血液。

（3）副半奇静脉（accessory hemiazygos vein）：由左侧上部肋间后静脉汇成，沿胸椎体左侧下行注入半奇静脉。

5. 胸交感干和迷走神经

（1）胸交感干（thoracic portion of sympathetic trunk）：左右各一，位于脊柱胸段两侧，肋头前方，奇静脉和半奇静脉的后外方。每侧胸交感干有10～12个交感干神经节，其中第1胸节常和颈下神经节合并成颈胸神经节（cervicothoracic ganglion），又称星状神经节（stellate ganglion）。由第5或第6～9胸交感干神经节发出的节前纤维组成内脏大神经（greater splanchnic nerve），由第10～12胸交感神经节发出的节前纤维组成内脏小神经（lesser splanchnic nerve）。有时最末的胸交感神经节发出内脏最下神经（lowest splanchnic nerve）。此二神经穿膈腰部中间份肌纤维终于主动脉肾节。胸交感干上段的节前纤维上行至颈交感干，下段节前纤维下行至交感干腰部和盆部，并经内脏神经至腹腔神经节。胸交感干与肋间神经间有白、灰交通支相连，并发分支至胸主动脉、食管、气管和支气管。

（2）迷走神经（vagus nerve）：为一对行程长、分布广的混合性脑神经，经颈静脉孔出颅后，行经颈部入胸腔。在胸腔，左、右迷走神经的行程及毗邻关系各异。左迷走神经在左颈总动脉和左锁骨下动脉之间入胸腔，在主动脉弓上缘处有左膈神经从其前面跨过。迷走神经继续向下越过主动脉弓的左前方，下行至左肺根后方，分为若干细支组成肺后丛，继而下行至食管前面分散成为食管前丛。至食管下端又汇合成迷走神经前干，随食管穿膈食管裂孔入腹腔。左迷走神经在主动脉弓前下方发出左喉返神经,后者在动脉韧带外侧向后绕主动脉弓下缘并在其后面上行,于气管与食管沟内上升至喉。右迷走神经在右头臂静脉和右锁骨下动脉之间入胸腔,沿气管右侧下行至肺根后方,分支组成右肺后丛,发出心支加入心深丛;下行至食管后方分散形成食管后丛,自此丛下端汇集成迷走神经后干,随食管入腹腔。右迷走神经行经锁骨下动脉前方时,发出右喉返神经。

关注健康,科普宣教

手汗症

患者刘某,女,18 岁,自出生以来手脚多汗。平日手汗、脚汗较多,情绪紧张、写字时手汗加重,严重时汗珠下滴,对学习、生活造成莫大的困扰。手掌多汗时造成写字时必须一直擦手以免弄湿作业,考试时流汗的速度更会加倍;弹钢琴时,琴键上都湿漉漉的,患者非常痛苦。于郑州大学第一附属医院就医,确诊为手汗症。

通过解剖学知识,了解到手汗症患者存在一定程度的交感神经兴奋,而支配上肢的交感神经低级中枢来自胸部脊髓,其节后神经元在胸交感干,因此可以从解剖学的结构寻找到治疗方法。遂考虑在全麻下,右侧腋前线第 4 肋间建立操作孔,于右侧第三肋骨小头外找到交感神经链,使用电钩灼断交感神经链,破坏交通支。左侧同右侧操作。术后 3 日患者手汗、脚汗明显减轻,同时胸背部出汗代偿性增加,患者本人接受该变化,生活质量得到改善。

虽然专家们一致认为微创手术是治疗手汗症的迄今最有效方法,可以很好地为患者解除痛苦,但是依然缺乏相关的指南以及缺乏准确的手术适应证标准,尚需进一步完善。而作为医学生可进行相应的科普宣教,帮助患者和普通公众对手汗症有正确的认识。

四、纵隔间隙

纵隔间隙为纵隔内各器官之间的窄隙,由疏松结缔组织填充,以适应器官活动和容积的改变,如呼吸时气管的活动和吞咽时食管容量的改变等。纵隔间隙的结缔组织向上与颈部结缔组织及间隙相延续,向下经主动脉裂孔、食管裂孔等与腹腔结缔组织及间隙相通。当纵隔气肿时空气可向上扩散到颈部;炎症积液可向下蔓延至腹膜后隙,颈部筋膜间隙的渗血、感染也可向下蔓延至纵隔。

(一)胸骨后间隙

胸骨后间隙(retrosternal space)位于胸骨与胸内筋膜之间,该间隙的炎症可向膈蔓延,甚而穿过膈扩散至腹膜外脂肪层。

(二)气管前间隙

气管前间隙(pretracheal space)位于上纵隔内,气管、气管杈与主动脉弓之间,向上通颈部的气管前间隙。

(三)食管后间隙

食管后间隙(retroesophageal space)位于上纵隔内,食管与胸内筋膜之间,内有胸导管、奇静脉和副半奇静脉等结构。该间隙向上通咽后间隙,向下可经膈的裂隙与腹膜后隙相通。

五、纵隔内淋巴结

纵隔内淋巴结较多,排列不甚规则,各淋巴结群间无明显界线,主要有以下几群。

(一)纵隔前淋巴结

纵隔前淋巴结(anterior mediastinal lymph nodes)位于上纵隔前部和前纵隔内,沿出入心的大血管、动脉韧带和心包前方排列。可分为上、下两群,上群位于大血管前方,称纵隔前上淋巴结。下群位于心包前面,称纵隔前下淋巴结或心包前淋巴结。纵隔前淋巴结收纳胸腺、心包前部、心、纵隔胸膜、膈前部和肝上面的淋巴,其输出管注入支气管纵隔干。其中位于主动脉弓周围和动脉韧带周围的淋巴结分别称为主动脉弓淋巴结(lymph node of aortic arch)和动脉韧带淋巴结(lymph node of arterial ligament),它们与左迷走神经、左膈神经和左喉返神经关系密切,若淋巴结肿大,可压迫这些神经,引起膈活动异常和喉返神经麻痹症状。左肺上叶肺癌常转移到动脉韧带淋巴结。

(二)纵隔后淋巴结

纵隔后淋巴结(posterior mediastinal lymph nodes)位于上纵隔后部和后纵隔内。其中肺食管旁淋巴结(pulmonary juxtaesophageal lymph nodes)位于食管两侧、心包后方、胸主动脉前方,收纳食管胸部、心包后部、膈后部和肝的部分淋巴,其输出管多注入胸导管。

(三)心包外侧淋巴结和肺韧带淋巴结

心包外侧淋巴结(lateral pericardial lymph nodes)位于心包与纵隔胸膜之间,沿心包膈血管排列,收纳心包和纵隔胸膜的淋巴。肺韧带淋巴结(lymph node of pulmonary ligament)位于肺韧带2层胸膜之间,接纳肺下叶底部的淋巴,其输出管注入气管支气管淋巴结。肺下叶肿瘤可转移到此淋巴结。

(四)气管支气管淋巴结

气管支气管淋巴结(tracheobronchial lymph nodes)位于气管杈和主支气管周围,收纳肺、主支气管、气管杈和食管的淋巴,其输出管注入气管旁淋巴结。

(五)气管旁淋巴结

气管旁淋巴结(paratracheal lymph node)位于气管周围,收纳气管胸部和食管的部分淋巴,其输出管注入支气管纵隔干。气管、支气管、肺淋巴结数目多,其引流的顺序为:肺淋巴结→支气管肺门淋巴结(又称肺门淋巴结)→气管支气管淋巴结(上组、下组)→气管旁淋巴结→左、右支气管纵隔干→胸导管和右淋巴导管。

第六节 食管癌的临床与解剖案例

一、病例分析

患者男性,65岁,身高160 cm,体重60 kg。以"进行性吞咽困难1个月"为主诉入院。患者既往体健,近半月来症状进行性加重,现仅能进流质饮食。无胸痛,无腹痛,无咳嗽,无呕血黑便,无声音嘶哑。发病至今体重下降约5 kg。患者入院体格检查显示:血压、呼吸、脉搏、心率均在正常范围;轻度脱水,营养不良外貌;全身浅表淋巴结未及肿大;胸廓对称,双肺呼吸音清,未及啰音。

完善辅助检查,结果显示如下。

血常规:白细胞 6.41×10^9/L,血红蛋白 141 g/L。血生化:白蛋白 39.0 g/L,前白蛋白 0.19 g/L,球蛋白 20~35 g/L。总胆固醇 2.8~5.17 mmol/L,甘油三酯 0.56~1.7 mmol/L,胆固醇脂 2.8~5.17 mmol/L,凝血功能基本正常,肿瘤相关标志物正常,传染病四项阴性。

钡餐造影检查示:食管中下段局部管腔变窄,扩张受限,狭窄部位上方管腔扩张(图3-17)。

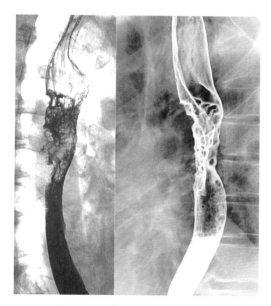

图3-17 食管的钡餐造影检查

胸部 CT 检查结果示:食管下段占位,考虑食管癌(图3-18)。

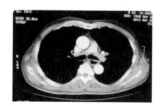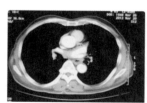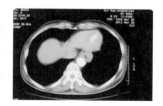

图3-18 CT 检查结果

胃镜示:食管距门齿 35 cm 见食管黏膜不规则隆起,环腔生长,管腔狭窄。食道超声示:病变侵及食管全层。内镜下活检示:食管送检组织可见中分化鳞状细胞癌浸润(图3-19)。

肺功能检查示:FEV_1 3.04 L,占预计值 129.6%;MVV 占预计值 97.0%;通气功能正常,弥散量中度降低。

心脏彩超示:左室射血分数 65%,心内结构未见明显异常。

全身骨扫描、头部 CT 未见肿瘤转移。心电图:大致正常。下肢静脉超声未见血栓形成。综合以上检查结果:患者手术指证明确,无手术禁忌证。活检病理诊断明确。与家属沟通充足。与病人交流正常。拟定食管癌根治术。

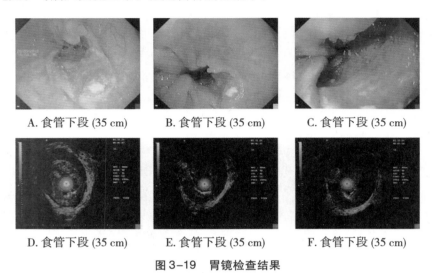

A. 食管下段 (35 cm)　　B. 食管下段 (35 cm)　　C. 食管下段 (35 cm)

D. 食管下段 (35 cm)　　E. 食管下段 (35 cm)　　F. 食管下段 (35 cm)

图 3-19　胃镜检查结果

二、手术回顾

胸腹腔镜联合食管癌根治术:食管次全切除、胸导管结扎术、双侧喉返神经探查术、食管胃左颈部机械吻合、淋巴结清扫术。手术步骤如下。

(1)静脉复合全麻,经口气管内插单腔管,右颈内静脉穿刺置管,左侧卧位,常规消毒铺巾。

(2)右侧腋中线第 7 肋间建立观察孔,腋前线第 4 肋间、腋后线第 9 肋间及腋后线第 6 肋间建立操作孔,操作孔及观察孔置入穿刺器。探查如上述。以电刀烙断右上肺胸膜粘连。

(3)打开后纵隔胸膜,用 Hem-o-lok 结扎钉夹闭并离断奇静脉弓,钝锐性结合游离出胸段食管,分离并结扎胸导管,探查双侧喉返神经,清扫淋巴结。于右侧腋中线第 7 肋间置闭式引流管,右侧腋后线第 9 肋间置入纵隔引流管。充分止血,纵隔创面使用止血材料。清点器械纱布无误,右肺膨胀良好,关胸。

(4)换平卧位,重新消毒铺巾,于脐左 1 cm 处建立观察孔,上腹壁建立操作孔,操作孔及观察孔置入穿刺器。烙断松解腹腔粘连,打开胃结肠韧带,用超声刀离断胃网膜左血管和胃网膜上的血管分支,打开脾胃韧带,用超声刀离断胃短血管,游离出胃大弯侧。打开肝胃韧带,游离出胃左动脉,用 Hem-o-lok 结扎钉夹闭并离断胃左血管,清扫淋巴结,游离出胃小弯侧。用超声刀切断腹腔肠粘连,游离出贲门周围,打开食管裂孔。剑突下腹部正中切口,切口长约 6 cm,用直线型切割缝合器将胃缩成管状。

(5)于左颈部沿胸锁乳突肌前缘切口,切口长约 5 cm,向上游离食管至左颈部后切断食管。将胃底上提至左颈部后以管状吻合器与食管行机械吻合,以直线型切割缝合器闭合胃壁置入吻合器处,外以 3-0 无损伤线间断缝合胃壁浆肌层包埋。颈部放置引流管,逐层缝合切口。充分止血,清点器械纱布无误,关腹。

手术顺利,术中失血约 200 mL,未输血。术毕全麻清醒,拔气管插管,安返胸外科术后观察室。标本示家属后送检。

第七节 胸部解剖实验操作要点

一、解剖胸壁

(一)观察

胸前、外侧壁的浅层结构在解剖上肢时已完成。逐层翻开皮肤、浅筋膜、胸大肌和胸小肌,观察肋间神经前皮支和外侧皮支穿出部位;清除浅层的胸大肌、胸小肌在胸壁上的附着;观察前锯肌的肌齿在胸侧壁和腹外斜肌肌齿的交错,自起点处剥离该肌,保留止点,将该肌连同其支配神经——胸长神经一起翻向外侧。在胸骨角水平触摸第 2 肋,数认肋和肋间隙。观察由左、右肋弓组成的胸骨下角。

(二)解剖肋间隙

观察位于肋间隙中的肋间外肌,肌纤维由后上斜向前下,至肋软骨前肋间外肌移行为肋间外膜。选择相对较宽的第 3、4 或 5 肋间隙,轻轻切开肋间外膜和肋间外肌,暴露深方的肋间内肌,其肌纤维走向内上方,与肋间外肌相反。从腋前线沿肋骨下缘向后切开一段肋间内肌,以肋间神经外侧皮支为标志,追寻行于肋沟下方的肋间神经本干。

(三)开胸

锯断锁骨:将锁骨中外 1/3 处锯断。

切除肋间肌,剪断肋骨:沿腋中线,将第 1~9 肋间隙的肋间肌轻轻剔除约 1.5 cm,勿损伤深方的壁胸膜。用手指插入肋间隙,将壁胸膜自肋骨内面轻轻后压,使其与胸壁分离。若胸膜发生感染,壁胸膜与胸壁粘连则不易分离。然后将肋骨剪弯曲的一半插入肋与壁胸膜之间,剪断第 1~10 肋骨。

翻开胸前壁:切断胸锁乳突肌和舌骨下肌群的起点,于胸骨柄处提起胸前壁,于胸廓上口剪断胸廓内动脉和静脉。然后用手伸入胸前壁与壁胸膜之间,将壁胸膜及深面的结构向后压,使之与胸前壁分离。将胸前壁翻向腹部。

(四)观察胸内筋膜

解剖胸廓内动、静脉和胸骨旁淋巴结:贴附于胸前壁的结缔组织膜即为胸内筋膜,观察之,并透过胸内筋膜观察胸横肌。可见胸横肌位于胸前壁的内面,起自胸骨下部,纤维斜向上外,止于第 2~6 肋的内面。

从翻下的胸前壁内面复认胸廓内动脉及伴行的 2 条静脉,沿胸骨外侧缘约 1.25 cm下行,至第 6 或第 7 肋软骨后面分为腹壁上动脉和肌膈动脉两终支。胸廓内动脉在上 6 个肋间隙各发出 2 个肋间隙前支,沿肋间隙上下缘向外侧走行。沿胸廓内血管尚有胸骨旁淋巴结,试寻找出并原位保留。

二、探查胸膜腔

在已打开的胸腔,观察胸膜、肺及纵隔所在位置。查明两侧胸膜腔,为各自壁胸膜和脏胸膜之间独立封闭的腔。

(一)打开胸膜腔

沿锁骨中线自上向下剪开肋胸膜,然后再自上、下两端横向剪至腋中线,将胸膜翻向外侧,打开胸膜腔。将手指伸入脏胸膜和壁胸膜两层之间,轻轻分离。在正常状态时,脏、壁胸膜两层分离,若患胸膜炎,两层常粘连。观察覆盖在肺表面的脏胸膜,脏胸膜紧贴肺实质表面并延伸至肺裂内。

(二)探查壁胸膜

将手伸入胸膜腔探查壁胸膜各部:覆盖胸壁内面的肋胸膜,覆盖于膈上面的膈胸膜,覆盖纵隔两侧面的纵隔胸膜,以及在胸廓上口形成圆顶状隆起的胸膜顶。

1. **探查胸膜顶** 用手向上探查胸膜顶,观察其在锁骨内 1/3 段向上凸出 2~3 cm,在胸膜顶的前、外、后方有前、中、后斜角肌围绕。锁骨下动脉经胸膜顶前方穿出斜角肌间隙。

2. **探查胸膜前界** 肋胸膜与纵隔胸膜前缘之间的反折线即为胸膜前界。可见左、右胸膜前界自胸膜顶向下行经胸锁关节后方至第 2 胸肋关节的高度,逐渐靠近,于第 2~4 肋之间,两侧前界在中线稍偏左侧互相接触甚至重叠。自第 4 肋以下,两侧胸膜前界又逐渐分开。左侧在第 4 胸肋关节处向左外斜行,沿胸骨左缘下降至第 6 肋软骨处移行为胸膜下界。右侧垂直下行至第 6 胸肋关节处移行为胸膜下界。

3. **探查胸膜下界** 肋胸膜与膈胸膜之间的反折线即为胸膜下界。将手指伸入肋胸膜与膈胸膜之间探查胸膜下界。通常在锁骨中线与第 8 肋相交,腋中线与第 10 肋相交,肩胛线与第 11 肋相交,后正中线平对第 12 胸椎棘突。

4. **探查胸膜隐窝** 即使在深吸气时肺缘在某些壁胸膜折返处也不能伸入胸膜腔间隙,此间隙称胸膜隐窝。肋胸膜与膈胸膜转折处为肋膈隐窝,左、右各一,肺下缘未伸入其内。肋胸膜与左纵隔胸膜前缘转折处为肋纵隔隐窝,肺前缘未达其内。

5. **观察胸膜间区** 两侧胸膜前界在第 2~4 胸肋关节高度互相靠拢,形成了第 2 肋以上、第 4 肋以下两侧胸膜前界之间未被胸膜覆盖的 2 个三角形区域,即上胸膜间区(胸腺三角)和下胸膜间区(心包三角),分别与胸腺和心包相关。

6. **探查肺韧带** 将肺前缘用手推向外侧,在肺根下方,寻认壁、脏两层胸膜互相移行形成的皱襞,即为肺韧带,居纵隔胸膜和肺的内侧面间。

三、取肺

(一)原位观察肺的位置、形态和分叶

肺位于胸腔内,纵隔两侧,左右各一。肺形似半圆锥形。左肺被斜裂分为上、下2叶,右肺被斜裂和水平裂分为上、中、下 3 叶。肺尖向上伸入颈根部,肺底位于膈的上方,肺的胸肋面最为宽阔,其凸面与相对应的胸壁一致;肺的内侧面朝向纵隔,在其中部有出入肺门诸结构组成的肺根通过。肺的前缘和下缘薄锐,肺的后缘圆顿,位于脊柱两侧。

(二)取肺

用手将纵隔胸膜向内推,再将肺拉向外侧,暴露肺根和肺韧带。肺根由进出肺门的支气管、血管、淋巴管和神经被胸膜所构成。在靠近肺门处,剔除肺根表面的浆膜,依次由前至后紧贴肺门切断肺静脉、肺动脉、支气管及肺根下方的肺韧带,将肺取出。在切断肺根时,应注意勿损伤周围的结构,包括越过肺根前方的膈神经和越过肺根后方的迷走神经。在取肺过程中,如遇到肺表面的脏胸膜和壁胸膜有粘连,需小心分离,严重粘连可予以切断。

(三)观察肺的分叶及肺根

在取出的肺上,观察肺的裂和分叶,可见左肺被斜裂分为上、下两叶,右肺被斜裂和

水平裂分为上、中、下三叶。辨认肺根内各结构及其位置关系,可见两肺根内由前向后分别为上肺静脉、肺动脉、主支气管和下肺静脉;自上而下,左肺根依次为肺动脉、主支气管、上肺静脉和下肺静脉;右肺根为上叶支气管、肺动脉,中、下叶支气管,上肺静脉和下肺静脉。

(四)将肺放入胸腔

观察肺的体表投影。肺的前缘一般与胸膜前界一致;但肺的下缘比胸膜下界约高两肋,因尸体肺已萎缩或水肿,故活体肺位置更高。

四、解剖肋间后间隙

撕去胸后壁的肋胸膜,选择 1 ~ 2 个肋间隙清理肋间后动、静脉和肋间神经,在肋角处清理出肋间后动脉发出的上下支。观察肋角处,肋间动、静脉和肋间神经的排列及其与肋骨的位置关系。可见在肋角处,肋间后动、静脉,肋间神经进入肋间内肌和肋间最内肌之间;在肋角外侧,血管和神经干行于肋沟内,以静脉、动脉和神经依次自上而下排列。

五、解剖纵隔

(一)观察纵隔分区

观察上、下纵隔和前、中、后纵隔的区分。

(二)解剖上纵隔

1. **解剖胸腺**　观察位于纵隔前部的胸腺。儿童尸体的胸腺比较发达,成年尸体为形状不规则的脂肪结缔组织块,是胸腺的残余。观察后予以摘除。

2. **解剖大静脉**　辨认左、右头臂静脉,右头臂静脉纵行并与上腔静脉延续;左头臂静脉从左上向右下斜行于胸骨柄后方,左、右头臂静脉会合形成上腔静脉。修洁奇静脉,其在右侧成弓形越右肺根上方汇入上腔静脉。注意修剔这些结构及纵隔内其他结构时,遇到的淋巴结在不妨碍操作的情况下应尽量原位保留。

3. **解剖主动脉弓及其分支**　在左右头臂静脉后方辨认并清理主动脉升部主动脉弓以及发自主动脉弓的三大分支,自右至左依次为头臂干、左颈总动脉和左锁骨下动脉。注意勿伤及主动脉弓左前方的左迷走神经和左膈神经。

4. **解剖膈神经和迷走神经**

(1)右侧:在上腔静脉右侧寻认右膈神经,其向下经肺根前方,纵隔胸膜与心包之间,下行到膈;在气管外侧寻认右迷走神经,其向下经肺根后方至食管后面,分支构成右肺丛和食管前丛。

(2)左侧:在左颈总动脉和左锁骨下动脉之间,寻认左膈神经和左迷走神经。左膈神经位于左迷走神经外侧,然后交叉至其前方,越主动脉弓,再往下经肺根前方,下行到膈;左迷走神经在主动脉弓前方下行,经左肺根后方至食管前面,分成许多细支,构成左肺丛和食管前丛。

观察迷走神经在胸部发出的分支:右迷走神经越过右锁骨下动脉时,发出右喉返神经绕至动脉后方,回返向上,位置较高,暂不追寻,留待颈部解剖时再辨认。左迷走神经越过主动脉弓时,发出左喉返神经,绕至主动脉弓后,回返向上,行于气管与食管之间的沟内,可以向上追寻。

5. **解剖肺动脉和动脉导管三角**　在主动脉弓下方清理肺动脉干及其分支——左右肺动脉。辨认左膈神经、左迷走神经和左肺动脉围成的动脉导管三角。该三角内有动脉韧带、左喉返神经和心浅丛。钝性分离主动脉弓凹侧与肺动脉分叉间的一条短粗结缔组织索——动脉韧带。

6. 找心浅丛和心深丛　在主动脉弓下方和动脉韧带的前方,寻认纤细的心浅丛;在主动脉弓后方,气管权前方寻认心深丛。

(三) 解剖中纵隔

观察心包形态、心包裸区的主要毗邻。

1. 打开心包　在心包前面作一"U"形切口,向上掀起心包前壁,打开心包腔。

2. 探查心包窦　将示指从右侧伸入升主动脉和上腔静脉之间,经肺动脉干和左心房前壁之间穿出,手指所在的间隙即为心包横窦。提起心尖,左、右肺静脉、下腔静脉、左心房后壁、下腔静脉与心包后壁之间的心包腔即为心包斜窦。心包腔的前下部,心包前壁与下壁移行处的隐窝即为心包前下窦。人体直立时,心包前下窦位置最低,心包积液多存于该窦内。

3. 观察原位心的位置、形态和毗邻　心尖朝向左前下方,在左侧第5肋间隙锁骨中线内侧1～2 cm处。活体上该处可触及心尖搏动。心底朝向右后上,上、下腔静脉分别从上、下方注入右心房;左、右肺静脉分别从左、右侧注入左心房;后方隔心包后壁与食管、迷走神经和胸主动脉相邻。心的胸肋面可见冠状沟和前室间沟,该面大部分隔心包被胸膜和肺遮盖,小部分隔心包与胸骨体和左侧第4～6肋软骨毗邻。心的膈面,几乎呈水平位,朝向后下方,隔心包与膈相邻。将胸前壁复位,验证心的体表投影。采用4点连线法确定心外形的体表投影:左上点位于左侧第2肋软骨下缘,距离胸骨侧缘约1.2 cm处;右上点位于右侧第3肋软骨上缘,距离胸骨侧缘约1 cm;右下点位于右侧第7胸肋关节处;左下点位于左侧第5肋间隙,距离前正中线7～9 cm。左右上点连线为心上界。左右下点连线为心下界。右上点与右下点间微向右凸的弧形连线为心右界。左上点与左下点间微向左凸的弧形连线为心的左界。

4. 取心　在心包腔内于出入心的大血管根部切断血管,取出心脏。

5. 解剖心　修洁左冠状动脉主干及其两大分支——前室间支和旋支、右冠状动脉主干和其分支后室间支、冠状窦及心大、中、小静脉,观察这些血管的行程与分布。在左、右心室前壁各做"八"字形切口,观察心室的肉柱、乳头肌、腱索、二尖瓣、三尖瓣、主动脉瓣和肺动脉瓣等。沿右心房界沟剪开右心房,于左、右肺静脉注入左心房之间剪开左心房,观察心房的梳状肌、上腔静脉口、下腔静脉口、冠状窦口和卵圆窝等。观察心尖、心底及心两面的构成。

(四) 解剖后纵隔和上纵隔后部

后纵隔和上纵隔后部的结构大多连续,故同时解剖。

1. 观察气管和左、右主支气管　向左牵拉主动脉,观察气管的位置和毗邻,左、右主支气管的形态差异,以及沿气管和主支气管排列的淋巴结。

2. 解剖食管和迷走神经前、后干　将气管和主支气管推向一侧,暴露深面的食管。观察并清理食管及两侧纵隔胸膜。沿左、右肺根后方的迷走神经,分别追寻至食管前面和后面,观察迷走神经在食管壁分散成为食管丛。在近膈处,又合为迷走神经前干和后干,在食管前后和食管一起穿膈。在食管和气管之间的左侧暴露左喉返神经,向下追至起始处,向上追至甲状腺后方。

3. 解剖胸主动脉及其分支　在后纵隔处,清除贴在胸主动脉上的胸膜及疏松结缔组织,观察胸主动脉的行程,可见胸主动脉在第4胸椎下缘续于主动脉弓,沿脊柱左侧下行,至第7胸椎平面以下逐渐走行于脊柱前方,在第12胸椎处穿膈主动脉裂孔进入腹部移行为腹主动脉。向前拉食管,观察由胸主动脉发出2～3支食管支至食管。查看起自胸主动脉的肋间后动脉,因胸主动脉偏左,所以右肋间后动脉较左侧的长,右肋间后动脉横越椎体前面入肋间隙。

4.**观察奇静脉**　拉食管向左,显露位于脊柱右前方的奇静脉。查看注入奇静脉的右肋间后静脉。将胸主动脉稍向右推,观察在胸椎体左侧位于下部的半奇静脉和位于上部的副半奇静脉。在第7～10胸椎高度,半奇静脉向右横越脊柱前面,注入奇静脉。副半奇静脉则注入半奇静脉或向右直接注入奇静脉。查看左侧肋间后静脉,下部的注入半奇静脉;上部的注入副半奇静脉。

5.**解剖胸导管**　将食管推向右侧,在奇静脉和胸主动脉之间寻认胸导管。胸导管颜色较白而壁薄,清理时需小心勿损伤。胸导管沿脊柱前面上升,到第4、5胸椎处,经主动脉弓的后方斜行向上到食管的左侧,小心剔除该处的纵隔胸膜,找出胸导管上段,并向上追踪至颈部注入左静脉角处,向下清理至膈。

6.**解剖胸交感干及其分支**　去除脊柱两侧残余的壁胸膜,在脊柱旁,沿肋骨小头分别向上、向下清理胸交感干。小心清除周围的结缔组织,暴露膨大的交感神经节和节间支。查看第5～9或6～9交感神经节发出的分支,斜向前下,汇合成内脏大神经;从10～12交感神经节发出分支,合并成内脏小神经。它们在脊柱前面下行,穿膈进入腹腔。

第八节　社会实践

邀请临床专家举办讲座。

（曹　靖　李向楠　候志超　李强明　王随峰）

第四章

腹　部

第一节　概　述

腹部是躯干的一部分,位于胸部与盆部之间,包括腹壁、腹腔及腹腔脏器等。腹部除后方以脊柱为支架外,前面和外侧面均由阔肌组成,故在腹内压增高时(如妊娠、腹水、肿瘤等），其容积能明显增大。

一、境界与分区

（一）境界

腹部的上界是胸廓下口，即由剑突、肋弓、第 11 肋前端、第 12 肋下缘和第 12 胸椎围成；下界是耻骨联合上缘、耻骨嵴、耻骨结节、腹股沟韧带、髂嵴至第 5 腰椎下缘的连线。腹壁两侧以腋后线为界，分为腹前外侧壁和腹后壁。

腹腔（abdominal cavity）的境界与腹部的体表境界不同：其上界是向上膨隆的膈穹隆，下界为骨盆上口，向下通盆腔。由于右侧和左侧的膈穹隆可分别高达第 4、5 肋间隙水平，小肠等腹腔脏器也经常低达盆腔，所以，腹腔的实际范围要大大超过腹部的体表境界。腹腔还以小骨盆入口分为上方的固有腹腔和下方的盆腔。一般临床讲的腹腔是指固有腹腔，不包括盆腔。腹腔内有消化器官的大部分和泌尿器官的一部分，还有脾、肾上腺以及血管、神经、淋巴等，大部分腹腔脏器的表面和腹壁的内表面都有腹膜覆盖。

（二）分区

为了便于描述腹腔内脏器的大致位置，叙述和记录发生症状和病变或损伤的大致部位，临床上需要将腹部分区。通常有 2 种常用的方法。

1. 九分法　用两条水平线和两条垂直线将腹部分为 9 个区。上水平线是经过两侧肋弓下缘最低点（相当于第 10 肋）的连线；下水平线是经过两侧髂结节（或两侧髂前上棘）的连线；2 条垂直线分别是经过左、右腹股沟韧带中点（或两侧腹直肌的外侧缘）的垂直线。9 个区分别称为：上部的腹上区和左、右季肋区；中部的脐区和左、右腹外侧区（腰区）；下部的腹下区和左、右髂区（腹股沟区）。

2. 四分法　用通过脐的垂直线和水平线将腹部分为左、右腹上部和左、右腹下部（图 4-1）。

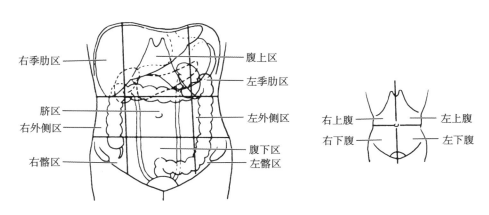

图 4-1　腹部的分区及腹腔主要脏器的体表投影

二、表面解剖

（一）体表标志

1. 骨性标志　主要有剑突、肋弓、髂前上棘、髂嵴、耻骨联合上缘和耻骨结节等。髂前上棘位于髂嵴的前端。人直立时髂嵴的最高点是髂结节。两侧髂嵴最高点的连线平对第4腰椎棘突,是计数椎骨的标志,髂嵴和髂前上棘是骨髓穿刺的常用部位。

2. 软组织标志　腹前正中线的深面是白线(腹白线),白线是腹壁扁肌的腱膜在此与对侧互相交织愈合而成,附着于剑突与耻骨联合之间。其两侧是腹直肌,当腹肌收缩时,肌肉发达者可见数条凹陷的横纹,相当于腹直肌腱划。腹直肌的外侧缘是半月线,也称腹直肌线。脐位于腹前正中线上,一般平第3、4腰椎间隙。髂前上棘与耻骨结节之间的腹股沟,其深面有腹股沟韧带,是腹部和股部的分界线。

(二)体表投影

腹腔器官在腹前壁的体表投影会随年龄、体形、体位、器官的充盈状态和腹壁肌肉的紧张度等因素的差异而变化。一般情况下,成年人腹腔主要脏器在腹前壁的投影如图4-1所示。

腹腔内器官在腹前壁的体表投影有较大的个体差异。矮胖者因腹部上宽下窄,膈肌、肝、盲肠和阑尾等位置都较高,胃趋于横位;瘦长型者则与此相反。成年人的腹肌比较发达,内脏的位置相对比较固定;老年人则因为肌肉乏力、韧带松弛,常有内脏下垂。体位改变对腹腔脏器的位置也有比较明显的影响:卧位时腹腔器官上移,膈肌升高,胸腔的容积变小;直立时则相反。所以,在心肺疾患时,患者常由于呼吸困难而不能平卧,睡觉时不得不采取半卧位。发育上的异常(如内脏反位等)也常常引起腹腔脏器位置的变化。所以,对于腹腔脏器的位置,除了应该掌握其一般规律外,还需了解个体差异,用辩证分析的方法,正确诊断和处理腹腔内器官的疾患。

第二节　腹前外侧壁

腹前外侧壁的不同部位,层次和结构有很大差异。外科手术时,在不同部位作手术切口,必须掌握其不同部位的层次、结构特点。

一、浅层结构

(一)皮肤

腹前外侧壁的皮肤薄而富有弹性,与皮下组织连接疏松。除腹股沟附近的皮肤移动性较小以外,其他部位皮肤的伸展性和移动性都相当大,可适应腹腔内压力增大时(如妊娠和腹水等)腹部的过度膨隆。故临床上常选择腹前外侧壁皮肤为游离皮瓣的供皮区。

(二)浅筋膜

浅筋膜主要由脂肪和疏松结缔组织组成,与身体其他部位相比,脂肪相对较厚,其厚度随人的胖瘦而异。在腹壁的下部(约在脐平面以下),浅筋膜分为两层:浅层称为Camper筋膜,含有丰富的脂肪组织,又称为脂肪层,向下与股部的浅筋膜相互延续;深层称为Scarpa筋膜,是富有弹性纤维的膜性层,在中线处紧紧附着于白线,向下在腹股沟韧带下方大约一横指处,紧紧附着于股部的深筋膜(阔筋膜),但在耻骨结节之间并不附着,而是越过耻骨联合继续向下到阴囊,与会阴浅筋膜(Colles筋膜)相延续。

浅筋膜内有腹壁浅动脉、浅静脉、浅淋巴管和皮神经。

1. 腹前外侧壁的浅动脉　可分为3组:腹外侧壁来自肋间后动脉、肋下动脉和腰动脉的分支,比较细小;正中线附近的腹前壁的浅动脉来自腹壁上动脉和腹壁下动脉的分支;腹前外侧壁下半部有两条比较重要的浅动脉:腹壁浅动脉(superficial epigastric artery)

起自股动脉,越过腹股沟韧带中、内 1/3 交界处,走向脐部,外径大约 1.0 mm;在腹壁浅动脉的外侧,还有同样起自股动脉而走向髂嵴的旋髂浅动脉(superficial iliac circumflex artery),外径大约 1.2 mm。临床常切取腹下部的带蒂或游离皮瓣。此皮瓣的范围是:上界平脐,下界达腹股沟韧带下方 2 ~ 4 cm,内侧界是腹前正中线,外侧界几达髂前上棘。此皮瓣的面积可达 22 cm ×11 cm 左右。由于腹下部的浅动脉行于浅筋膜的深、浅两层之间,并与同名静脉伴行,故切取带蒂皮瓣或吻合血管的游离皮瓣时,应紧贴其深面的腹外斜肌腱膜,以保证皮瓣带有足够的皮下组织和营养血管。这种皮瓣常用于修复前臂和手部的伤疤。

2. 腹前外侧壁的浅静脉　比较丰富,吻合成网,在脐区尤为明显。脐以上的浅静脉经过胸腹壁静脉回流入腋静脉,脐以下的浅静脉经过腹壁浅静脉汇入大隐静脉,再回流入股静脉。从而构成了上、下腔静脉系统之间的沟通和联系。在病理情况下,上腔静脉或下腔静脉一旦发生阻塞,借此途径可回流部分血液。浅静脉在脐区还可与深部的附脐静脉(paraumbilical vein)相吻合,附脐静脉则与门静脉相沟通。在病理情况下,当门静脉发生高压时,血液可以经附脐静脉逆向流到脐周静脉网,与上、下腔静脉系相交通。此时,形成脐周围皮下的脐周静脉明显曲张,由脐向四周辐射,称"海蛇头"(图 4-2)。

3. 腹前外侧壁的浅淋巴管　与浅血管伴行,脐以上者汇入腋淋巴结,脐以下者则汇入腹股沟浅淋巴结。脐部淋巴管可经肝圆韧带与肝的淋巴管交通。

4. 腹前外侧壁的皮神经　与胸壁相似,有前皮支和外侧皮支。前皮支从正中线两旁浅出,外侧皮支在腋中线的延长线处穿腹外斜肌浅出。它们在分布上有明显的节段性:第 6 肋间神经分布于剑突平面;第 10 肋间神经分布于脐平面;第 1 腰神经分布于腹股沟韧带的上方。其他肋间神经在腹前外侧壁的皮肤分布平面,可依此类推。当脊髓胸段发生损伤或病变时,可以根据腹壁皮肤感觉障碍的平面来推断脊髓损伤或病变的节段。

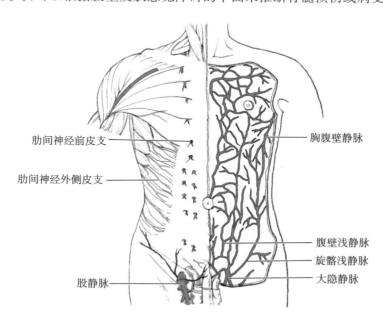

图 4-2　腹前外侧壁的皮神经和浅静脉

二、深层结构

(一)肌层

1. 组成　由腹前正中线两侧的腹直肌及其外侧的 3 层阔肌组成。

2. 腹前外侧壁阔肌的层次和结构特点

(1)腹直肌(rectus abdominis):纵列于白线两侧,上部宽,下部窄,起于胸骨的剑突和第 5~7 肋软骨的前面,止于耻骨联合和耻骨嵴。在脐以上,两肌内侧缘距离较宽;脐以下则狭窄。其前、后面被腱膜形成的腹直肌鞘所包裹。两侧腹直肌各被 3~4 条由致密结缔组织形成的横行腱划(大部分在脐以上)分为多个肌腹。腱划是原始肌节愈合的痕迹,其纤维与腹直肌鞘的前层紧密交错,剥离困难。腱划内常有血管,经腹直肌切口分开腹直肌纤维时,腱划处应注意止血。

腹直肌鞘(sheath of rectus abdominis)分为前、后两层。两层纤维在腹直肌外侧缘处融合,形成一半月形凸向外侧的弧形,称半月线(linea semilunaris)。腹直肌鞘前层由腹外斜肌腱膜和腹内斜肌腱膜的前层组成,后层由腹内斜肌腱膜的后层及腹横肌腱膜组成。但在脐下 4~5 cm 处,三层阔肌的腱膜均参与构成腹直肌鞘的前层,其后层下缘形成一凹向下的弓状游离缘,称弓状线(arcuate line)或半环线(semicircular line)。弓状线以下部分,腹直肌下 1/4 的后面,缺乏腹直肌鞘的后层,由浅入深仅有腹横筋膜、腹膜下筋膜和壁腹膜(图 4-3)。

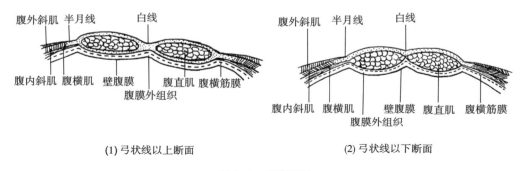

(1) 弓状线以上断面　　　　(2) 弓状线以下断面

图 4-3　腹直肌鞘

白线(linea alba)位于腹前正中线上,由两侧腹直肌鞘纤维彼此交织而成,坚韧而少血管。脐以上的白线宽约 1 cm,脐以下因两侧腹直肌相互靠近而变得很窄。腹内压增高时,脐下白线会增宽,造成结缔组织纤维之间形成一些小孔,腹膜外脂肪组织等由此突出至皮下,称为白线疝。经白线作腹正中切口剖腹时,出血少,易入腹腔,但血供差,切口愈合慢,愈合后瘢痕不牢固。

(2)腹外斜肌(obliquus externus abdominis):起始部呈锯齿状,与前锯肌和背阔肌相交错,起自下位 8 肋的外面。肌纤维从外上斜向内下,在髂前上棘与脐连线附近移行为腹外斜肌腱膜,参与构成腹直肌鞘的前壁,在正中线上止于白线(图 4-4)。腹外斜肌腱膜的纤维与腹外斜肌走向相同,与深筋膜粘连紧密。腹外斜肌腱膜在耻骨结节外上方形成三角形裂隙,即腹股沟管浅环(superficial inguinal ring),或称腹股沟管皮下环,外环。其上缘部分称内侧脚(medial crus)(上脚),附着于耻骨联合;其下缘部分称外侧脚(lateral crus)(下脚),附着于耻骨结节;浅环的底为耻骨嵴,环的外上方尖部有脚间纤维

（intercrural fibers）相互交织，连系两脚。脚间纤维的多、少、强、弱，个体差异很大，男性较多且强。外侧脚的部分纤维经过精索的深面与内侧脚的后方向内上反转，附着于白线，称为反转韧带（reflected ligament）。正常成人的浅环可容纳一个示指尖，内有精索（男）或子宫圆韧带（女）通过。在腹股沟斜疝时，浅环明显增大，可将手指自阴囊皮肤向上伸入浅环，探测该环的大小和紧张度。腹外斜肌腱膜浅面的薄层深筋膜在浅环处延续向下，被覆于精索的外面，称精索外筋膜。腹外斜肌腱膜下缘伸张于髂前上棘至耻骨结节间，向后卷曲反折增厚形成腹股沟韧带（inguinal ligament）。腹股沟韧带内侧端的一小部分纤维向下后方，并向外侧转折，形成腔隙韧带（陷窝韧带）（lacunar ligament）。腔隙韧带向外侧延续附着于耻骨梳的部分，称为耻骨梳韧带（pectineal ligament）。这些韧带在腹股沟疝和股疝的修补术中都有重要意义。

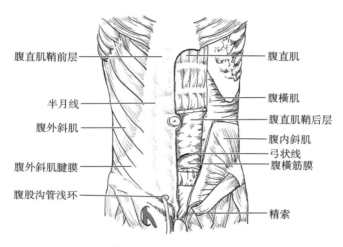

图 4-4　腹前外侧壁肌

（3）腹内斜肌（obliguus internus abdominis）：位于腹外斜肌深面，肌纤维起自腹股沟韧带外侧 1/2 或 2/3、髂嵴及胸腰筋膜，扇形斜向内上，后部纤维止于下位 3 对肋，其余纤维至腹直肌的外侧缘处移行为腱膜，分为前、后两层，参与组成腹直肌鞘的部分前、后层，包裹腹直肌，最后止于白线。

（4）腹横肌（transversus abdominis）：位于腹内斜肌深面，较薄弱，起自下位 6 对肋软骨的内面、胸腰筋膜、髂嵴及腹股沟韧带的外侧 1/3，肌纤维自后向前横行，于腹直肌外侧缘处移行为腱膜。腱膜的上部与腹内斜肌腱膜后层愈合并经腹直肌的后方至白线，参与构成腹直肌鞘的后壁；腱膜的下部则与腹内斜肌腱膜的后层一起经腹直肌的前方至白线，参与构成腹直肌鞘的前壁。

腹内斜肌与腹横肌的下缘均呈弓状，先越过精索的上内侧，在腹直肌外侧缘呈腱性融合，称为腹股沟镰（inguinal falx），又称联合腱（conjoined tendon）。有时两肌仅相结合而未成为腱性组织，称为结合肌。腹股沟镰绕至腹股沟管内侧部精索的后方，止于耻骨梳韧带。当腹壁肌肉收缩时，弓状下缘即接近腹股沟韧带，这种弓状结构似有封闭腹股沟管的作用。腹内斜肌和腹横肌下缘的部分肌纤维，沿精索向下移行，成为菲薄的提睾肌，收缩时可上提睾丸。

（二）血管、淋巴及神经

1. **血管**　腹壁深层的动脉有穿行于腹内斜肌和腹横肌之间的下 5 对肋间后动脉、肋下动脉及 4 对腰动脉。腹上部还有行于腹直肌及腹直肌鞘后层之间的腹壁上动脉（superior epigastric artery），是胸廓内动脉的终支之一。腹下部还有腹壁下动脉（inferior epigastric artery）及旋髂深动脉（deep iliac circumflex artery），两者在邻近腹股沟韧带处起自髂外动脉。腹壁下动脉行于腹横筋膜与壁腹膜之间，经深环的内侧斜向内上穿腹横筋膜，继续上行于腹直肌与腹直肌鞘后层之间，在脐附近与腹壁上动脉相吻合，并与肋间动脉的终末支在腹直肌的外侧缘相吻合。腹壁下动脉的体表投影是腹股沟韧带中、内 1/3 交界点与脐的连线。临床做腹腔穿刺，宜在此线的外上方，以避免损伤此动脉。由腹壁下动脉、腹直肌外侧缘和腹股沟韧带内侧半所围成的三角形区域，称为腹股沟三角（inguinal triangle），又称海氏三角（Hesselbach triangle）。腹股沟直疝即由此三角区突出。腹股沟斜疝则从腹壁下动脉外侧的深环进入腹股沟管。因此，腹壁下动脉可作为手术时鉴别腹股沟斜疝与直疝的标志。旋髂深动脉与腹壁下动脉约在同一水平发自髂外动脉，向外上方斜行，达髂前上棘，穿腹横肌分布于腹部三扁肌、腰大肌、髂肌等。行阑尾切除术时，如需向外侧延伸切口，需注意勿伤及旋髂深动脉。腹壁的深静脉与同名动脉伴行。

2. 淋巴　腹壁上部的深淋巴注入肋间淋巴结或胸骨旁淋巴结，腹壁中部者注入腰淋巴结，腹壁下部者注入髂外淋巴结。

3. 神经　第 7～12 胸神经前支斜向前下，行于腹内斜肌与腹横肌之间，至腹直肌外侧缘处进入腹直肌鞘，沿途发出肌支，支配腹前外侧壁诸肌（图 4-5）。其前皮支向前依次穿过腹直肌和腹直肌鞘前层，分布于其表面的腹前壁皮肤；外侧皮支则分布于腹外侧壁的皮肤。

（1）髂腹下神经（iliohypogastric nerve）：起自第 12 胸神经及第 1 腰神经的前支，在腹内斜肌与腹横肌之间斜向前下，行于髂前上棘内侧约 2.5 cm 处穿过腹内斜肌，继续向内下方达腹外斜肌腱膜的深面，在浅环上方约 2.5 cm 处穿过腹外斜肌腱膜。其前皮支常经浅环的内侧脚上方浅出，分布到耻骨上方的皮肤。

（2）髂腹股沟神经（ilioinguinal nerve）：在髂腹下神经下方相距约一横指，并与其平行，在腹股沟管内位于精索的外侧，出浅环后分布于男性阴囊（女性大阴唇）前部的皮肤。

（3）生殖股神经（genitofemoral nerve）：分为生殖支和股支，其生殖支经深环进入腹股沟管，沿精索内侧下行，出浅环后，分布于提睾肌及阴囊肉膜（阴囊的浅筋膜）。腹股沟疝手术时，注意勿损伤上述神经，以免肌肉瘫痪，造成复发。

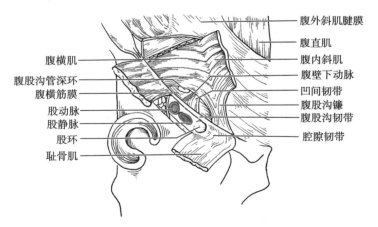

图 4-5　腹内斜肌、腹横肌与腹股沟镰

(三)腹横筋膜

腹膜外筋膜(extraperitoneal fascia)又称为腹膜下筋膜、腹膜外组织或腹膜外脂肪,是位于腹横筋膜与壁腹膜之间的疏松结缔组织,向后与腹膜后间隙疏松结缔组织相连续,在腹下部特别是腹股沟区含较多脂肪组织。输精管、输尿管和腹壁下动脉等血管均位于此层内,睾丸也在此层中下降到阴囊内。由于腹膜外脂肪组织的存在,壁腹膜与腹横筋膜比较容易剥离。临床行泌尿外科或妇产科等手术一般尽量不进入腹膜腔,经腹膜外入路即可施行。

(四)腹膜下筋膜

腹膜下筋膜(腹膜外筋膜,腹膜外组织,腹膜外脂肪)(extraperitoneal fascia)是位于腹横筋膜与壁腹膜之间的疏松结缔组织,向后与腹膜后间隙疏松结缔组织相连续,在腹下部特别是腹股沟区含较多脂肪组织。输精管、输尿管和腹壁下动脉等血管均位于此层内,睾丸也在此层中下降到阴囊内。由于腹膜外脂肪组织的存在,壁腹膜与腹横筋膜比较容易剥离。临床行泌尿外科或妇产科等手术一般尽量不进入腹膜腔,经腹膜外入路即可施行。

(五)壁腹膜

壁腹膜(parietal peritoneum)又称腹膜壁层,是腹前外侧壁的最内层,向上移行于膈下腹膜,向下延续于盆腔的腹膜。在脐以下,腹前外侧壁的腹膜形成 5 条纵行的皱襞,将腹股沟以上的腹前壁内面分为 3 对凹陷:位于正中线,由脐连到膀胱尖者是脐正中襞(median umbilical fold),内含脐正中韧带,是胚胎期脐尿管的遗迹;脐正中襞稍外侧者是脐内侧襞(medial umbilical fold),内含脐动脉索,是胚胎期脐动脉闭锁后的遗迹;最外侧者是脐外侧襞(lateral umbilical fold),也称腹壁下动脉襞,内含腹壁下动脉和静脉。在腹股沟韧带上方,脐外侧襞的内侧和外侧,分别是腹股沟内侧窝和腹股沟外侧窝,是腹前壁的薄弱区,腹腔内容物由此突出,可分别形成腹股沟直疝和腹股沟斜疝。腹股沟外侧窝的尖端指向腹股沟深环;腹股沟内侧窝的位置相当于腹股沟三角。

三、腹股沟区

腹股沟区为下腹部两侧的三角形区域,其内侧界为腹直肌外侧缘,上界为髂前上棘至腹直肌外侧缘的水平线,下界为腹股沟韧带。此区是腹壁的薄弱区,其原因是:①腹外斜肌在此处移行为较薄的腹外斜肌腱膜,其下方还形成一裂口(浅环);②腹内斜肌与腹横肌的下缘均未达到腹股沟韧带的内侧部,因而该区域没有肌肉遮盖;③男性有精索、女性有子宫圆韧带通过腹股沟管,在此形成解剖上的潜在性裂隙。此外,当人体站立时,腹股沟区所承受的腹内压力比平卧时约高三倍。故腹壁疝多发生于此区。

(一)腹股沟管

腹股沟管(inguinal canal)位于腹股沟韧带内侧半的上方,由外上斜向内下的肌肉筋膜裂隙。男性长 4~5 cm,内含精索;女性因骨盆较宽,耻骨联合较高,故稍狭长,管内有子宫圆韧带通过。腹股沟管有前、后、上、下 4 个壁及内、外 2 个口。前壁:浅层为腹外斜肌腱膜,深层在管的外侧 1/3 处有腹内斜肌起自腹股沟韧带的肌纤维加强;后壁:为腹横筋膜,在管的内侧 1/3 处有发育程度不一的联合腱加强;上壁:为腹内斜肌与腹横肌形成的弓状下缘;下壁:为腹股沟韧带构成的凹槽。内口:为腹股沟深环,位于腹股沟韧带中点上方约一横指处,腹壁下动脉的外侧,是腹横筋膜外突形成的一个卵圆形孔;外口:为腹股沟浅环,是腹外斜肌腱膜在耻骨结节外上方形成的三角形裂隙(图4-6)。

男性腹股沟管内有精索和髂腹股沟神经等。精索由输精管、输精管动脉、睾丸动脉、蔓状静脉丛、生殖股神经的生殖支、淋巴管及腹膜鞘突的残余部分等组成。精索有3层被膜:①入腹股沟管内口后,即有来自腹横筋膜的精索内筋膜所包绕;②在腹内斜肌及腹横肌弓状缘以下,覆盖有提睾肌;③通过腹股沟管外口时,又有来自腹外斜肌腱膜浅面很薄的精索外筋膜再次包绕。在女性,子宫圆韧带常与腹股沟管的管壁融合而消失,也可出腹股沟管后,分散止于耻骨结节和大阴唇附近的皮下组织。

腹股沟区的内下部虽然缺乏肌性结构,是腹壁的薄弱区,但在正常情况下,仍有一定的生理保护作用。由于腹股沟管是一斜行的肌筋膜裂隙,所以,在腹压增加时,管的前、后壁会靠拢;腹壁扁肌收缩时,腹内斜肌和腹横肌的弓状缘与腹股沟韧带会互相接近,使弓状缘下方的半月形缺口近于消失;又由于腹横肌的收缩,腹股沟管深环也会移向外上方,使环口缩小。

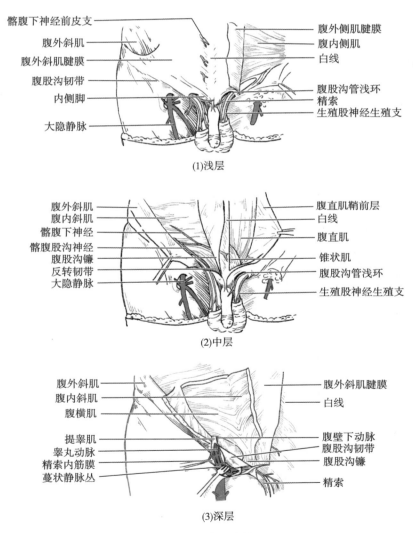

(1)浅层

(2)中层

(3)深层

图4-6 腹股沟管

（二）腹股沟疝

凡器官或结构由先天或后天形成的裂口或薄弱区,自其原来的生理位置脱出者,称为疝。腹壁疝绝大部分发生在腹股沟韧带的上方。腹腔脏器(如肠管或大网膜等)从腹股沟韧带上方的腹股沟区脱出形成的疝,称为腹股沟疝。腹股沟疝又分为腹股沟直疝、腹股沟斜疝和股疝。斜疝最为多见,其解剖特点是从腹壁下动脉外侧由深环脱出,通过腹股沟管的全程,出浅环入阴囊,故包在精索的 3 层被膜内,疝囊颈比较明显;直疝的特点是从腹壁下动脉的内侧、腹股沟管的后壁顶出,通过腹股沟三角,因不经过深环,故疝囊在精索被膜之外,且无明显的疝囊颈。从腹股沟韧带内侧的后下方脱出,通过股环(femoral ring)和股管(femoral canal)(详见下肢股部)下达卵圆窝的疝,称为股疝。股环是股管的上口,其境界是:前方为腹股沟韧带;后方为耻骨梳韧带;外侧经纤维隔与股静脉分开;内侧为陷窝韧带(腔隙韧带)。所以,修补股疝时,通常将联合腱缝于耻骨梳韧带,如果缝于腹股沟韧带上则是错误的。来自腹壁下动脉的闭孔支或异常的闭孔动脉;常行经股环内侧,紧贴陷窝韧带的上方或后方,作股疝修补术时,应该注意避免损伤此动脉(图 4-7)。

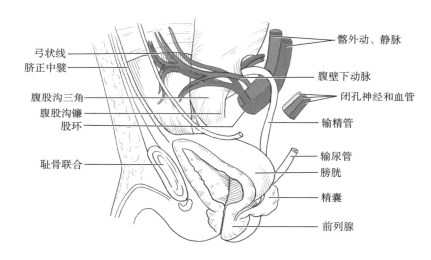

图 4-7　腹股沟三角(内面观)

（三）睾丸下降与腹股沟疝的关系

胚胎早期睾丸位于脊柱两侧,在腹后壁腹横筋膜和壁腹膜之间的腹膜下组织中,逐渐向下移动。在胚胎 3 个月时,睾丸移动到髂窝内。7 个月时,接近腹股沟管深环处。壁腹膜向前推移形成的腹膜鞘突,随着睾丸引带的行径通过腹股沟管。出生前约 1 个月,左、右睾丸开始在腹股沟深环处沿腹膜鞘突进入腹股沟管。一般在出生前降入阴囊内。如果生后睾丸仍停留在腹后壁或腹股沟处,未降入阴囊,即为隐睾。在正常情况下,睾丸降入阴囊后,鞘突包绕睾丸部分形成睾丸固有鞘膜,其他部分则完全闭锁,形成鞘突剩件(鞘韧带)。如果腹膜鞘突未闭,仍呈长袋状,并与腹膜腔相通,则可形成先天性腹股沟斜疝或交通性鞘膜积液。由于右侧睾丸下降慢于左侧,鞘突闭合的时间也较晚,故临床上右侧斜疝多见于左侧。

严谨细致，精准诊治

腹股沟斜疝

患者，男性，68岁，因"左腹股沟可复性肿块2年"来我院门诊就诊。患者2年前无意中发现左侧腹股沟区有一肿块，无明显疼痛，有时出现坠胀感，活动后加重。肿块在站立或活动后增大，平卧休息时减小或消失。体检：左侧腹股沟区站立时可扪及肿块大小12 cm×8 cm，肿块呈梨形，有明显的疝囊颈，部分进入阴囊，质软，无压痛，回纳后压住内环口肿块不突出，外环扩大明显，外环冲击感明显，对侧腹股沟区未扪及明显肿块。根据患者的主诉及典型症状、专科体检和既往史可诊断为腹股沟斜疝。

腹股沟疝病因：①解剖上，精索、子宫圆韧带穿过腹股沟管，股动静脉穿过股管造成此区域先天薄弱；②腹内压力增加，如长期慢性咳嗽、慢性便秘、长期排尿困难等；③腹壁局部薄弱，各种引起组织胶原代谢及成分改变所致的腹壁薄弱，如老年人的组织胶原成分变化和腹壁肌肉萎缩与腹股沟疝的发病有关。其治疗可采用 Bassini 腹股沟疝修补术：可选用局部麻醉或腰麻（蛛网膜下腔阻滞），患者取平卧位，取髂前上棘与耻骨结节连线中点上2 cm处与耻骨结节连线作斜行切口，逐层切开皮肤、浅筋膜、腹外斜肌腱膜内至腹股沟管浅环，外至腹股沟管深环，仔细分离以免损伤神经。游离精索，纵行切开提睾肌，沿精索分离疝囊至内环口，注意保护精索血管及输精管。高位结扎疝囊然后提起精索，在精索后方将腹内斜肌和联合腱缝合至腹股沟韧带上，最低一针应同时缝合在耻骨结节的韧带上，以免下角遗漏空隙。逐层关闭切口。

腹股沟疝是一种易被延误诊断的疾病，临床诊治不及时或处理不当，可导致肠梗阻，甚至肠坏死、穿孔，还有可能导致死亡。腹股沟直疝与斜疝最主要的解剖位置的鉴别是疝突出途径：斜疝是经腹股沟管突出，可进入阴囊；直疝是由腹股沟三角（海氏三角）突出，不进入阴囊。斜疝发生时，精索在疝囊后方；直疝则精索是在疝囊的前外方。斜疝的疝囊颈在腹壁下动脉外侧；直疝的疝囊颈在腹壁下动脉的内侧。同学们诊断疾病时，要全方位考虑，细致查体，尽量注意容易遗漏的细节，追求医疗质量的精益求精，成长为一名优秀的医者。

第三节　腹膜和腹膜腔

腹膜（peritoneum）是全身最大和配布最复杂的浆膜，其总面积几乎与皮肤面积相等。衬于腹、盆腔壁内面的腹膜称壁腹膜，覆盖腹、盆脏器表面的部分称脏腹膜。脏、壁腹膜相互延续而围成不规则的潜在性腔隙，称腹膜腔（peritoneal cavity）。男性腹膜腔是完全封闭的，而女性腹膜腔则通过输卵管腹腔口经输卵管、子宫、阴道与外界相通。腹膜腔可分为大腹膜腔和小腹膜腔。小腹膜腔即网膜囊（omental bursa），位于胃和小网膜的后方；大腹膜腔为网膜囊以外的腹膜腔，两者借网膜孔（omental foramen）相互交通。

腹膜具有吸收和分泌功能。在正常情况下，腹膜分泌少许浆液，以减少脏器间的摩擦。如在病理状态下分泌过多的液体，则可出现腹水。腹膜有很强的再生和修复能力，可促进伤口的愈合，但若手术操作粗暴或在空气中暴露时间过长，则腹膜可遭受损伤，术后易发生粘连而引起并发症。腹膜尚有防御作用,当腹腔感染时,该器官周围的腹膜和大网膜可迅速发生粘连,使病变局限。

依腹膜与腹腔脏器的位置关系,可将腹内脏器分为3类:①凡器官周围几乎均被腹膜包绕者,称为腹膜内位器官,如胃、十二指肠上部、空肠、回肠、盲肠、阑尾、横结肠、乙状结肠、脾、卵巢、输卵管等;②器官表面大部分被腹膜所覆盖者,称为腹膜间位器官,如肝、胆囊、升结肠、降结肠、直肠上段、子宫、膀胱等;③仅一面为腹膜覆盖者,称腹膜外位器官,如肾、肾上腺、输尿管、胰、十二指肠降部和水平部、直肠中部和下部等。故临床上有时可经腹膜外入路,实施肾与肾上腺的手术,从而避免腹膜腔的感染或术后粘连。

一、腹膜形成的结构

腹膜由壁层移行于脏层或由一个脏器移行至另一个脏器的过程中,常形成网膜、系膜、韧带和皱襞等。这些结构不仅对脏器起着连接和固定的作用,也是血管、神经、淋巴管的出入处及腹盆内疾患的播散途径。

(一)网膜

1. 大网膜(greater omentum)　连接于胃大弯与横结肠之间,呈围裙状下垂,遮盖于横结肠和小肠的前面,其长度因人而异(图4-8)。大网膜由4层腹膜折叠而成,前两层由胃前、后壁浆膜延续而成,向下伸至脐平面或稍下方,然后向后返折,并向上附着于横结肠,形成后两层。成人大网膜前两层和后两层通常愈着,遂使前两层上部直接由胃大弯连至横结肠,形成胃结肠韧带(gastrocolic ligament)。大网膜内含有许多巨噬细胞,它们常聚集在一起形成圆形或卵圆形的乳白色斑点,称为乳斑。大网膜具有很大的活动性,当腹腔器官发生炎症时(如阑尾炎),大网膜能迅速将其包绕以限制炎症的蔓延。小儿的大网膜较短,当遇有下腹部炎症时(如阑尾炎穿孔),大网膜则无法使炎症局限,故容易形成弥漫性腹膜炎。手术中有时将大网膜覆盖在肝的断面及缝合不够满意的胃穿孔处或十二指肠的断端,以促进其愈合,并可减少粘连。

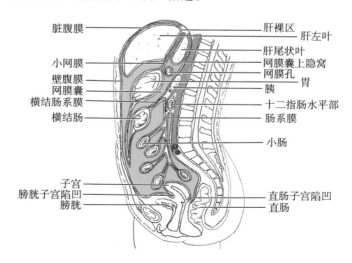

图4-8　正中矢状面上腹壁及腹膜腔示意图

2. 小网膜(lesser omentum)　是连于膈、肝静脉韧带裂和肝门与胃小弯和十二指肠上部之间的双层腹膜(图4-8、图4-9)。其左侧部主要从膈、肝静脉韧带裂连于胃小弯,称肝胃韧带(hepatogastric ligament);右侧部从肝门连至十二指肠上部,称肝十二指肠韧带

（hepatoduodenal ligament）。小网膜右侧为游离缘，其后方为网膜孔。在肝十二指肠韧带内包绕着胆总管、肝固有动脉、肝门静脉、肝神经丛及淋巴结等。

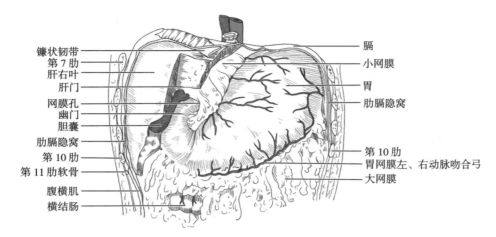

图4-9　小网膜的附着

（二）系膜

1. **肠系膜**（mesentery）　是将空肠及回肠连于腹后壁的双层腹膜，呈扇形排列，其内有肠系膜上血管的分支和属支、淋巴管、淋巴结和神经等。肠系膜附着于腹后壁的部分称肠系膜根（radix of mesentery），长约 15 cm，起自第 2 腰椎左侧，斜向右下方，止于右骶髂关节前方。

2. **阑尾系膜**（mesoappendix）　呈三角形连于阑尾与肠系膜下端之间，阑尾的血管、淋巴管、神经走行于系膜的游离缘，故阑尾切除时，应从系膜游离缘处结扎阑尾血管。

3. **横结肠系膜**（transverse mesocolon）　是将横结肠悬于腹后壁的双层腹膜结构，其根部起自结肠左曲，向左跨右肾中部、十二指肠降部、胰前缘至左肾中部，止于结肠左曲。横结肠始末两部系膜较短，较固定，中间部系膜较长，活动度大。该系膜内含有中结肠血管、左右结肠血管的分支、淋巴管、淋巴结和神经丛等。

4. **乙状结肠系膜**（sigmoid mesocolon）　是将乙状结肠连于腹后壁的双层腹膜结构，其根部附着于左髂窝和骨盆左后壁。系膜内含有乙状结肠的血管、直肠上血管、淋巴管、淋巴结和神经丛等。

由于胚胎发生方面的原因，升、降结肠有时也有系膜出现，分别称升结肠系膜和降结肠系膜。

（三）韧带

1. **肝的韧带**　除前面已叙述的肝胃韧带和肝十二指肠韧带以外，由腹膜形成的肝的韧带还有镰状韧带、冠状韧带和左、右三角韧带。镰状韧带（falciform ligament）是位于膈与肝上面之间的双层腹膜结构，大致呈矢状位，居前正中线右侧，侧面观呈镰刀状，其游离缘含有肝圆韧带。冠状韧带（coronary ligament）位于肝的上面和后面与膈之间，由上、下 2 层腹膜构成。上层续于镰状韧带右层，斜向右后下，终于右三角韧带；下层起于小网膜后层，经尾状叶上方，并沿其右缘下行，越腔静脉沟下端前面，转为水平部，然后沿肝后面的下界右行，于此处冠状韧带下层有时返折至右肾上部，形成肝肾韧带（hepatorenal ligament），最后止于右三角韧带。冠状韧带上、下两层之间相距较远，使肝后面无腹膜覆盖,而形成肝裸区(bare area of liver)。右三角韧带(right triangular ligament)是冠状韧带的真正右端,为一短小的"V"字形腹膜皱襞,连于肝右叶的外后面与膈之间。左三角韧带(left triangular ligament)位于肝左叶的上面与膈之间,由前、后两层腹膜构成。前层续于镰状韧带的左层,后层在静脉韧带裂上端起于小网膜前层,前、后两层于韧带的左端融合。左三角韧带变异较多,通常含有肝纤维附件,后者是新生儿特有的肝残留物,富有血管和胆管等结构。

2. 胃的韧带 肝胃韧带和胃结肠韧带前已介绍,此外,胃的韧带还有:胃脾韧带(gastrosplenic ligament)由胃大弯左侧部连于脾门,为双层腹膜结构,其上份内有胃短血管,下份有胃网膜左动、静脉。此韧带上份较短,胃大弯紧邻脾门,巨脾切除术切断胃脾韧带时,慎勿伤及胃。胃胰韧带(gastropancreatic ligamen)是由胃幽门窦后壁至胰头、颈及颈与体的移行部的腹膜皱襞。施行胃切除术时,需将此韧带切开并进行钝行剥离,才能游离出幽门与十二指肠上部的近侧份。胃膈韧带(gastrophrenic ligament)由胃底后面连至膈下,为双层腹膜结构,两层相距较远,而形成胃裸区(bare area of stomach)。全胃切除术时,先切断此韧带才可游离胃贲门部和食管。

3. 脾的韧带 脾有4条韧带与邻近器官相连。胃脾韧带(如前述)。脾肾韧带(lienorenal ligament)是自脾门至左肾前面的双层腹膜结构,内含有胰尾及脾血管、淋巴结和神经丛等。脾切除术时需剪开此韧带的后层才可使脾游离而提出腹腔。膈脾韧带(phrenicosplenic ligament)由脾肾韧带向上延伸至膈,此韧带很短,有的不明显。脾结肠韧带(lienocolic ligament)位于脾前端和结肠左曲之间,此韧带也较短,可固定结肠左曲并从下方承托脾。脾切除术切断此韧带时,需注意勿损伤结肠。

(四)皱襞

1. 胃胰襞和肝胰襞 胃胰襞(gastropancreatic fold)是由胃左动脉从腹后壁走行于胃小弯时所形成的腹膜皱襞;肝胰襞(hepatopancreatic fold)是由肝总动脉或肝固有动脉从腹后壁向前进入小网膜时所形成的腹膜皱襞。胃胰襞和肝胰襞的大、小差异很大,当两者均明显存在时,会使网膜囊缩窄,而形成网膜囊大孔(foramen bursae omenti majoris)。此孔上方为上隐窝,下方为下隐窝。

2. 十二指肠上、下襞 十二指肠上襞(superior duodenal fold)位于十二指肠升部左侧,相当第2腰椎平面,呈半月形,下缘游离;十二指肠下襞(inferior duodenal fold)自十二指肠升部向左延伸至腹主动脉,平对第3腰椎,呈三角形,其上缘游离。

二、隐窝和陷凹

在腹膜皱襞之间或皱襞与腹、盆壁之间的凹陷称隐窝(recess),比隐窝大的凹陷称陷凹(pouch)。十二指肠上隐窝(superior duodenal recess)居十二指肠上襞深面,开口向下;十二指肠下隐窝(inferior duodenal recess)居十二指肠下襞深面,开口向上。盲肠后隐窝位于盲肠后方,盲肠后位阑尾常位于其内。乙状结肠间隐窝位于乙状结肠左后方,在乙状结肠系膜与腹后壁之间,其后壁内有左输尿管经过。上述隐窝一般均较浅小,但可为腹腔残余脓肿的积存部位。如果较深,则有发生内疝的可能。在肝右叶后下方与右肾之间,有肝肾隐窝(hepatorenal recess),仰卧时为腹膜腔最低点,上腹部的脓液及渗出液多先聚于此处。

主要的陷凹位于盆腔内,男性在膀胱与直肠之间有直肠膀胱陷凹(rectovesical pouch)。女性在膀胱与子宫之间有膀胱子宫陷凹(vesicouterine pouch);直肠与子宫之间为直肠子宫陷凹（rectouterine pouch），也称 Douglas 腔，较深。站立或半卧位时，男性的直肠膀胱陷凹与女性的直肠子宫陷凹为腹膜腔的最低部位，故积液多积于此处。

另外，腹膜腔还有许多隐窝、间隙和沟等，将在腹膜腔的分区中介绍。

三、腹膜腔的分区

通常以横结肠及其系膜为界，将腹膜腔分为结肠上区和结肠下区。

（一）结肠上区

结肠上区（supracolic compartment）介于膈与横结肠及其系膜之间，又称膈下间隙（subphrenic space）。此间隙又被肝分为肝上、下间隙。肝上间隙借镰状韧带和左三角韧带分为右肝上间隙、左肝上前间隙和左肝上后间隙；肝下间隙以肝圆韧带分为右肝下间隙和左肝下间隙，后者又被小网膜和胃分成左肝下前间隙和左肝下后间隙（网膜囊）。此外，还有左、右膈下腹膜外间隙，分别居膈与肝裸区和膈与胃裸区之间。综上所述，膈下间隙共有 8 个，其中任何一个间隙发生脓肿，均称膈下脓肿，其中以右肝上、下间隙脓肿较为多见（图 4-10）。

1. 右肝上间隙（right suprahepatic space） 左界为镰状韧带，后方达冠状韧带上层，右侧向下与右结肠旁沟交通。

2. 左肝上间隙 被左三角韧带有效地分成前、后两个间隙。左肝上前间隙（anterior left suprahepatic space）的右界为镰状韧带，后方为左三角韧带前层；左肝上后间隙（posterior left suprahepatic space）前方为左三角韧带后层，上方为膈，下方是肝左叶上面，两间隙在左三角韧带游离缘相交通。

3. 右肝下间隙（right subhepatic space） 左侧为肝圆韧带，上方为肝右叶脏面，下界为横结肠及其系膜。肝肾隐窝为其后上部，向上可达肝右叶后面与膈之间，向下通右结肠旁沟。

4. 左肝下前间隙（anterior left subhepatic space） 上为肝左叶脏面，下为横结肠及其系膜，右为肝圆韧带，后为胃和小网膜。

5. 左肝下后间隙（posterior left subhepatic space） 即网膜囊，位于小网膜和胃后方。网膜囊的前壁由上而下依次为小网膜、胃后壁腹膜和大网膜前两层；下壁为大网膜前两层与后两层返折处；后壁由下向上依次为大网膜后两层、横结肠及其系膜以及覆盖胰、左肾、左肾上腺等处的腹膜；上壁为衬覆于膈下面的腹膜，在此处肝尾状叶自右侧套入网膜囊内；左界为胃脾韧带、脾和脾肾韧带；右界是网膜孔（又称 Winslow 孔）。网膜孔是网膜囊的唯一孔道，其前方为肝十二指肠韧带，后方为覆盖下腔静脉的腹膜，上界为肝尾状叶，下界为十二指肠球部，一般可通过 1~2 横指。网膜囊可分成几个部分，网膜孔所对的部分为前庭；胃胰襞以上部分为上隐窝，位于小网膜与膈之间，内有肝尾状叶套入；沿胰体伸向左后上方达脾门的部分为脾隐窝；下隐窝居胃胰襞以下，在胃与胰及横结肠系膜之间，于儿童尚深入大网膜前、后两层之间。网膜囊在生理状态下能增加胃的活动度。如因囊内感染积脓，或胃后壁穿孔而积液，开始时往往局限于网膜囊内；随着脓液的增多可经网膜孔流入肝肾隐窝。由于网膜囊位置较深，常给早期诊断其疾病带来困难。

6. 膈下腹膜外间隙 左膈下腹膜外间隙（left subphrenic extraperitoneal space）位于胃裸区与膈之间，其左、右界为胃膈韧带左、右层，内有血管、迷走神经后干和淋巴结分布，左肾上腺和左肾上极亦位于此间隙，因此，在食管腹段和胃底部手术时应予注意。右膈下腹膜外间隙（right subphrenic extraperitoneal space）居肝裸区与膈之间，其上、下界为冠状韧带上、下层,其下份内有右肾上腺、右肾上极等结构,肝穿刺行肝内胆管造影术常经此间隙进针。

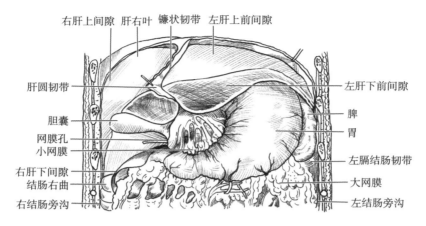

图 4-10 结肠上区

(二)结肠下区

结肠下区(infracolic compartment)包括 4 个间隙,即左、右结肠旁沟及左、右肠系膜窦。

1. 左、右结肠旁沟(left and right paracolic sulci) 介于腹侧壁和升、降结肠之间。右结肠旁沟上通肝肾隐窝,下通右髂窝、盆腔,故膈下脓肿可经此沟流入右髂窝和盆腔,阑尾化脓时也可向上蔓延至肝下。由于左膈结肠韧带发育良好,故左结肠旁沟内的积液只能向下流入盆腔。

2. 左、右肠系膜窦(left and right mesenteric sinuses) 左肠系膜窦介于肠系膜根、横结肠及其系膜的左 1/3 部、降结肠、乙状结肠及其系膜之间,略呈向下开口的斜方形,窦内感染时易蔓延入盆腔。右肠系膜窦位于肠系膜根、升结肠、横结肠及其系膜的右 2/3 部之间,呈三角形,周围近乎封闭,窦内感染积脓时不易扩散。

第四节　结肠上区

结肠上区内的结构主要包括食管腹段、胃、肝、肝外胆道和脾,十二指肠和胰虽大部分位于腹膜后隙,但为了叙述方便,并入结肠上区介绍。

一、食管腹段

食管腹段(abdominal part of esophagus)在第 10 胸椎高度、正中矢状面左侧 2 ~ 3 cm处穿膈食管裂孔进入腹腔,长 1 ~ 2 cm,位于肝左叶的食管切迹处。其肌层已全为平滑肌,但与贲门相连接处并无真正的括约肌。食管右缘与胃小弯之间无明显界线;而左缘与胃底之间借贲门切迹明显分界。食管腹部前面有迷走神经前干经过,后面有迷走神经后干经过,均由脏腹膜覆盖。动脉供应来自膈下动脉和胃左动脉的食管支。

二、胃

(一)位置与毗邻

胃(stomach)中度充盈时,大部分位于左季肋区,小部分位于腹上区。胃贲门在第11胸椎左侧,幽门在第1腰椎下缘右侧,此即所谓的"幽门平面"。活体胃的位置常因体位、呼吸以及胃内容物的多少而变化。

胃前壁右侧份邻接左半肝,左侧份上部紧邻膈,下部接触腹前壁,此部移动性大,通常称为胃前壁的游离区。胃后壁隔网膜囊与胰、左肾上腺、左肾、脾、横结肠及其系膜相毗邻,这些器官共同形成胃床。

(二)血管

1. 胃的动脉 来自腹腔干及其分支,先沿胃大、小弯形成两个动脉弓,再由弓上发出许多小支至胃前、后壁,在胃壁内进一步分支,吻合成网(图4-11、图4-12)。

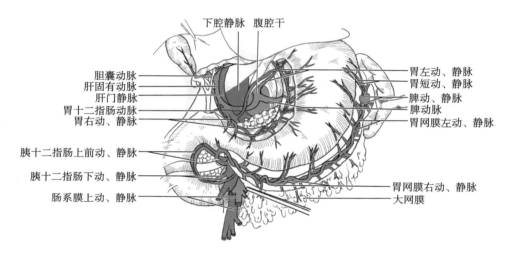

图4-11 胃的血管(前面观)

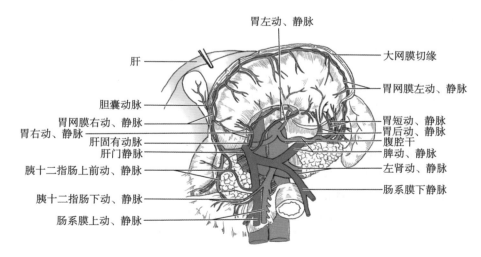

图4-12 胃的血管(后面观)

(1)胃左动脉(left gastric artery):起于腹腔干,向左上方经胃胰襞深面至贲门附近,转向前下,在肝胃韧带内循胃小弯右下行,终支多与胃右动脉吻合。胃左动脉在贲门处分出食管支营养食管;行经胃小弯时发 5~6 支至胃前、后壁,胃大部切除术常在第 1、2 胃壁分支间切断胃小弯。偶见肝固有动脉左支或副肝左动脉起于胃左动脉,故胃手术时慎勿盲目结扎。

(2)胃右动脉(right gastric artery):起于肝固有动脉,也可起于肝固有动脉左支、肝总动脉或胃十二指肠动脉,下行至幽门上缘,转向左上,在肝胃韧带内沿胃小弯走行,终支多与胃左动脉吻合成胃小弯动脉弓,沿途分支至胃前、后壁。

(3)胃网膜右动脉(right gastroepiploic artery):发自胃十二指肠动脉,在大网膜前两层腹膜间沿胃大弯左行,终支与胃左动脉吻合,沿途分支营养胃前、后壁和大网膜。

(4)胃网膜左动脉(left gastroepiploic artery):起于脾动脉末端或其脾支,经胃脾韧带入大网膜前两层腹膜间,沿胃大弯右行,终支多与胃网膜右动脉吻合,形成胃大弯动脉弓,行程中分支至胃前、后壁和大网膜。胃大部切除术常从其第 1 胃壁支与胃短动脉间在胃大弯侧切断胃壁。

(5)胃短动脉(short gastric arteries):起于脾动脉末端或其分支,一般 3~5 支,经胃脾韧带至胃底前、后壁。

(6)胃后动脉(posterior gastric artery):出现率约 72%,大多 1~2 支,起于脾动脉或其上极支,上行于网膜囊后壁腹膜后方,经胃膈韧带至胃底后壁。

此外,左膈下动脉也可发 1~2 小支分布于胃底上部和贲门。这些小支对胃大部切除术后保证残留胃的血供有一定意义。

2. **胃的静脉** 胃的静脉多与同名动脉伴行,均汇入肝门静脉系统。胃右静脉沿胃小弯右行,注入肝门静脉,途中收纳幽门前静脉,后者在幽门与十二指肠交界处前面上行,是辨认幽门的标志。胃左静脉又称胃冠状静脉,沿胃小弯左行,至贲门处转向右下,汇入肝门静脉或脾静脉。胃网膜右静脉沿胃大弯右行,注入肠系膜上静脉。胃网膜左静脉沿胃大弯左行,注入脾静脉。胃短静脉来自胃底,经胃脾韧带注入脾静脉。此外,多数人还有胃后静脉,由胃底后壁经胃膈韧带和网膜囊后壁腹膜后方,注入脾静脉。

(三)淋巴

胃的淋巴管分区回流至胃大、小弯血管周围的淋巴结群,最后汇入腹腔淋巴结。胃各部淋巴回流虽大致有一定方向,但因胃壁内淋巴管有广泛吻合,故几乎任何一处的胃癌,皆可侵及胃其他部位相应的淋巴结(图 4-13)。

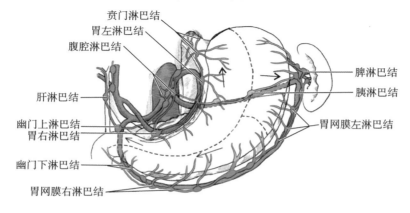

图 4-13 胃的淋巴引流

1. **胃左、右淋巴结** 各沿同名血管排列,分别收纳胃小弯侧胃壁相应区域的淋巴,输出管注入腹腔淋巴结。

2. **胃网膜左、右淋巴结** 沿同名血管排列,收纳胃大弯侧相应区域的淋巴,胃网膜左淋巴结输出管注入脾淋巴结。胃网膜右淋巴结输出管回流至幽门下淋巴结。

3. **贲门淋巴结** 常归入胃左淋巴结内,位于贲门周围,收集贲门附近的淋巴,注入腹腔淋巴结。

4. **幽门上、下淋巴结** 在幽门上、下方,收集胃幽门部的淋巴,幽门下淋巴结还收集胃网膜右淋巴结以及十二指肠上部和胰头的淋巴。幽门上、下淋巴结的输出管汇入腹腔淋巴结。

5. **脾淋巴结** 在脾门附近,收纳胃底部和胃网膜左淋巴结的淋巴,通过沿胰上缘脾动脉分布的胰上淋巴结汇入腹腔淋巴结。

6. **其他途径** 胃的淋巴管与邻近器官亦有广泛联系,故胃癌细胞可向邻近器官转移。另外,还可通过食管的淋巴管和胸导管末段逆流至左锁骨下淋巴结。

(四)胃壁的结构

胃壁由 4 层组成,由外向内依次为浆膜、肌层、黏膜下层和黏膜。浆膜即脏腹膜。肌层包括 3 层平滑肌,外层纵行、中层环行、内层为斜纤维。环行肌在幽门处增厚形成幽门括约肌,它与幽门管纵行肌协同收缩、舒张,排放胃内食糜进入十二指肠。肥大性幽门狭窄患者括约肌肥厚,导致幽门梗阻,需手术切断肥厚环肌,解除梗阻。胃黏膜下层为疏松结缔组织,富含血管,胃切除时应仔细结扎这些血管;又因此层是整个胃壁中最有支持力的结构,故缝合胃壁时应贯穿黏膜下层。胃的黏膜常形成许多不规则的皱襞,胃充盈时大部分展平消失,但在胃小弯处有 2 ~ 4 条恒定存在的纵行皱襞,与小弯平行,皱襞之间的沟称胃路,食物入胃,沿此下行。吞入腐蚀性物质时,此处黏膜最易受损。在幽门处,黏膜内褶,形成幽门瓣。活体黏膜呈淡橘红色,表面被许多小沟分隔为小的胃区,每个胃区内有若干个胃小凹(全胃有 300 多万个),每个小凹底均有几个分泌胃液的胃腺开口。胃黏膜各处遍布腺体,胃腺由主细胞(分泌胃蛋白酶)、壁细胞(分泌盐酸)、黏液细胞等组成。胃不同部位腺体的组成有所差异。贲门腺和幽门腺主要为黏液细胞,很少有壁细胞;胃底、胃体的腺体由主细胞和壁细胞构成,胃体部壁细胞最密集,小弯侧壁细胞也很多。外科治疗胃、十二指肠溃疡时,常采用胃大部切除术,切除胃的 75%,以大幅度减少胃酸的产生,从而预防溃疡复发;也可施行高选择性迷走神经切断术,切断迷走神经至胃体、胃小弯和胃底的分支,降低壁细胞的泌酸功能,达到治疗目的。

(五)神经

支配胃的神经有交感神经和副交感神经,还有内脏传入神经。

1. **交感神经** 胃的交感神经节前纤维起于脊髓第 6 ~ 10 胸节段,经交感干、内脏神经至腹腔神经丛内腹腔神经节,在节内交换神经元,发出节后纤维,随腹腔干的分支至胃壁。交感神经抑制胃的分泌和蠕动,增强幽门括约肌的张力,并使胃的血管收缩。

2. **副交感神经** 胃的副交感神经节前纤维来自迷走神经。迷走神经前干下行于食管腹段前面,约在食管中线附近浆膜的深面。手术寻找前干时,需切开此处浆膜,才可显露。前干在胃贲门处分为肝支与胃前支。肝支有 1 ~ 3 条,于小网膜内右行参加肝丛。胃前支伴胃左动脉在小网膜内距胃小弯约 1 cm 处右行,沿途发出 4 ~ 6 条小支与胃左动脉的胃壁分支相伴行而分布至胃前壁,最后于胃角切迹附近以"鸡爪"形分支分布于幽门窦及幽门管前壁。迷走神经后干贴食管腹段右后方下行,至胃贲门处分为腹腔支和胃后支。腹腔支循胃左动脉始段入腹腔丛。胃后支沿胃小弯深面右行,沿途分出小支伴随胃左动脉的胃壁分支至胃后壁,最后也以"鸦爪"形分支分布于幽门窦及幽门管的后壁。迷走神经各胃支在胃壁神经丛内换发节后纤维,支配胃腺与肌层,通常可促进胃酸和胃蛋白酶的分泌,并增强胃的运动(图4-14)。

高选择性迷走神经切断术是保留肝支、腹腔支和胃前、后支的"鸦爪"形分支而切断胃前、后支的其他全部胃壁分支的手术。此法既可减少胃酸分泌,达到治疗溃疡的目的,又可保留胃的排空功能及避免肝、胆、胰、肠的功能障碍。

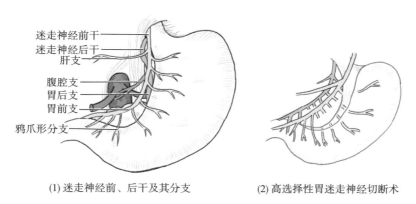

(1) 迷走神经前、后干及其分支　　(2) 高选择性胃迷走神经切断术

图4-14　胃的迷走神经

以身试菌,献身科学

幽门螺杆菌的发现

据统计,全球约有一半人感染了幽门螺杆菌。在中国,感染率更是超过了60%,也就是接近8亿中国人被感染。然而,胃炎和胃溃疡的真凶——幽门螺杆菌,又是如何被发现的呢?

早期的主流观点认为:压力、吸烟、情绪不稳定、迷走神经兴奋、食物辛辣刺激等导致了胃溃疡,需要反复地使用抑酸性药物来治疗。然而澳大利亚的一名病理学家,罗宾·沃伦(J. Robin Warren)在一份胃黏膜活体标本中,意外地发现了一种前所未见的细菌,体长大约3 μm。那是沃伦第一次观察到的幽门螺杆菌,但是没有人相信沃伦。因为那时人们都认为胃的酸性环境是不可能有任何细菌生长的。除了一个人,那就是澳大利亚胃肠病理学家巴里·马歇尔(Barry J. Marshall),他们合作收集了100例胃炎患者的胃黏膜,细菌的检出率高达90%。但两个年轻人,提出了一个"年轻"的假说,想获得认可谈何容易。于是马歇尔医生自己就当了"小白鼠",将一小杯幽门螺杆菌培养液一饮而尽。几天后,在反酸、呕吐和口臭的折磨之中,马歇尔医生惊喜地发现,他终于得了胃病! 研究胃肠病的教授、专家们震惊了! 他们纷纷开展临床试验,进一步证实了马歇尔等人的发现。2005年,这一发现被授予诺贝尔生理学或医学奖。

幽门螺杆菌的发现,推动了这个疾病诊疗跨越式的进展,改善了人们的生活质量。在追求真理的道路艰难且漫长,马歇尔的经历道出了科研的神圣与艰辛,严谨与严密。树立正确的科研观,勇于创新、锲而不舍、忠诚奉献的科学精神,为青年学者树起了前行的航标!

3. 内脏传入纤维　胃的感觉神经纤维分别随交感、副交感神经进入脊髓和延髓。胃的痛觉冲动主要随交感神经通过腹腔丛、交感干传入脊髓第 6～10 胸节段;胃手术时,封闭腹腔丛可阻滞痛觉的传入。胃的牵拉感和饥饿感冲动则经由迷走神经传入延髓;胃手术时过度牵拉,强烈刺激迷走神经,偶可引起心搏骤停,虽属罕见,但后果严重,值得重视。

三、十二指肠

十二指肠(duodenum)介于胃和空肠之间,是小肠上段的一部分,因总长约有 12 个横指的宽度(20～25 cm)而得名。其上端始于胃的幽门,下端至十二指肠空肠曲接续空肠。整个十二指肠呈"C"形弯曲,并包绕胰头。除始、末两端外,均在腹膜后隙,紧贴腹后壁第 1～3 腰椎的右前方。按其走向分十二指肠为上部、降部、水平部和升部。

(一)各部的结构特点及毗邻

1. 上部(superior part)　长 4～5 cm。自幽门向右并稍向后上方走行,至肝门下方转而向下,形成十二指肠上曲,接续降部。上部起始处有大、小网膜附着,属于腹膜内位,故活动度较大;余部在腹膜外,几乎无活动性。上部通常平对第 1 腰椎,直立时可稍下降。上部的前上方与肝方叶、胆囊相邻,近幽门处小网膜右缘深侧为网膜孔;下方紧邻胰头和胰颈;后方有胆总管、胃十二指肠动脉、肝门静脉及下腔静脉走行。

十二指肠上部近侧段黏膜面平坦无皱襞,钡剂 X 射线下呈三角形阴影,称十二指肠球。此部前壁好发溃疡,穿孔时可累及结肠上区;后壁溃疡穿孔则累及网膜囊,或溃入腹膜后隙。

2. 降部(descending part)　长 7～8 cm。始于十二指肠上曲,沿脊柱右侧下降至第 3 腰椎,折转向左,形成十二指肠下曲续于水平部。降部为腹膜外位,前方有横结肠及其系膜跨过,将此部分为上、下两段,分别与肝右前叶及小肠袢相邻;后方与右肾门、右肾血管及右输尿管相邻;内侧紧邻胰头、胰管及胆总管;外侧有结肠右曲。

十二指肠降部黏膜多为环状皱襞,其后内侧壁上有十二指肠纵襞。在纵襞上端约相当于降部中、下 1/3 交界处可见十二指肠大乳头(major duodenal papilla),为肝胰壶腹的开口处,一般距出口 8～9 cm;在其左上方约 1 cm 处,常可觅见十二指肠小乳头,为副胰管的开口处。

3. 水平部(horizontal part)　长 10～12 cm。自十二指肠下曲水平向左,横过第 3 腰椎前方至其左侧,移行为升部。此部也是腹膜外位。上方邻胰头及其钩突;后方有右输尿管、下腔静脉和腹主动脉经过;前方右侧份与小肠袢相邻,左侧份有肠系膜根和其中的肠系膜上动、静脉跨过。由于此部介于肠系膜上动脉与腹主动脉的夹角处,故当肠系膜上动脉起点过低时,可能会压迫水平部而引起十二指肠肠腔郁积、扩大甚至梗阻,称十二指肠上动脉压迫综合征(Wilkie 综合征)。

4. 升部(ascending part)　长 2～3 cm。由水平部向左上斜升,至第 2 腰椎左侧折向前下,形成十二指肠空肠曲(duodenojejunal flexure),续为空肠。升部前面及左侧覆有腹膜;左侧与后腹壁移行处常形成 1～3 条腹膜皱襞与相应的隐窝。其中一条皱襞位于十二指肠空肠曲左侧、横结肠系膜根下方,称为十二指肠上襞(superior duodenal fold)或十二指肠空肠襞,手术时常据此确认空肠始部。升部右侧毗邻胰头与腹主动脉。

(二)十二指肠悬肌

十二指肠悬肌(suspensory muscle of duodenum)亦称十二指肠悬韧带或 Treitz 韧带,

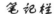

位于十二指肠上襞右上方深部,由纤维组织和肌组织构成,从十二指肠空肠曲上面向上连至右膈脚,有上提和固定十二指肠空肠曲的作用。

(三)血管

1.动脉　十二指肠血液供应主要来自胰十二指肠上前、后动脉及胰十二指肠下动脉。胰十二指肠上前、后动脉[anterior(posterior)superior pancreaticoduodenal atery]均起于胃十二指肠动脉,分别沿胰头前、后方靠近十二指肠下行。胰十二指肠下动脉(inferior pancreaticoduodenal atery)起于肠系膜上动脉,分为前、后两支,分别上行与相应的胰十二指肠上前、后动脉相吻合,形成前、后动脉弓,从弓上分支营养十二指肠与胰头。此外,十二指肠上部还有胃十二指肠动脉分出的十二指肠上动脉、十二指肠后动脉以及胃网膜右动脉的上行返支和胃右动脉的小支供应(图4-15)。

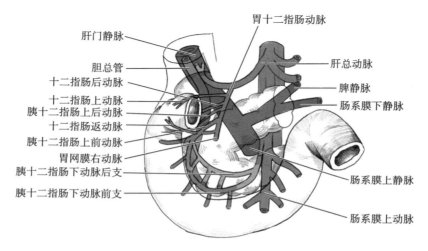

图4-15　十二指肠的动脉(前面观)

2.静脉　多与相应动脉伴行,除胰十二指肠上后静脉直接汇入肝门静脉外,余均汇入肠系膜上静脉。

(四)淋巴

十二指肠的淋巴主要回流至胰十二指肠前、后淋巴结。胰十二指肠前淋巴结位于十二指肠降部与胰头之间的前面,其输出管汇入幽门下淋巴结。胰十二指肠后淋巴结位于十二指肠降部与胰头之间的后面,其输出管入肠系膜上淋巴结。十二指肠上部的部分淋巴管直接汇入幽门下淋巴结与肝淋巴结,而下部与升部的部分淋巴管,直接汇入肠系膜上淋巴结。

四、肝

(一)位置与毗邻

肝(liver)大部分位于右季肋区,小部分位于左季肋区,左、右肋弓间的部分与腹前壁相贴。肝膈面借膈与右肋膈隐窝、右肺底和心膈面相邻,后缘近左纵沟处与食管相接触。肝的脏面毗邻复杂,除胆囊窝容纳胆囊、下腔静脉肝后段行经腔静脉沟以外,还与右肾上腺、右肾、十二指肠上部、幽门、胃前面小弯侧及结肠右曲紧邻。

笔记栏

> **深入思考，权衡利弊**
>
> ### 胃十二指肠溃疡瘢痕性幽门梗阻
>
> 患者，男性，29岁，近5年来经常有上腹部疼痛史，多见于空腹时，进餐后腹痛能缓解。就诊前一周起患者自觉进餐后上腹部饱胀、不适，偶尔伴上腹部痛，阵发性，数小时后能够逐渐缓解，腹痛不适时伴有嗳气、恶心。就诊前两天起出现上腹部腹痛，伴呕吐。呕吐物为宿食，有腐败酸臭味，不含胆汁。患者因为腹痛、呕吐而拒进食。自觉尿量减少，色泽变深。
>
> 青年男性，有上腹部空腹疼痛进餐后缓解病史。这是十二指肠溃疡典型表现。本病例中结合其他表现推断患者可能是十二指肠溃疡伴幽门梗阻。幽门梗阻是胃十二指肠溃疡常见并发症。如果梗阻位于十二指肠乳头开口以远部位，那么呕吐物应该含胆汁。不含胆汁说明梗阻部位在十二指肠乳头开口的近端。幽门梗阻时，由于呕吐和患者拒食，摄入减少，造成体液丧失补充不足，在体检时可见患者呈脱水貌，包括眼眶凹陷，皮肤弹性差。腹部检查上腹部可见胃型，振水音阳性。入院后先行保守治疗，放置胃管，进行胃减压和引流，并进行高渗温盐水洗胃，以减轻胃壁水肿。同时补充液体、电解质，维持酸碱平衡和营养，后进行手术治疗。
>
> 术中切除的范围：应切除远端2/3～3/4胃组织并包括幽门、近胃侧部分十二指肠球部。此手术切除了含有大量壁细胞和主细胞的远端胃体，降低了胃酸和胃蛋白酶的分泌，切除了胃窦就减少了G细胞分泌的胃泌素，从而降低了胃酸分泌；好发溃疡的部位也一并切除。
>
> 幽门梗阻患者入院后并不急于手术，首先考虑纠正水电解质平衡，查明病因并缓解胃壁水肿，为后续手术做准备；胃十二指肠溃疡手术后早期并发症多与术中操作不当或术前准备不足有关；术前水电解质紊乱调节不仅需要扎实的外科学总论方面知识，更多的是要及时发现电解质紊乱变化趋势；术后远期并发症多因手术导致的解剖、生理改变造成对机体的扰乱所致，在术前要向患者详细解释手术必要性及可能出现的远期并发症，取得患者理解。主动向患者科普健康知识，引导患者及大众开启健康的生活方式。

（二）体表投影

肝的体表投影可用3点作标志，第1点为右锁骨中线与第5肋相交处；第2点位于右腋中线与第10肋下1.5 cm的相交处；第3点为左第6肋软骨距前正中线左侧5 cm处。第1点与第3点的连线为肝的上界。第1点与第2点的连线为肝的右缘。第2点与第3点的连线相当于肝下缘，该线的右份相当于右肋弓下缘，中份相当于右第9肋与左第8肋前端的连线，此线为临床触诊肝下缘的部位，在剑突下2～3 cm。

（三）肝门与肝蒂

肝的脏面较凹陷，有左纵沟（由静脉韧带裂和肝圆韧带裂组成）、右纵沟（由腔静脉沟和胆囊窝组成）和介于两者之间的横沟，3条沟呈"H"形。横沟亦称肝门（parta hepatis）或第一肝门，有肝左、右管，肝门静脉左、右支，肝固有动脉左、右支，淋巴管及神经等出入。这些出入肝门的结构总称肝蒂（hepatic pedicle），走行于肝十二指肠韧带内。在肝门处，一般肝左、右管在前，肝固有动脉左、右支居中，肝门静脉左、右支在后。此外，肝左、右管的汇合点最高,紧贴横沟;肝门静脉的分叉点稍低,距横沟稍远;而肝固有动脉的分叉点最低,一般相当于胆囊管与肝总管汇合部的水平。在肝十二指肠韧带内,胆总管位于肝门静脉右前方、肝固有动脉的右侧。

在膈面腔静脉沟的上部,肝左、中、右静脉出肝处称第二肝门,被冠状韧带的上层所遮盖。它的肝外标志是沿镰状韧带向上后方的延长线,此线正对着肝左静脉或肝左、中静脉合干后注入下腔静脉处。因此,手术暴露第二肝门时,可按此标志寻找。

在腔静脉沟下部,肝右后下静脉和尾状叶静脉出肝处称第三肝门。

(四)分叶与分段

1. 肝段的概念 依肝外形简单地分肝为左、右、方、尾状4个叶,远不能满足肝内占位性病变定位诊断和手术治疗的需要,也不完全符合肝内管道的配布情况。肝内管道可分为肝静脉系统(肝左、中、右静脉,肝右后静脉和尾状叶静脉)和Glisson系统两部分,后者由血管周围纤维囊(Glisson囊)包绕肝门静脉、肝动脉和肝管形成,三者在肝内的分支与分布基本一致。肝段就是依Glisson系统的分支与分布和肝静脉的走行划分的,Glisson系统分布于肝段内,肝静脉走行于肝段间。关于肝段的划分法,各家的研究结果和认识尚有差异,至今无统一的意见,但目前国际上多采用Couinaud肝段划分法,并认为它是最为完整和具有实用价值。1954年,Couinaud根据Glisson系统的分支与分布和肝静脉的走行,分肝为左、右半肝、5叶和8段。肝脏外科依据这种分叶与分段的方式,施行半肝、肝叶或肝段切除术。如仅切除其中的一段,称肝段切除;同时切除2个或2个以上的肝段,称联合肝段切除;只切除一段肝的1/2~2/3,则称次全或亚肝段切除。

2. 肝叶、肝段划分法 在Glisson系统或肝门静脉系统腐蚀铸型中,可以看到在肝的叶间和段间存有缺少Glisson系统分布的裂隙,这些裂隙称为肝裂,是肝叶与肝叶之间和肝段与肝段之间的分界线。

(1)正中裂(median fissure):又称主门裂或Cantlie线,内有肝中静脉走行,分肝为左、右半肝,直接分开相邻的左内叶(段Ⅳ)与右前叶(段Ⅴ和段Ⅷ)。正中裂在肝膈面为下腔静脉左壁至胆囊切迹中点的连线;在肝脏面,经胆囊窝中份,越横沟入腔静脉沟(图4-16)。

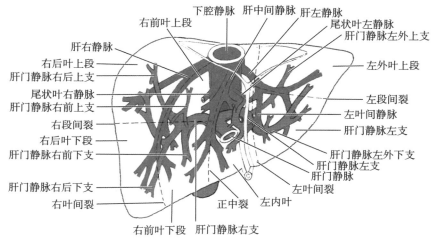

图4-16 肝内胆道与肝裂的关系

（2）背裂（dorsal fissure）：位于尾状叶前方，将尾状叶与左内叶和右前叶分开。它上起肝左、中、右静脉出肝处（第二肝门），下至第一肝门，在肝上极形成一弧形线。

（3）左叶间裂（left interlobar fissure）：又称脐裂，内有左叶间静脉和肝门静脉左支矢状部走行，分开左内叶（段）和左外叶（段）。左叶间裂在肝膈面为肝镰状韧带附着线左侧 1 cm 范围内与下腔静脉左壁的连线；于脏面，为肝圆韧带裂和静脉韧带裂。

（4）左段间裂（left intersegmental fissure）：又称左门裂，内有肝左静脉走行，分左外叶为左外叶上段和左外叶下段。上段较小，下段较大，二者呈后上与前下重叠关系。左段间裂在肝膈面为下腔静脉左壁至肝左缘上、中 1/3 交点的连线，转至脏面止于左纵沟中点稍后上方处。

（5）右叶间裂（right interlobar fissure）：又称右门裂，内有肝右静脉走行，分开右前叶与右后叶。右叶间裂在肝膈面为下腔静脉右壁至胆囊切迹中点右侧的肝下缘外、中 1/3 交点的连线，转至脏面，连于肝门右端。

器官捐赠，无私大爱

肝移植

中国乙型病毒性肝炎（简称乙肝）高发，乙肝携带者中将近有 10% 的人最终会发展到肝硬化，晚期肝硬化常出现上消化道出血、肝性脑病等致命并发症。常规内外科治疗无效的终末期肝病患者可行肝移植治疗，就是把一个有生命活力的健康肝脏植入患者体内挽救生命，俗称"换肝"。世界范围内人类器官捐献远远不能满足日益增长的需求，导致许多患者在等待移植的过程中死亡，活体肝移植是解决供肝短缺的重要手段。

2009 年割肝救子的"暴走妈妈"进入大众视野，感动全国。儿子需要接受肝移植，她义无反顾的决定捐献自己的部分肝脏换回儿子的性命，却被告知因自己患有重度脂肪肝而不适合供肝。没有条件就创造条件，"暴走妈妈"每天暴走 10 公里，心中唯有一个信念，那就是救孩子！通过 7 个多月的疾步行走锻炼，在"暴走妈妈"的不懈努力之下，最终治愈了自己的脂肪肝，2009 年 11 月 3 日，"暴走妈妈"割离的供肝成功植入儿子体内。母爱如山，母爱最高尚最珍贵之处也正在于其不计回报的无私大爱。

尽管肝移植的治疗技术及方法已经很成熟，但供体来源困难依然是阻碍肝移植在临床中开展的主要矛盾。2006 年以后，活体肝移植增多，但主要是亲属间的捐赠。随着时间的推移，自愿捐献器官的人越来越多，但肝源仍然有巨大的缺口，中国器官捐献移植工作仍需进一步推广。提高全民对器官捐献的认识，提升自愿捐献率，心中有爱，常怀感恩，也是我们医务工作者需要努力的方向。

（6）右段间裂（right intersegmental fissure）：又称横裂，在脏面为肝门右端至肝右缘中点的连线，转到膈面，连于正中裂。此裂相当于肝门静脉右支主干平面，既分开右前上段（段）和右前下段（段Ⅴ），又分开右后上段（段Ⅷ）和右后下段（段Ⅵ）。

（五）肝内管道

肝内的管道有 2 个系统，即 Glisson 系统和肝静脉系统。前者包括肝门静脉、肝固有

动脉和肝管,三者在肝内的行径一致,均被共同的血管周围纤维囊所包裹。Glisson 系统
中因肝门静脉管径较粗,且较恒定,故以它作为肝分叶与分段的基础(图 4-17)。

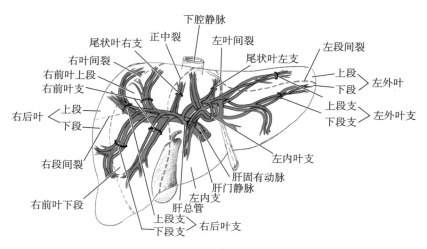

图 4-17　Glisson 系统在肝内的分布

1. 肝门静脉(hepatic portal vein)　在肝横沟内稍偏右处,分为左支和右支。

肝门静脉左支的分支相当恒定,一般分为横部、角部、矢状部和囊部四部分。横部走
向左前上方,位于横沟内;在角部以 90°～130° 角向前转弯成为矢状部,行于肝圆韧带裂
内;矢状部向前延为囊部,肝圆韧带连于此部。左支的主要分支有:①左外上支,起于角
部,分布于左外上段;②左外下支,多起于囊部,分布于左外下段;③左内支,起于囊部右
壁,由 2～5 支不等,分布于左内叶。

肝门静脉右支粗而短,沿横沟右行,分为右前支和右后支。右前支分出数支腹侧扇
状支和背侧扇状支而分别进入右前上段和右前下段。右后支为右支主干的延续,分为右
后叶上、下段支而分别分布于右后上段和右后下段。

尾状叶接受左、右侧肝门静脉支的双重分布,以发自左支横部的为主,而尾状突主要
接受肝门静脉右后支的分布。

2. 肝固有动脉(proper hepatic artery)　在入肝之前即分出左支(肝左动脉)和右支
(肝右动脉),分别至左、右半肝。

肝左动脉走向肝门左侧,分出左内、外叶动脉。左外叶动脉在肝门静脉左支角部凸
侧的深或浅面分出左外上、下段动脉,与相应肝管相伴进入左外上、下段。左内叶动脉又
称肝中动脉,多经肝门静脉左支横部浅面入左内叶。

肝右动脉走向肝门右侧,分出右前、后叶动脉。右前、后叶动脉均发出上、下段支,而
分别进入右前上、下段和右后上、下段。

尾状叶动脉可起于肝左动脉、肝右动脉、肝中动脉和右前叶动脉,但以起于肝左动脉
者居多(69%)。

起于肝固有动脉以外动脉的肝动脉,称迷走肝动脉(aberrant hepatic artery)。分布至
左半肝的多起自胃左动脉(约 25%),分布至右半肝的多起自肠系膜上动脉(约 8.9%)。
在肝门区手术时,应注意迷走肝动脉的存在。

3. 肝管(hepatic duct)　左外叶所产生的胆汁由左外上、下段肝管引流。约 49% 的左
外下段肝管经肝门静脉左支矢状部左份深面上行至角部深面,与左外上段肝管汇合成左

外叶肝管。左外叶肝管经肝门静脉左支角部凹侧或深面同左内叶肝管合成肝左管。约81%的左内叶肝管沿肝门静脉左支矢状部右侧上升,而肝左管一般沿肝门静脉左支横部方叶侧缘或右前上方往右行。肝左管主要引流左半肝的胆汁。

右前叶肝管由右前上、下段肝管汇合而成,大部分行经肝门静脉右前支根部左侧(62%)或深面(25%)。右后叶肝管由右后上、下段肝管汇合而成,大部分位于肝门静脉右后支上方,越肝门静脉右支分叉处或肝门静脉右前支起始部深面,至肝门静脉右支的前上方与右前叶肝管合成肝右管。肝右管主要引流右半肝的胆汁。

尾状叶肝管可汇入肝左、右管及肝左、右管汇合处,但以汇入肝左管为主(约47%)。尾状叶胆汁的这种混合性引流特点,致使肝门区胆管癌常侵及尾状叶,故该区胆管癌的根治应常规切除尾状叶。

迷走肝管(aberrant hepatic duct)是指肝门区和胆囊窝部位以外的肝外肝管,常位于肝纤维膜下,或肝周腹膜韧带中,以左三角韧带中多见。迷走肝管细小,不引流某一特定的肝区域,但它和肝内肝管是连续的,如手术中不慎切断,将有胆汁渗漏,导致胆汁性腹膜炎。

4.肝静脉(hepatic vein) 肝静脉包括肝左、中、右静脉、肝右后静脉和尾状叶静脉,均经腔静脉沟出肝而注入下腔静脉。肝静脉系统的特点是无静脉瓣,壁薄,且因被固定于肝实质内,管径不易收缩,故不仅在肝切面上或肝破裂时出血较多,而且也容易造成空气栓塞;其另一特点是变异较多,致使肝段的大小亦多有变化。肝静脉的变异是肝非规则性切除的解剖学基础。

(1)肝左静脉(left hepatic vein):收集左外叶全部及左内叶小部分的静脉血,主干位于左段间裂内。典型的肝左静脉由上、下两根合成,多与肝中静脉合干后汇入下腔静脉。上、下根分别引流段和段的静脉血。肝左静脉的主要属支有:①左后上缘静脉,出现率65.5%,多数注入肝左静脉末端;②左叶间静脉,位于左叶间裂内或此裂的稍左侧,出现率85.4%;内侧支,主要注入肝左静脉主干或下根的内侧壁。

(2)肝中静脉(middle hepatic vein):收集左内叶大部分和右前叶左半的静脉血。由左、右两根合成,其汇合点多在正中裂中1/3偏下份。肝中静脉的前壁及两侧壁均有数条属支注入主要来自左内叶和右前上段。

(3)肝右静脉(right hepatic vein):收集右前叶右半和右后叶大部分静脉血,前、后两根在右叶间裂中1/3偏上处合成,注入下腔静脉右壁。其主要的属支有右后上缘静脉,出现率约48.8%。

(4)肝右后静脉(right posterior hepatic vein):位于肝右叶后部,常较表浅。可分为上、中、下3组。其中肝右后下静脉经第三肝门注入下腔静脉,由于其口径较粗(平均约6.6 mm),出现率较高(约84%),故临床意义较大。肝右静脉与肝右后下静脉有"彼消此长"关系。在需全切肝右静脉的病例中,常需全切肝右后叶。若有粗大的肝右后下静脉,可通过保留此粗大静脉来保存右后下段(段Ⅵ)。

(5)尾状叶静脉(caudate hepatic vein):由尾状叶中部汇入下腔静脉的小静脉,引流状叶前上半的血液,称上尾状叶静脉;引流尾状叶后下部静脉血的小静脉,称下尾状叶静脉,经第三肝门从左侧汇入下腔静脉。

(六)淋巴

肝的淋巴分浅、深两组。

1.浅组 位于肝实质表面的浆膜下,形成淋巴管网。可分为膈面与脏面2个部分。

肝膈面的淋巴管分为左、右、后3组。后组的淋巴管经膈的腔静脉孔进入胸腔,注入膈上淋巴结及纵隔后淋巴结。左组淋巴管注入胃右淋巴结。右组淋巴管注入主动脉前淋巴结。

肝脏面的淋巴管多走向肝门注入肝淋巴结,仅右半肝的后部及尾状叶的淋巴管与下腔静脉并行,经膈注入纵隔后淋巴结。

2. 深组 在肝内形成升、降两干,升干随肝静脉出第二肝门,沿下腔静脉经膈注入纵隔后淋巴结。降干伴肝门静脉分支由肝门穿出,注入肝淋巴结。

由以上可见,肝淋巴回流,无论浅、深组淋巴管,均有注入纵隔后淋巴结者,因此,肝炎或膈下感染常可引起纵隔炎或脓胸。

(七)神经

肝的神经来自左、右迷走神经、腹腔神经丛和右膈神经。前两者的纤维围绕肝固有动脉和肝门静脉,形成肝丛,与肝的血管伴行,经肝门入肝,分布于肝小叶间结缔组织及肝细胞之间。肝血管只由交感神经分布,而胆管和胆囊则由交感神经和副交感神经(迷走神经)所分布。

右膈神经为肝的传入神经,其纤维一部分分布于肝纤维囊内,另一部分向前下,经肝前缘与肝丛结合,随其分布至肝内以及胆囊和胆管。肝传入纤维的作用还不十分清楚,但肝疾患所引起的右肩放射性疼痛,相信是经右膈神经传入的。肝的疼痛往往与肝大相伴随,而切开、烧灼、穿刺并不产生疼痛。一般认为肝痛是由于肝纤维囊及腹膜韧带牵拉所致。

关注肝癌,重在预防

预防肝癌

肝癌是原发于肝脏的恶性肿瘤,按照其来源及病理类型可分为肝细胞癌、胆管细胞癌和混合性肝癌,其中肝细胞癌占其中的85%~90%,在全球新发肿瘤类型中排在第5位,其病死率高居肿瘤相关性死亡第3位,每年大约有78万新发肝癌患者,约74万人死于这一疾病。在中国,肝癌的发病率在所有癌症中位列第4,而肿瘤致死率位列第3。在60岁以下的男性中,肝癌的发病率和死亡率均居首位。

慢性乙肝病毒和丙肝病毒感染、摄入黄曲霉素污染的食物、酒精、肥胖、吸烟等是肝癌的重要危险因素。我国乙肝多发,大约80%的肝癌患者是由病毒感染引起的。乙肝的母婴传播在过去还是比较常见的,尤其是在分娩时。现在由于对肝炎传播途径认识的提高,有很多方式可以阻断乙肝母婴传播,婴儿出生后还要接受乙肝疫苗的接种,对于极高危的婴儿还可以注射乙肝免疫球蛋白,很有效地控制了新生儿乙肝的患病。我国自1986年开始大规模乙肝病毒疫苗免费接种,对阻断人群间乙肝病毒传播起到了重要作用,5岁以下人群的乙肝病毒阳性率已经降到了1%以下。同时也大大降低了肝癌的发病率。除乙肝疫苗外,如卡介苗、脊髓灰质炎疫苗、麻疹疫苗等也均在免费接种之列,这是我们国家为保护民众的健康所体现出的大国担当。

五、肝外胆道

肝外胆道由肝左、右管,肝总管、胆囊和胆总管组成。

(一)胆囊

1. 位置与体表投影　胆囊(gallbladder)是呈梨形的囊状器官,长 10~15 cm,宽 3~5 cm。容量为 40~60 mL,可储存和浓缩胆汁。它借疏松结缔组织附着于肝脏面的胆囊窝内,其下面覆以腹膜。故可与肝随呼吸上下移动,特别在胆囊病态增大时,这种现象在查体时容易发现。在正常情况下,通过疏松结缔组织容易将胆囊自肝剥下;但在炎症时粘连较重,常不易分开。在疏松结缔组织中常有小血管通过,胆囊切除时应予止血。此外,偶有小的副肝管由肝直通胆囊,胆囊切除时应妥善处理,否则术后将形成胆汁瘘。有时胆囊为腹膜内位,有系膜,移动性大,特别是在活体上,可随体位的变化而有较大幅度的移动。

胆囊上方为肝,下后方为十二指肠及横结肠,左为幽门,右为结肠右曲,前为腹前壁。胆囊分底、体、颈、管 4 部分(图 4-18)。底稍突出于肝下缘,其体表投影相当于右锁骨中线或右腹直肌外缘与右肋弓的交点处。体部位于底与颈之间,伸缩性较大。颈部弯曲且细,位置较深,其起始部膨大,形成 Hartmann 囊,胆囊结石多停留于此囊中。

胆囊的变异不多见,偶有双胆囊、中隔胆囊、二裂胆囊、憩室胆囊、肝内胆囊和系膜胆囊等。

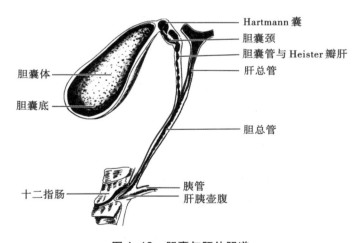

图 4-18　胆囊与肝外胆道

2. 胆囊管(cystic duct)　长 2.5~4 cm,一端连于胆囊颈,另一端呈锐角与肝总管汇合为胆总管。胆囊管近胆囊的一端,有螺旋状黏膜皱襞称 Heister 瓣,近胆总管的一段则内壁光滑。由于有 Heister 瓣的存在,可使胆囊管不致过度膨大或缩小,有利于胆汁的进入与排出;当胆道炎症而致此瓣水肿或有结石嵌顿时,常可导致胆囊积液。

3. 胆囊的动脉　称胆囊动脉(cystic artery)常于胆囊三角(Calot 三角)内起自肝右动脉。该三角由胆囊管、肝总管和肝下面三者所组成(图 4-19)。胆囊动脉常有变异,如起自肝固有动脉或其左支、胃十二指肠动脉或具有双胆囊动脉等。变异的动脉常行经肝总管或胆总管的前方,胆囊或胆总管手术时应予以注意。

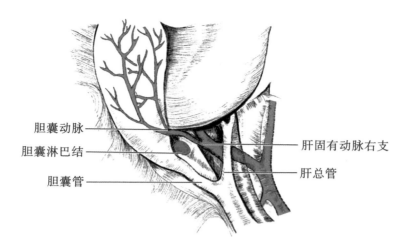

胆囊动脉
胆囊淋巴结
胆囊管

肝固有动脉右支
肝总管

图4-19 胆囊三角

治学严谨，精准施治

胆道损伤

黄志强院士曾经说过：只要你是普外科医生，你就不能避免胆道损伤问题。事实上大部分的胆道损伤是医源性的，外科手术或其他有创性诊疗操作等医源性因素（腹腔镜胆囊切除术占 90% 以上）造成的胆管损伤是普外科医生永远无法回避的话题。发生胆道损伤的其中一个危险因素是胆道的解剖学变异；危险的病理因素如组织充血、水肿、脆弱、致密粘连、结石嵌顿、Mirizzi 综合征等。另一方面，操作者经验欠缺、过度自信、盲目草率也是造成胆道损伤的原因。胆道损伤后果极其严重，患者甚至每个月都会因为腹痛/发热需要接受治疗，如果反复胆道感染，胆管狭窄，胆道结石形成，往往需要多次手术治疗，到最后因为长期慢性炎症导致胆管狭窄不可逆转，形成胆汁淤积/肝硬化，危及生命。因此，医生在做每一例手术时都要怀着敬畏之心，针对每一例病人要仔细分析病情，术前根据患者影像学资料，详细地分析术区解剖结构，在脑中构建胆道及血管走行图，避免盲目操作。

4. **胆囊的静脉** 比较分散，胆囊与肝之间有数条小静脉相通。胆囊下面的小静脉汇成 1~2 条静脉经胆囊颈部汇入肝内门静脉分支。有的胆囊静脉注入肝门静脉主干或肝门静脉右支。也有的形成一条较大的静脉与胆总管平行，汇入肠系膜上静脉。在胆总管手术时，应注意此静脉。

5. **胆囊的神经** 主要由腹腔神经丛的肝丛支配，一般认为副交感神经可使胆囊收缩，Oddi 括约肌舒张，将胆汁排入十二指肠。而交感神经的作用相反。此外，还有来自右膈神经的纤维，故胆囊炎患者常可出现肩部放射性疼痛。

（二）肝管、肝总管及胆总管

1. **肝管**(hepatic duct) 肝左、右管在肝门处汇合成肝总管。肝右管起自肝门的后上方，较为短粗，长 0.8~1.0 cm。肝右管与肝总管之间的角度较大。肝左管横部位置较浅，横行于肝门左半，长 2.5~4.0 cm，与肝总管之间的角度较小。

> **科学饮食,关爱健康**
>
> ## 胆结石
>
> 　　胆结石又称胆石症,是指胆道系统包括胆囊或胆管内发生结石的疾病。结石在胆囊内形成后,可刺激胆囊黏膜,不仅可引起胆囊的慢性炎症,而且当结石嵌顿在胆囊颈部或胆囊管后,还可以引起继发感染,导致胆囊的急性炎症。由于结石对胆囊黏膜的慢性刺激,还可能导致胆囊癌的发生。国内报道成人胆囊结石的患病率为2.3%~6.5%。胆结石形成主要因素有:①普遍认为高饱和脂肪酸及高胆固醇饮食是诱发胆囊结石的高危因素,煎炸食品、蛋类、动物内脏均为高胆固醇、高饱和脂肪酸食物,这些食物对血清胆固醇升高有明显促进作用;②肥胖是诱发胆囊结石的高危因素;③不吃早餐,空腹时间过长,长期不吃荤食,会破坏胆囊周期性规律性收缩,导致胆汁瘀滞易于形成胆囊结石;④短期内减肥过快,体内能量供应急剧下降,组织中的脂肪加速消耗,使胆固醇溢出增加,也会增加胆囊结石形成概率。
>
> 　　预防胆结石的发生非常重要。具体的预防措施为:①高钙食物如牛奶、豆制品可减少疏水性胆汁酸水平,还具有刺激胆囊排空的作用,对胆囊结石的形成有保护作用;②规律体育锻炼可降低血甘油三酯水平、减少胰岛素抵抗、降低血中胰岛素水平、提升血清高密度脂蛋白水平、降低胆汁胆固醇饱和度,运动还可促进肠管蠕动,增强胆囊收缩功能,从而降低胆囊结石发生率;③适量饮用咖啡能增加胆囊收缩功能、抑制胆囊吸收功能、增加肠道运动功能及增加能量消耗、减少脂肪储存,也会降低胆囊结石发生率。作为医学生不仅要用科学知识武装自己,更应该传递和科普医学知识,助力全民健康。

　　2. 肝总管(common hepatic duct)　长约3 cm,直径0.4~0.6 cm。其上端由肝左、右管合成,下端与胆囊管汇合成胆总管。肝总管前方有时有肝右动脉或胆囊动脉越过,在肝和胆道手术中,应予以注意。

　　3. 胆总管(common bile duct)　胆总管的长度取决于胆囊管汇入肝总管部位的高低,一般长7~8 cm,直径0.6~0.8 cm。若其直径超过1 cm时,可视为病理状态(胆总管下端梗阻等)。由于胆总管壁具有大量弹性纤维组织,故结石或蛔虫梗阻时可扩张到相当粗的程度(有时可达肠管粗细)而不破裂,仅在胆结石压迫引起管壁坏死时才能穿孔。

　　胆总管的分段与毗邻关系见图4-20。

　　(1)十二指肠上段(第1段):在肝十二指肠韧带内,自胆总管起始部至十二指肠上部上缘为止。此段沿肝十二指肠韧带右缘走行,胆总管切开探查引流术即在此段进行。

　　(2)十二指肠后段(第2段):位于十二指肠上部的后面,向下内方行于下腔静脉的前方,肝门静脉的右方。手术时常将示指插入网膜孔内,拇指放在十二指肠之前,以检查此段内有无结石存在。

　　(3)胰腺段(第3段):弯向下外方,此段上部多由胰头后方经过;下部多被一薄层胰组织所覆盖,位于胆总管沟中。胰头癌或慢性胰腺炎时,此段胆总管常受累而出现梗阻性黄疸。

　　(4)十二指肠壁段(第4段):斜穿十二指肠降部中份的后内侧壁,与胰管汇合后略呈

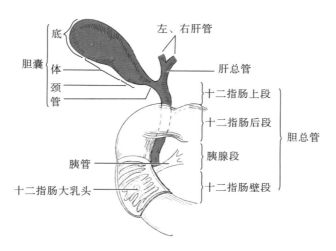

图 4-20 胆总管的分段

膨大，形成肝胰壶腹（hepatopancreatic ampulla），又称 Vater 壶腹。壶腹周围及其附近有括约肌并向肠腔突出，使十二指肠黏膜隆起形成十二指肠大乳头。肝胰壶腹借乳头小孔开口于十二指肠腔。此处的括约肌由 3 个部分组成：①胆总管括约肌，为一环肌，位于胆总管末端，是胆总管最强的肌纤维，它收缩可关闭胆总管下端；②胰管括约肌，位于胰管末端，常不完全，有时缺如；③肝胰壶腹括约肌，由十二指肠的环形肌纤维组成。以上 3 个部分括约肌统称 Oddi 括约肌。

据统计，胆总管和胰管两者汇合后进入十二指肠者占 81% 以上，其余少数未与胰管汇合而单独开口于十二指肠腔。肝胰壶腹的开口部位绝大多数在十二指肠降部中、下 1/3 交界处附近的后内侧壁，且在该处一条十二指肠纵襞的下端。依此标志，可在逆行性胰胆管造影术及壶腹切开成形术时，寻找乳头。

六、胰

（一）位置与体表投影

胰（pancreas）位于腹上区和左季肋区，横过第 1、2 腰椎前方，其体表投影为：下缘约平脐上 5 cm，上缘约相当于脐上 10 cm 处。胰居网膜囊后面，形成胃床之大部分，除胰尾外均属腹膜外位。胰的位置可随呼吸运动、腹内脂肪多少和身体姿势的变化而发生一定程度的移动。其右侧端较低，被十二指肠环绕，左侧端较高，靠近脾门。

（二）分部与毗邻

通常将胰分为头、颈、体、尾 4 个部分，其间并无明显的界限（图 4-21）。

1. 胰头（head of pancreas） 位于第 2 腰椎的右侧，是胰最宽大的部分，被十二指肠从上方、右侧和下方"C"形环绕。因其紧贴十二指肠壁，故胰头部肿瘤可压迫十二指肠而引起梗阻。

胰头下部向左突出而绕至肠系膜上动、静脉后方的部分称钩突（uncinate process）。此处有 2~5 支胰头、钩突小静脉汇入肠系膜上静脉的右后侧壁，故胰十二指肠切除术时要仔细处理这些小血管，否则易致难以控制的出血。

胰头的前面有横结肠系膜根越过，并与空肠相毗邻；后面有下腔静脉、右肾静脉及胆总管下行；上方的右侧份与胃幽门和十二指肠上部紧邻，左侧份由前向后依次与肝固有

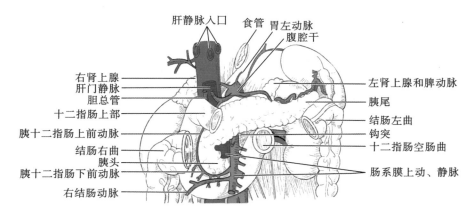

图 4-21 胰的分布和毗邻

动脉、肝门静脉、门腔淋巴结和网膜孔相毗邻,再向上则与肝尾状叶和网膜囊上隐窝相邻。此区恰处肝门附近,误诊率常较高,应引起注意。

2.**胰颈**(neck of pancreas)　是胰头与胰体之间较狭窄的部分,宽 2.0~2.5 cm。它位于胃幽门部的后下方,其后面有肠系膜上静脉通过,并与脾静脉在胰颈后面汇合成肝门静脉。肠系膜上静脉由胰颈后面的沟中经过时,没有胰腺的小静脉进入其中。因此,可从胰腺下缘及上缘,沿肠系膜上静脉的前方与胰颈背面之间进行剥离,以备切断胰腺。在剥离时如发现肿瘤已侵及肠系膜上静脉或肝门静脉,一般即不能进行胰十二指肠切除术。此手术切断胰腺的部位,是在肠系膜上静脉的略左侧,即相当于肠系膜上动脉的位置。

3.**胰体**(body of pancreas)　较长,位于第 1 腰椎平面,脊柱前方,并稍向前凸起。胰体的前面隔网膜囊与胃后壁为邻,胃癌或胃后壁溃疡常与胰体粘连或穿通;后面有腹主动脉、左肾上腺、左肾及脾静脉。胰体后面借疏松结缔组织和脂肪附着于腹后壁,上缘与腹腔干、腹腔丛相邻,脾动脉沿此缘向左走行。

4.**胰尾**(tail of pancreas)　是胰左端的狭细部分,末端达脾门,故脾切除时不可伤及胰尾,以免术后形成胰瘘。由于胰尾行经脾肾韧带的两层腹膜之间,故有一定的移动性。

(三)胰管与副胰管

1.**胰管**(pancreatic duct)　位于胰实质内,起自胰尾,横贯胰腺全长,并收纳各小叶导管,到达胰头右缘时通常与胆总管汇合形成肝胰壶腹,经十二指肠大乳头开口于十二指肠腔,偶尔单独开口于十二指肠腔。胰管于胰实质中的位置,多不恒定。于胰尾处大致居胰腺中心;在胰体处,多行于前上部或中心处;在胰颈处,以居中心者为多,中、上部者为次;在胰头处,多穿行于后下份的实质里。

2.**副胰管**(accessory pancreatic duct)　位于胰头上部,主要引流胰头前上部的胰液,开口于十二指肠小乳头,通常与胰管相连,胰管末端发生梗阻时,胰液可经副胰管进入十二指肠腔。

(四)血管

胰的动脉主要有胰十二指肠上前后动脉、胰十二指肠下动脉、胰背动脉、胰下(即胰横)动脉、脾动脉胰支及胰尾动脉供应。

胰头部的血液供应丰富,有胰十二指肠上前、后动脉(均起自胃十二指肠动脉)及胰十二指肠下动脉(起自肠系膜上动脉)分出的前、后支,在胰头前、后面相互吻合,形成动脉弓,由动脉弓发出分支供应胰头前、后部及十二指肠。

胰背动脉多由脾动脉根部发出,向下达胰颈或胰体背面分为左、右2支,左支沿胰下缘背面左行,称胰下动脉。胰体部的血供还来自脾动脉胰支,一般为4~6支。其中最大的一支为胰大动脉,分布至胰尾部的动脉称胰尾动脉。

胰的静脉多与同名动脉伴行,汇入肝门静脉系统。胰头及胰颈的静脉汇入胰十二指肠上、下静脉及肠系膜上静脉,胰体及胰尾的静脉以多个小支在胰后上部汇入脾静脉。

(五)淋巴

胰的淋巴起自腺泡周围的毛细淋巴管,在小叶间形成较大的淋巴管,沿血管达胰表面,注入胰上、下淋巴结及脾淋巴结,然后注入腹腔淋巴结(图4-22)。

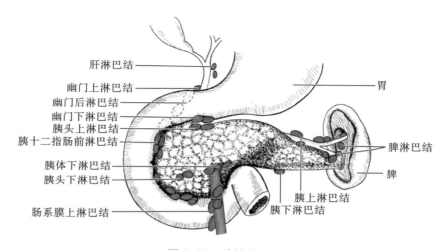

图4-22 胰的淋巴结

(六)神经

胰由腹腔神经丛、肝丛、脾丛及肠系膜上丛等处发支支配。这些神经支达胰后形成胰前、后丛。当胰腺炎或胰腺肿瘤时,可刺激或压迫该神经丛而引起背部疼痛。

七、脾

(一)形态与毗邻

脾(spleen)是人体最大的淋巴器官,颜色暗红,质地柔软,外有纤维性结缔组织被膜包裹。脾的外形不规则,大致可呈三角形、长圆形或圆形,有的甚至分叶称分叶脾。脾可分为膈、脏两面,前、后两端和上、下两缘。膈面平滑、凸隆。脏面凹陷,有脾血管、淋巴管和神经等出入,称脾门(hilum of spleen),出入脾门的结构总称脾蒂。脾门的前上方为胃面,与胃底相接;后下方有肾面,与左肾和左肾上腺接触;肾面的下部常与结肠左曲相贴,叫结肠面;结肠面与脾门之间称胰面,与胰尾相邻。前端较宽阔,向腹外侧;后端较钝圆,向背内侧,与第12胸椎同高。上缘较锐,向前上方,一般有1~3个切迹,脾肿大时可作为脾触诊的标志。下缘较钝,向后下方,为肾面与膈面的分界。

(二)位置与体表投影

脾位于左季肋区的肋弓深处。其体表投影是:脾后上端(极)平左侧第9肋的上缘,距后正中线 4~5 cm;脾前下端(极)平左侧第 11 肋,达腋中线,其长轴与左第 10 肋平行。脾与膈相贴,故脾的位置可随呼吸和体位的不同而有变化。

(三)脾段

脾由 2~5 个独立的脾段所构成,其中以 4 段最常见,即上极段、上中段、下中段和下极段。每个脾段由脾动脉进入脾门的一条分支所供应,并各有一条静脉引流该脾段的血液,相邻的脾段由段间静脉相连。因此,如果一个脾段充血,过多的血液可经段间静脉流至相邻的脾段。在正常情况下,流入脾内的血液不多时,脾段可以作为一个独立的单位看待。这对外科手术中的部分脾切除或脾段切除提供了解剖学基础。

(四)血管

1. **脾动脉**(splenic artery)　多起自腹腔干,沿胰背侧面的上缘左行,其远侧段入脾肾韧带内,并在韧带内发出它的各级分支,终末支经脾门入脾内。依其行程中的主要毗邻,可将脾动脉分为 4 段,即胰上段、胰段、胰前段和门前段。

(1)胰上段:甚短,1~3 cm 长,位居胰的上方,常呈现为凹面向上的反时针弯曲,然后越过腹主动脉前方,行向胰背侧面的上缘续为胰段,此段可能发出左膈下动脉、胰背动脉、脾上极动脉、胃后动脉、副肝动脉或肠系膜下动脉。

(2)胰段:是 4 段中最长的一段,通常走行于胰背侧面的上缘,在成人多呈现 1 个或多个襻状弯曲。此段可能发出胰大动脉、胃后动脉、胃短动脉及胃左动脉。

(3)胰前段:是脾动脉斜向左前行于胰尾前方的一短段。脾动脉多在此段分为分布于脾的终动脉支,以分为上、下两个动脉支(脾叶动脉)的最为多见(约86%),上、中、下 3 支的次之(约13%)。脾叶动脉进而又分为 4 条终末动脉(脾段动脉),由上而下称上极段动脉、上中段动脉、下中段动脉和下极段动脉。脾叶、段动脉以 2 叶 4 段型者为多见(约84.5%)。

脾的动脉在胰前段或胰段分为终动脉干者,称分散型,出现率约为70%,其特点是:脾动脉干相对较短,终动脉干及其分支较长,支数较多,因而其各支的入脾部位也较分散。这种类型的脾常有切迹和上、下极动脉。由于脾动脉干相对较短,给手术中结扎脾动脉干带来一定困难;另一方面由于此段脾动脉与胰尾关系密切,所以在结扎脾动脉时,应注意保护胰尾。胰前段可能发出胃网膜左动脉、脾上极动脉、胃短动脉和胰尾动脉。

(4)门前段:指的是走行于胰尾与脾门之间的一短段。若脾动脉在门前段才分为至脾的终动脉干时,称为紧密型,出现率约为30%,其特点是:脾动脉干相对较长,终动脉干及其分支均较短,而且分支数目也较少。这种类型的脾常无切迹和上、下极动脉。

2. **脾静脉**(splenic vein)　由脾门处的 2~6 条(常见 3 条)属支组成脾静脉,其管径比脾动脉大一倍,走行较直,与脾动脉的弯曲形成鲜明对照。脾静脉的行程较恒定,多在脾动脉的后下方,走在胰后面横沟中。脾静脉沿途收纳胃短静脉、胃网膜左静脉、胃后静脉、肠系膜下静脉及来自胰的一些小静脉,向右达胰颈处与肠系膜上静脉汇合成肝门静脉。

(五)淋巴和神经

脾虽然是一个淋巴器官,但它不是淋巴的滤器,所以脾没有淋巴输入管,但在脾门处可见淋巴输出管。脾的淋巴输出管进入脾门处的淋巴结,再沿脾动脉至腹腔淋巴结。因此,当胰尾或胰体部癌行胰腺切除时,应一并切除脾。

脾的神经支配来自脾丛。脾丛沿脾动脉走行和分布,它主要接收腹腔神经丛,也接收左肾上腺丛和左膈丛的分支。左膈神经终末支有时达到膈脾韧带,故脾疾患有时出现左肩部牵涉性疼痛。

(六)副脾

副脾(accessory spleen)色泽、硬度与脾一致,出现率为 5.76%～35%,其位置、数目、大小等均不恒定,多位于脾门、脾蒂、大网膜等处。副脾的功能与脾相同,在血小板减少性紫癜、溶血性黄疸行脾切除术时,应一并切除副脾,以免症状复发。

第五节　结肠下区

结肠下区位于横结肠及其系膜与小骨盆上口之间。此区内有空肠、回肠、盲肠、阑尾及结肠等脏器。

一、空肠及回肠

(一)位置与形态结构

结肠下区的大部被空肠(jejunum)及回肠(ileum)占据,空肠为上段,回肠为下段。空肠始于十二指肠空肠曲,空、回肠无明显分界,一般近侧的 2/5 为空肠,主要位于结肠下区的左上部,远侧的 3/5 为回肠,位于结肠下区的右下部,部分垂入盆腔,末端接续盲肠。空、回肠均属腹膜内位器官,因其借肠系膜悬附于腹后壁,因此总称系膜小肠、小肠有较大活动范围。空、回肠迂曲多样,长度有个体差异,中国人的空、回肠全长平均为410.5 cm。据报道,空肠与回肠一般切除 1/3 不致发生消化功能紊乱;1/2～2/3 为安全限度;切除70% 以上需特殊饮食;如果切除4/5 以上,则可危及生命。因此,手术应根据具体病情,切除适当长度的肠管。

X 射线检查时,通常将小肠样按部位分为 6 组。第 1 组为十二指肠,位于腹上区;第2 组为空肠上段肠样,位于左腹外侧区;第 3 组为空肠下段,在左髂区;第 4 组为回肠上段,位于脐区;第 5 组为回肠中段,在右腹外侧区;第 6 组为回肠下段,位于右髂区、腹下区和盆腔。

空、回肠的鉴别如下:空肠管径较粗,壁较厚,色较红,富含血管,黏膜环状皱襞多而高,黏膜内散在孤立淋巴滤泡,系膜内血管弓和脂肪均较少;而回肠则管径较细,壁较薄,颜色稍白,血管少,黏膜环状皱襞疏而低。黏膜内除有孤立淋巴滤泡外,尚有集合淋巴滤泡,系膜血管弓较多,脂肪较丰富。

(二)肠系膜

肠系膜(mesentery)由两层腹膜组成,其中含有分布到肠样的血管、神经和淋巴。肠系膜将空、回肠悬附于腹后壁,其在腹后壁附着处称小肠系膜根。小肠系膜根从第 2 腰椎左侧斜向右下,至右骶髂关节前方,长约 15 cm,其体表投影恰在左腋窝顶与右腹股沟韧带中点的连线上。由于肠系膜根是从左上到右下,如系膜上生有肿物,其活动范围应与系膜根垂直。肠系膜的肠缘连于空、回肠的系膜缘,与空、回肠全长相等。肠系膜由于根短而肠缘长,因此整体呈扇状,随肠样形成许多折叠(图4-23)。血管、淋巴管和神经在肠的系膜缘处进出肠壁。系膜缘处的肠壁与两层腹膜围成系膜三角,此处肠壁无浆膜,小肠切除吻合术时不易愈合,应妥善缝合,防止肠瘘(图4-24)。

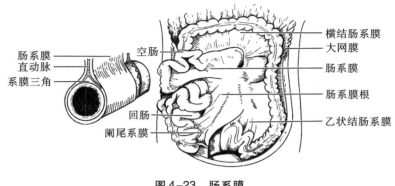

图 4-23　肠系膜

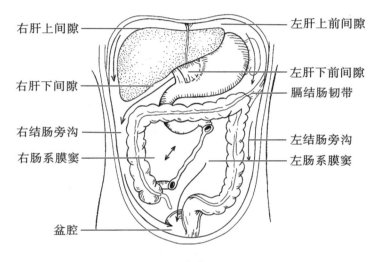

图 4-24　腹膜腔的交通

(三)血管、淋巴及神经

1.动脉　空、回肠的血供来自肠系膜上动脉(图 4-25)。肠系膜上动脉 (superior mesenteric artery)多在第 1 腰椎水平起于腹主动脉前壁,向前下由胰颈后面走行,在其下缘穿出,跨十二指肠水平部前方,入肠系膜走向右下。此动脉向右发出胰十二指肠下动脉、中结肠动脉、右结肠动脉和回结肠动脉,向左发出 12～18 条空、回肠动脉,于肠系膜内呈放射状走向肠壁,途中分支吻合,形成动脉弓。小肠近侧段一般为 1～2 级动脉弓,远侧段弓数增多,可达 3～4 级,回肠最末段又成单弓。末级血管弓发出直动脉分布于肠壁,直动脉间缺少吻合。肠切除吻合术时肠系膜应作扇形切除,对系膜缘侧的肠壁应稍多切除一些,以保证吻合口对系膜缘侧有充分血供,避免术后缺血坏死或愈合不良形成肠瘘。

2.静脉　空、回肠静脉与动脉伴行,汇入肠系膜上静脉。肠系膜上静脉伴行相应动脉右侧上行,在胰颈后方与脾静脉汇合,形成门静脉。

3.淋巴　空、回肠毛细淋巴管起始于绒毛的乳糜管。该管汇入黏膜层毛细淋巴管网。黏膜层毛细淋巴管网与黏膜下层毛细淋巴管网相通,后者发出的淋巴管吻合成丛,由淋巴管丛发出集合淋巴管,穿出肌层至肠系膜内,并与肌层及浆膜层的集合淋巴管吻合,注

笔记栏

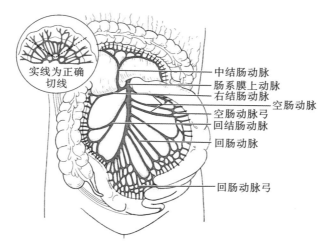

图 4-25　空、回肠的动脉

入局部淋巴结,其数目可多达百余个。小肠淋巴管伴血管走行,小肠系膜淋巴结,沿肠血管分布,输出管注入肠系膜上动脉根部的肠系膜上淋巴结。后者的输出管注入腹腔干周围的腹腔淋巴结,最后汇合成肠干注入乳糜池,部分输出管直接汇入肠干入乳糜池。在肠道结核菌感染时,病变即可累及肠壁的淋巴结,引起肠黏膜溃疡,肠管挛缩变形,也可累及肠系膜淋巴结,形成肿块或寒性脓肿。

4. 神经　空、回肠接受内脏运动神经的交感神经和副交感神经双重支配,同时有感觉神经分布。其神经支配来自腹腔丛和肠系膜上丛,沿肠系膜上动脉及其分支到肠壁。

小肠交感神经的节前纤维起于脊髓第 9 ~ 11 胸节,经交感干,内脏大、小神经入腹腔丛、肠系膜上丛,在腹腔神经节和肠系膜上神经节内换元后发出节后纤维,分布到肠壁。交感神经兴奋时可抑制肠的蠕动和分泌,使的血管收缩。

小肠的副交感神经节前纤维来自迷走神经,迷走神经至肠壁内神经丛换元后发出节后纤维,支配肌层和肠腺。副交感神经兴奋时可促进肠的蠕动和分泌。

小肠的感觉纤维,随交感和副交感神经分别传入脊髓第 9 ~ 12 胸节和延髓。痛觉冲动主要经交感神经传入脊髓,故小肠病变时牵涉性痛出现于脐的周围(第 9 ~ 11 胸神经分布区)。

(四) Meckel 憩室

Meckel 憩室是胚胎卵黄管近侧端残留未闭所致,呈盲囊状,长约 5 cm,出现率约 2%,回肠末段距回盲瓣 50 ~ 100 cm 处多见。它的结构与回肠相同,有时黏膜内因有胃泌酸细胞或胰腺组织等,可发生溃疡和炎症,产生与阑尾炎相似的症状,应鉴别。

二、盲肠和阑尾

(一) 盲肠

盲肠(cecum)为大肠的起始部,位于右髂窝内。盲肠粗而短,长 6 ~ 7 cm,其长短因人而异。直立时部分盲肠可垂入盆腔,小儿盲肠位置一般较成人高。盲肠左侧接回肠末端,后内侧壁有阑尾附着(盲肠、回肠末端和阑尾三者合称为回盲部),上方延续于升结肠,右侧为右结肠旁沟,后面为髂腰肌,前面邻腹前壁,并常被大网膜覆盖。通常盲肠为腹膜内位器官,没有系膜,若与升结肠同时有系膜,则活动度较大,称为移动性盲肠。盲肠与结肠相似,表面也有三条结肠带,肠壁三条结肠带下端会聚于阑尾根部,是手术时寻找阑尾根部的标志。回肠末端连通盲肠,开口处黏膜有上、下两襞,称为回盲瓣(ileocecal valve)。由于回肠管径小于盲肠,二者衔接处又接近直角,因此回盲部肠套叠较多见。

(二)阑尾

阑尾(vermiform appendix)为一蚓状盲突,多位于右髂窝内。阑尾根部附于盲肠后内侧壁、3 条结肠带的会合点。其体表投影在脐至右髂前上棘连线的中、外 1/3 交界处,距右髂前上棘 3.5 ~ 5.0 cm 处,称 McBurney 点;或左、右髂前上棘连线的中、右 1/3 交界处,称 Lanz 点,阑尾炎时该点常有明显压痛。阑尾属腹膜内位器官,有三角形的阑尾系膜连于肠系膜下端,因此阑尾位置可变,炎症时产生的症状、体征也不相同。据统计,中国人阑尾常见的位置顺序如下。①回肠前位:约占 28%,阑尾在回肠末部前方,尖向右上,炎症时右下腹压痛明显。②盆位:约占 26%,阑尾跨腰大肌前面入盆腔,尖端可触及闭孔内肌或盆腔脏器,炎症时可刺激腰大肌(伸髋时疼痛)或闭孔内肌(屈髋内旋时疼痛),也可出现膀胱、直肠等刺激症状。③盲肠后位:约占 24%,阑尾在盲肠后方,髂肌前面,尖端向上,一般仍有系膜,为腹膜内位,少数在壁腹膜外与髂肌相贴。盲肠后位阑尾发炎时腹壁体征不明显,但常刺激髂肌,影响伸髋,甚至形成腹膜后隙脓肿。④回肠后位:约占 8%,阑尾在回肠末段后方,尖端指向左上,炎症时腹壁体征出现较晚,容易引起弥漫性腹膜炎。⑤盲肠下位:约占 6%,阑尾在盲肠后下,尖指向右下方。此外,少数尚有高位阑尾(在右肝下方)、盲肠壁浆膜下阑尾以及左下腹位阑尾等,临床上应注意鉴别。

阑尾长短差异较大,一般 6 ~ 8 cm,偶见报道长达 20 ~ 25 cm。阑尾直径 0.5 ~ 0.6 cm,阑尾系膜短小者往往蜷曲。阑尾腔开口于盲肠内面回盲瓣下 2 ~ 3 cm 处。成年后阑尾内腔变窄,易为粪石梗阻,引起炎症;中年后阑尾腔往往闭合消失。阑尾壁与其他部位肠管相似,有浆膜层、肌层、黏膜下层和黏膜层。肌层由内环、外纵两层平滑肌组成。环形肌在阑尾根部增厚,有类似括约肌的作用。阑尾壁富含淋巴组织,肌层薄,因此,容易发炎,也易穿孔。小儿的阑尾壁肌层薄,且不完整,炎症早期时易穿孔。

阑尾动脉(appendicular artery)起于回结肠动脉或其分支盲肠前、后动脉(图 4-26),多数为 1 支,少数为 2 ~ 3 支,在回肠末段后方入阑尾系膜内,沿其游离缘走行,分支分布于阑尾。

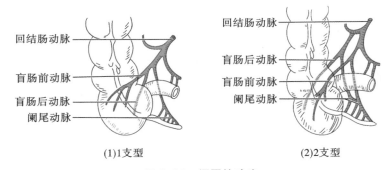

(1)1支型　　　　　　　(2)2支型

图 4-26　阑尾的动脉

阑尾静脉与动脉伴行,经回结肠静脉、肠系膜上静脉汇入门静脉。化脓性阑尾炎时细菌栓子可随静脉血流入肝,而引起肝脓肿。

认真仔细，精准诊治

急性阑尾炎

　　患者，男性，21 岁，因"转移性右下腹痛 10 h"来医院急诊科就诊。患者 10 h 前无明显诱因下出现上腹部持续性隐痛，伴恶心，呕吐胃内容物 2 次，腹泻 2 次，为稀便，无黏液和脓血，呕吐及腹泻后腹痛缓解不明显。腹痛逐渐加重，部位渐转向右下腹，于 2 h 前右下腹出现持续性腹痛，伴发热，最高体温为 38.5℃。发病以来食欲减退，小便如常，无停止肛门排气排便。根据患者的主诉、症状，高度怀疑急性阑尾炎可能。

　　转移性右下腹痛是急性阑尾炎最常见的临床症状，发病早期多出现剑突下隐痛，要和胃炎、胃十二指肠良性溃疡的症状相鉴别，随着病情进展，疼痛渐转移至脐部，并最后固定在右下腹，此时需注意与右输尿管结石、妇科疾病等鉴别。部分胃十二指肠溃疡穿孔病例中也有类似转移性右下腹痛的表现。所以问诊时应特别注意询问有无胃十二指肠溃疡、泌尿系统结石等病史，育龄女性患者还需要详细询问月经情况、有无阴道流血、流液及有无妇科疾病史，以帮助鉴别诊断。

　　阑尾位于右下腹，其神经由交感神经经腹腔神经丛和内脏小神经传入脊髓的胸 10～11 节段。早期阑尾炎症时炎症局限在浆膜内，表现为内脏性疼痛，定位不准确，患者自觉上腹或脐周疼痛。当炎症加重，累及浆膜及其接触的壁层腹膜时，则由体神经传入疼痛信号，此时疼痛就比较明确地定位于右下腹。急性阑尾炎有其特有的体征，重点检查腹部情况，有无右下腹麦氏点压痛、反跳痛、腹肌紧张等，体征通常与病变程度呈正相关，炎症加重则压痛范围、程度也可能扩大，一旦穿孔，则可有全腹部体征，但仍是在右下腹最为明显。阑尾周围脓肿形成时可触及右下腹痛性包块。腹腔脓肿在阑尾周围形成脓肿最为常见，有时脓液也可能积聚于盆腔、肠间甚至膈下而形成相应部位的脓肿。可表现为麻痹性肠梗阻、痛性包块和感染中毒症状。确诊可选择超声及 CT 检查，并可以在超声引导下穿刺抽脓或置管引流，同时应用有效抗生素。化脓性门静脉炎由于阑尾静脉中的感染血栓回流至门静脉所致。表现为寒战、高热、肝大、剑突下压痛、轻度黄疸等。可进一步发展为感染性休克、脓毒症、细菌性肝脓肿等，应及时行阑尾切除术并应用大剂量有效抗生素。

　　临床上，老年人、小儿和孕妇患急性阑尾炎时往往易误诊，需仔细询问病史，与患者建立有效的沟通和认真的体格检查并观察病情变化以提高术前诊断率。阑尾炎的诊断并不复杂，但要细心分析鉴别诊断并做好可能出现的问题预案。手术时机的选择也需要详细地询问病史及查体，结合患者临床表现作出诊断，确定最合适的治疗方案。

三、结肠

（一）分部、位置及毗邻

　　结肠按其行程和部位分为升结肠、横结肠、降结肠和乙状结肠 4 个部分。

　　1. 升结肠（ascending colon）　是盲肠的延续，沿腹腔右外侧区上行，至肝右叶下方转向左前下方移行于横结肠，移行所形成的弯曲称结肠右曲，升结肠长 12～20 cm。升结肠一般为腹膜间位，其后面借疏松结缔组织与腹后壁相贴，因此，有时升结肠病变可累及腹膜后隙。少数人升结肠为腹膜内位,有系膜,活动度较大。升结肠的内侧为右肠系膜窦及回肠襻,外侧为与腹壁间形成的右结肠旁沟。

结肠右曲后面贴邻右肾,内侧稍上方与十二指肠相邻,前上方有肝右叶与胆囊。右肾周围脓肿或肝脓肿偶可溃入结肠。

2. 横结肠(transverse colon) 于结肠右曲开始,向左呈下垂的弓形横过腹腔中部,至脾前端下极处折转下行续于降结肠,长40~50 cm,弯曲处称结肠左曲。横结肠为腹膜内位器官。横结肠系膜根附着于十二指肠降部、胰与左肾的前面。横结肠左右两端系膜短,较固定,中间部系膜长,活动度大。大网膜自胃大弯下垂至盆缘附近,向后返折向上附于横结肠,其前叶上部构成胃结肠韧带(见胃的韧带和网膜)。横结肠上方与肝、胃相邻,下方与空、回肠相邻,因此,常随肠、胃的充盈变化而升降,胃充盈或直立时,横结肠中部大多降至脐下,甚至垂入盆腔。

结肠左曲较右曲高,相当于第10~11肋水平,其侧方借膈结肠韧带附于膈下,后方贴靠胰尾与左肾,前方邻胃大弯并为肋弓所掩盖,因此,结肠左曲肿瘤不易被扪及。

重视体检,守护健康

结直肠息肉

结直肠息肉也就是结直肠黏膜发生的病理性增生。多数结直肠息肉患者早期常无明显症状,部分患者可有间断性便血或大便表面带血,多为鲜红色,大出血者少见;继发炎症感染可伴多量黏液或黏液血便,可有里急后重,便秘或便次增多,长蒂或位置近肛者可有息肉脱出肛门。少数患者可有腹部闷胀不适、隐痛等症状。直肠指诊可触及低位息肉。结直肠息肉包括肿瘤性息肉和非肿瘤性息肉。肿瘤性息肉主要是腺瘤,容易发生癌变,也被认为是癌前病变。腺瘤直径大于1 cm者癌变机会增大,1~2 cm腺瘤的癌变率在10%左右,大于2 cm的腺瘤癌变率可高达50%;绒毛状腺瘤的癌变率明显高于管状腺瘤,混合腺瘤的癌变率则居于两者之间;腺瘤的形态,广基腺瘤的癌变率比有蒂腺瘤为高;腺瘤存在时间也与癌变发生概率相关,因为腺瘤癌变是一个缓慢的过程。非肿瘤性息肉包括炎性息肉,癌变概率较小。目前认为结肠息肉主要和饮食、炎症刺激、异物或粪便刺激以及家族性遗传因素有密切的关系。对于结直肠息肉主要建议进行内镜检查,明确以后建议积极的手术治疗,可以在检查的同时直接进行内镜下结直肠息肉切除术或者套扎术等。

临床上有一部分直肠癌就是由直肠息肉发展而来。所以,如果发现直肠息肉建议尽早手术切除,可以解除癌变的隐患。由于现代人工作压力大,日常生活不规律,饮食结构单一等,其发病率也在逐年升高。因此,在平时要多吃水果蔬菜,多喝水,保持规律的作息,适当地进行体育锻炼,戒烟戒酒,按时就餐等。40岁以上人群,建议定期体检,早发现、早治疗。

---

3. 降结肠(descending colon) 始于结肠左曲,沿腹腔左外侧贴腹后壁向下,至左髂嵴水平续于乙状结肠,长25~30 cm。降结肠属腹膜间位器官。内侧为左肠系膜窦及空肠襻,外侧为左结肠旁沟。

4. 乙状结肠(sigmoid colon) 自左髂嵴起自降结肠至第3骶椎续于直肠,长约

40 cm,呈乙状弯曲横过左侧髂腰肌、髂外血管、睾丸(卵巢)血管及输尿管前方降入盆腔。乙状结肠属腹膜内位器官,有较长的系膜,活动性较大,可入盆腔;也可移至右下腹遮盖回盲部,增加阑尾切除术的难度。当系膜过长时可发生乙状结肠扭转。

（二）血管

1. 动脉　结肠的血供有起于肠系膜上动脉的回结肠动脉、右结肠动脉和中结肠动脉,以及起于肠系膜下动脉的左结肠动脉和乙状结肠动脉(图 4-27)。

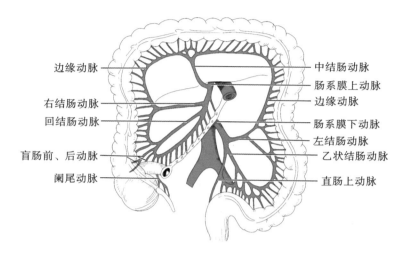

图 4-27　结肠的动脉

（1）回结肠动脉(ileocolic artery):是肠系膜上动脉右侧的最下一条分支,在肠系膜根内向右下方走行,在近回盲部处分为盲肠前、后动脉,阑尾动脉、回肠支与升结肠支,分别供应盲肠、阑尾、回肠末段与升结肠的下 1/3。

（2）右结肠动脉(right colic artery):在回结肠动脉上方发自肠系膜上动脉,走行在壁腹膜后方,跨过右睾丸(卵巢)动、静脉和右输尿管后,在近升结肠内侧缘发出升、降两支,分别与中结肠动脉及回结肠动脉的分支吻合。升、降支再分支供应升结肠的上 2/3 与结肠右曲。

（3）中结肠动脉(middle colic artery):在胰颈下缘发自肠系膜上动脉,然后进入横结肠系膜,在横结肠系膜偏右侧份内向右下行,近结肠右曲处分为左、右两支,供应横结肠,并分别与左、右结肠动脉吻合。胰腺手术或胃手术结扎大弯血管或切开横结肠系膜时,应注意不可伤及此动脉。据报道,约有 10% 的人有副中结肠动脉,起自肠系膜上动脉的左侧壁或肠系膜下动脉,偏左侧进入横结肠系膜内,营养横结肠的左半部及结肠脾曲。如果副中结肠动脉较粗,边缘动脉较完整,这时,结肠中动脉虽损伤或结扎,横结肠也不致坏死。此外,尚有 2%～5% 的人无中结肠动脉,横结肠由左、右结肠动脉的分支供血。

（4）左结肠动脉(left colic artery):是肠系膜下动脉的最上一条分支,起于肠系膜下动脉距根部 2～3 cm 处,在壁腹膜后走向左上,分为升、降两支,营养结肠左曲及降结肠,并分别与中结肠动脉和乙状结肠动脉的分支吻合。

升、降结肠的动脉均从内侧走向肠管,故升、降结肠手术应从肠管外侧切开腹膜,游离肠管,以免损伤血管。

（5）乙状结肠动脉(sigmoid arteries):起于肠系膜下动脉,1～6 支,多为 2 支(约53%)。在乙状结肠系膜内呈扇形分布,供应乙状结肠,其分支之间及与左结肠动脉的降支之间相互吻合。最末一支乙状结肠动脉与直肠上动脉多无吻合。

肠系膜上、下动脉分出各结肠支,在结肠内缘均相互吻合。从回盲部至乙状结肠与直肠移行处,在近结肠边缘形成动脉弓,称为边缘动脉(colic marginal artery)。边缘动脉发出许多终末支称直动脉,后者又分长、短支,短支多起自长支,在系膜带处穿入肠壁,长支在浆膜下环绕肠管,至另外 2 条结肠带附近分支入肠脂垂后,穿入肠壁。结肠动脉的长、短支在穿入肠壁前很少吻合,因此,结肠手术分离、切除肠脂垂时,不可过度牵拉,以免损伤长支,影响肠壁血供(图 4-28)。

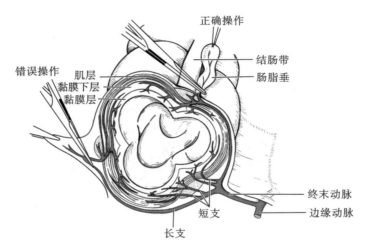

图 4-28 结肠边缘动脉的分支分布

中结肠动脉左支与左结肠动脉升支之间的边缘动脉往往吻合较差,甚至中断,如中结肠动脉左支受损,可能引起横结肠左侧部坏死。另外,在最下一条乙状结肠动脉与直肠上动脉分支间也往往缺少吻合,如最下乙状结肠动脉受损,可能引起乙状结肠下部血流障碍,导致肠壁缺血坏死。但近年有人证明上述部位仍存在恒定吻合,可保证侧支循环血流通畅。结肠的动脉,特别是右、中结肠动脉,其支数、起点、经过和分布范围均可出现变异。有时相邻的结肠动脉共干发起;有时一条结肠动脉细小或缺如,则其相邻的动脉增粗代偿;有时某一结肠动脉出现副支。

2. 静脉 结肠静脉基本与动脉伴行。结肠左曲以上的静脉血分别经回结肠静脉、右结肠静脉和中结肠静脉汇入肠系膜上静脉,左曲以下的静脉则经左结肠静脉、乙状结肠静脉汇入肠系膜下静脉,最后均汇入门静脉。

(三)淋巴

结肠的淋巴管穿出肠壁后沿血管走行,行程中有 4 组淋巴结(图 4-29)。①结肠壁上淋巴结:位于肠壁浆膜深面,数量少,多分布于网膜带和独立带附近;②结肠旁淋巴结:沿边缘动脉排列;③中间淋巴结:沿各结肠动脉排列;④肠系膜上、下淋巴结:分别位于各结肠动脉的根部和肠系膜上、下动脉的根部。右半结肠的淋巴大部汇入肠系膜上淋巴结,左半结肠的淋巴大部汇入肠系膜下淋巴结。肠系膜上、下淋巴结的输出管直接或经腹腔干根部的腹腔淋巴结汇入肠干。

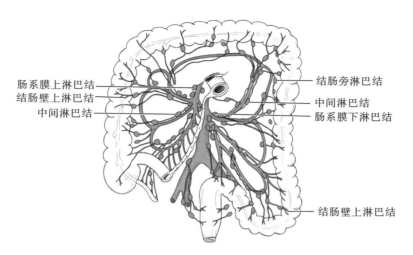

肠系膜上淋巴结
结肠壁上淋巴结
中间淋巴结

结肠旁淋巴结
中间淋巴结
肠系膜下淋巴结

结肠壁上淋巴结

图 4-29 结肠的淋巴引流

许身祖国,威壮河山

"两弹元勋"邓稼先

"两弹元勋"邓稼先院士是著名的核物理学家,中国核武器研制工作的开拓者和奠基者。1950年10月,邓先生谢绝了老师和同校好友的挽留,放弃了优越的工作条件和生活环境,毅然回国。因国防工作的保密性和危险性,邓稼先对妻子只说自己要调动工作,不能再照顾她和孩子,通信也困难不方便联系。从此邓稼先的名字便消失了,他的身影只出现在严格警卫的深院和大漠戈壁,这一别竟是28年。一次航投试验时出现降落伞事故,原子弹坠地被摔裂。邓稼先深知危险,却一个人抢上前去把摔破的原子弹碎片拿到手里仔细检验。当身为医学教授的妻子知道他"抱"了摔裂的原子弹,在邓稼先回北京时强拉他去检查。结果发现在他的小便中带有放射性物质,肝脏被损,骨髓里也侵入了放射物。随后,邓稼先仍坚持回核试验基地。在步履艰难之时,他坚持要自己去装雷管,并首次以院长的权威向周围的人下命令:"你们还年轻,你们不能去!"1985年,邓稼先离开罗布泊回到北京,仍想参加会议。医生强迫他住院并通知他已患有癌症。他无力地倒在病床上,面对自己妻子以及国防部长张爱萍的安慰,平静地说:"我知道这一天会来的,但没想到它来得这样快。"1986年7月29日,邓稼先因患肠道癌症逝世。如今,祖国强大人民富足,离不开这些爱国科学家的无私付出。回首往事,吾辈当谨记历史,自强不息,在平凡的岗位奉献不平凡的一生!

四、肝门静脉

肝门静脉(hepatic portal vein)为腹腔中较大的静脉干,长6~8 cm,平均6.75 cm。管径1.0~1.2 cm。肝门静脉系统血液主要来自食管腹段、胃、小肠、大肠(至直肠上部)、胰、胆囊和脾等处。在正常情况下,肝门静脉血液均汇入肝,占入肝血液总量的70%。

(一)组成

通常肝门静脉主要由肠系膜上静脉与脾静脉汇合而成,但由于肠系膜下静脉及胃左静脉汇入肝门静脉的部位不同,其组成有多种类型。肠系膜上静脉与脾静脉汇合的部位,一般在胰颈的后方,偶在胰颈、胰体交界处或胰头的后方。因此,胰的病变常可累及肝门静脉。

(二)毗邻

肝门静脉自胰颈的后方上行,通过十二指肠上部的深面进入肝十二指肠韧带,上行至第一肝门,分为左、右两支,然后分别进入左、右半肝。在肝十二指肠韧带内,肝门静脉的右前面为胆总管,左前面为肝固有动脉,后面隔网膜孔(Winslow孔)与下腔静脉相邻,多数肝门静脉与下腔静脉交叉成角,少数二者前后平行。

(三)属支

肝门静脉的属支主要有肠系膜上静脉、脾静脉、胃左静脉和肠系膜下静脉。此外,还有胃右静脉、胆囊静脉和附脐静脉(图4-30)。除胆囊静脉、附脐静脉为数条细小静脉外,其他属支一般与各自的同名动脉伴行。

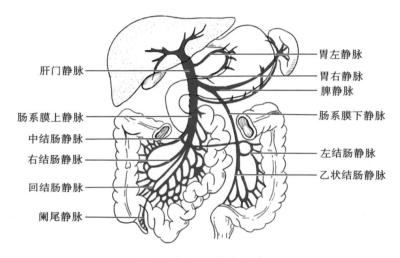

图4-30　肝门静脉系统

1. **肠系膜上静脉**(superior mesenteric vein)　在同名动脉的右侧沿肠系膜根上行,通过十二指肠水平部的前面后,在胰颈的后方与脾静脉汇合,形成肝门静脉。外科显露肠系膜上静脉时,需将横结肠及其系膜提起,在十二指肠水平部的前面,触及肠系膜上动脉的搏动,其右侧为该静脉,切开小肠系膜根的腹膜即可找到。

肠系膜上静脉的外科干是回结肠静脉与Henle干(右结肠静脉与胃网膜右静脉的汇合支)之间的一段肠系膜上静脉。肝门静脉高压症时可用此段静脉行肠-腔分流术。据统计,外科干有8种类型。其中属常见型的约占44.4%,其外科干有足够的长度(2 cm以上)及管径,可顺利地进行分流术。其余各类型对手术有一定的影响,其中仅有少数(约7.8%)因外科干太短(不足1 cm)、无外科干或动、静脉完全重叠等,不能施行此种分流术。

2. **脾静脉**(splenic vein)　详见脾的血管,收集肠系膜下静脉和胰腺的多数小静脉和胃后静脉的血液。

据统计,胃后静脉的出现率为60%~80%。其引流区为胃后壁的上部(稍偏小弯侧)。胃后静脉出胃后壁后,经胃膈韧带在网膜囊后壁的壁腹膜后伴同名动脉下行,最后汇入脾静脉。汇入部位有 3 种类型:汇入脾静脉者约占 46%;汇入脾静脉上极支者约占48%;有 2 支胃后静脉,分别汇入脾静脉及脾静脉上极支者约占 6%。胃后静脉是导致肝门静脉高压症食管胃底静脉曲张上消化道大出血的血管之一。施行断流术时,应注意结扎胃后静脉。

3. **胃左静脉**(left gastric vein) 与同名动脉伴行,收集胃小弯侧胃前、后壁的血液,它离开胃壁进入胃胰襞内并转弯向右下。在弯曲处的凸侧收集食管静脉支。胃左静脉多数汇入肝门静脉,少数汇入脾静脉或肝门静脉、脾静脉的上交角处(门脾角)。当肝门静脉高压症行断流术显露胃左静脉时,必须首先切开肝胃韧带,才能找到胃胰襞,切开胃胰襞,即可见到胃左静脉及食管静脉支汇入胃左静脉的部位。胃左静脉有变异,包括胃左静脉缺如,代之以粗大的胃右静脉;胃底食管支型;肝内型,即胃左静脉汇入肝门静脉左支。

4. **肠系膜下静脉**(inferior mesenteric vein) 与同名动脉伴行,至胰体的后方汇入脾静脉。但有的汇入肠系膜上静脉,或肠系膜上静脉与脾静脉交角处。

(四)肝门静脉与腔静脉间的吻合

肝门静脉系统与腔静脉系统之间,有着广泛的吻合。在正常情况下,这些吻合支不开放。当肝门静脉高压症时,吻合支开放形成侧支循环,肝门静脉系统部分血液进入腔静脉系统,从而缓解肝门静脉的高压。门-腔静脉间的侧支循环有 4 个途径。

(1)肝门静脉系统的胃左静脉、胃短静脉和胃后静脉,在食管下段和胃底与腔静脉系统的奇静脉的食管静脉相吻合。当肝门静脉高压时,肝门静脉的血液可经胃左静脉至食管静脉,通过奇静脉流入上腔静脉,因而发生食管、胃底静脉曲张。曲张的静脉可因物理性或化学性损伤或黏膜面溃疡、糜烂而破裂,引起急性大出血。施行门-奇静脉断流等手术,可得到一定的止血效果。

(2)肝门静脉系统的肠系膜下静脉的直肠上静脉,在直肠下段与腔静脉系统的髂内静脉的直肠中、下静脉相吻合。当肝门静脉高压症时,直肠下段静脉曲张形成痔核。

(3)肝门静脉系统的附脐静脉,在脐周围与腹壁上静脉及胸腹壁静脉相吻合,与上腔静脉相交通。同时,也与腹壁下静脉及腹壁浅静脉相吻合,与下腔静脉相交通。当肝门静脉高压症时,位于脐周围的腹壁浅表静脉可发生曲张,称为"海蛇头"样征象。

(4)肝门静脉系统的脾静脉,肠系膜上、下静脉以及升、降结肠和十二指肠、胰、肝等脏器的小静脉,在腹膜后与腔静脉系统的腰静脉、低位的肋间后静脉、膈下静脉及睾丸(卵巢)静脉等相吻合,形成 Retzius 静脉丛。当肝门静脉高压症时,Retzius 静脉丛可曲张和增粗,缓解肝门静脉的高压。手术中应尽量保护这些曲张的静脉,如有损伤应彻底止血。

(五)特点

肝门静脉始末均为毛细血管。一端始于胃、肠、胰、脾的毛细血管网,另一端终于肝小叶内的血窦,而且肝门静脉及其属支均缺乏瓣膜。由于这些特点,肝内或肝外的门静脉阻塞,均可导致血液逆流,形成肝门静脉高压症。

第六节 腹膜后隙

一、概述

腹膜后隙（retroperitoneal space）位于腹后壁，介于腹后壁腹膜与腹内筋膜之间，上起自膈，下至骶骨岬，两侧向外连于腹膜下筋膜。此间隙上经腰肋三角与后纵隔相通，下与盆腔腹膜后间隙相延续，因此，腹膜后隙的感染可向上或向下扩散。

腹膜后隙有肾、肾上腺、输尿管、腹部大血管、神经和淋巴结等重要结构（图4-31），和大量疏松结缔组织。因此，上述器官的手术，多采用腰腹部斜切口经腹膜外入路。

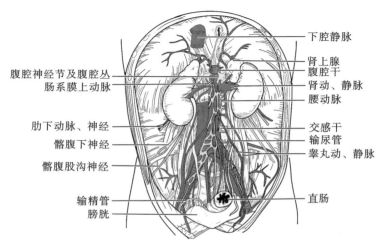

图4-31 腹膜后隙内的结构

二、肾

（一）位置与毗邻

1. 位置　肾（kidney）位于脊柱的两侧，贴附于腹后壁，以椎骨为标志，右肾上端平第12胸椎，下端平第3腰椎；左肾上端平第11胸椎，下端平第2腰椎。两肾肾门相对，上极相距稍近。由于肝右叶的存在，右肾低于左肾1~2 cm（约半个椎体）。左侧第12肋斜过肾后面的中部，第11肋斜过左肾后面的上部；右侧第12肋斜过右肾后面的上部。肾门的体表投影：在腹前壁位于第9肋前端，在腹后壁位于第12肋下缘与竖脊肌外缘的交角处，此角称肾角或脊肋角。肾病变时，此处常有压痛或叩击病。

肾的体表投影：在后正中线两侧2.5 cm和7.5~8.5 cm处各作两条垂线，通过第11胸椎和第3腰椎棘突各作一水平线，两肾即位于此纵、横标志线所组成的2个四边形内。当肾发生病变时，多在此四边形内有疼痛或肿块等异常表现。

肾的位置变异比较少见，位于盆腔或髂窝者为低位肾；如跨过中线至对侧，则为交叉异位肾。在腹部肿块的诊断中，应注意与肿瘤相鉴别。

2. 毗邻　肾的上方隔疏松结缔组织与肾上腺相邻。两肾的内下方为肾盂和输尿管。左肾的内侧为腹主动脉，右肾的内侧为下腔静脉，两肾的内后方分别为左、右腰交感干。

由于右肾邻近下腔静脉,故右肾肿瘤或炎症常侵及下腔静脉,因此当行右肾切除术时,需注意保护下腔静脉,以免损伤造成难以控制的大出血。左、右肾前方的毗邻不同。左肾的上部前方为胃后壁,中部为胰横过,下部为空肠袢及结肠左曲;右肾的上部前方为肝右叶,下部为结肠右曲,内侧为十二指肠降部。当行左肾切除术时,应注意勿伤及胰体和胰尾;右肾手术时要注意防止损伤十二指肠降部(图4-32)。

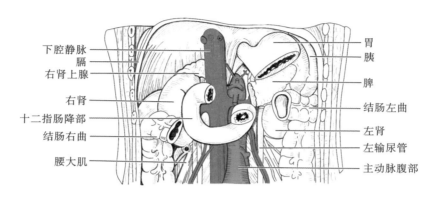

图4-32 肾的毗邻(前面观)

肾后面第12肋以上部分与膈邻贴,借膈与胸膜腔相邻。当肾手术需切除第12肋时,要注意保护胸膜,以免损伤导致气胸。在第12肋以下部分,除有肋下血管、神经外,自内向外为腰大肌及其前方的生殖股神经,腰方肌及其前方的髂腹下神经、髂腹股沟神经等。肾周围炎或脓肿时,腰大肌受到刺激可发生痉挛,引起患侧下肢屈曲。

(二)肾门、肾窦、肾蒂

1. 肾门　肾内缘中部凹陷处称为肾门(renal hilum),有肾血管、肾盂、神经和淋巴管等出入。肾门的边缘称为肾唇,有前唇和后唇,具有一定的弹性,手术需分离肾门时,牵开前唇或后唇可扩大肾门,显露肾窦。

2. 肾窦　由肾门深入肾实质所围成的腔隙称肾窦(renal sinus),被肾血管,肾小、大盏,肾盂,神经,淋巴管和脂肪等占据。

3. 肾蒂　由出入肾门的肾血管、肾盂、神经和淋巴管等所组成。肾蒂(renal pedicle)主要结构的排列有规律,由前向后为肾静脉、肾动脉和肾盂;由上向下为肾动脉、肾静脉和肾盂。有的肾动脉在肾静脉平面以下起自腹主动脉,经肾静脉的后面上行,然后绕至前方进入肾门。此肾动脉可压迫肾静脉,使肾静脉血流受阻,静脉压增高,动脉血供也相对减少,尤其在直立位时,动脉压迫静脉则更明显,这可能是直立性高血压的病因之一。

(三)肾血管与肾段

1. 肾动脉和肾段　肾动脉(renal artery)多在平第1~2腰椎间盘高度处起自腹主动脉侧面,于肾静脉的后上方横行向外,经肾门入肾。由于腹主动脉位置偏左,故右肾动脉较左侧长,并经下腔静脉的后面右行入肾。肾动脉起始部的外径平均为0.77 cm,肾动脉的支数多为1支(约85.8%),2支(约12.57%),3~5支者(约1.63%)少见。

肾动脉(一级支)入肾门之前,多分为前、后两干(二级支),由前、后干再分出段动脉(三级支)。在肾窦内,前干走行在肾盂的前方,发出上段动脉、上前段动脉、下前段动脉和下段动脉。后干走行在肾盂的后方,入肾后延续为后段动脉。每条段动脉均有独立供血区域,上段动脉供给肾上端;上前段动脉供给肾前面中、上部及肾后面外缘;下前段动脉供给肾前面中、下部及肾后面外缘;下段动脉供给肾下端;后段动脉供给肾后面的中间部分。每一段动脉供给的肾实质区域,称为肾段(renal segment)。因此,肾段共有 5 个,即上段、上前段、下前段、下段和后段(图 4-33)。

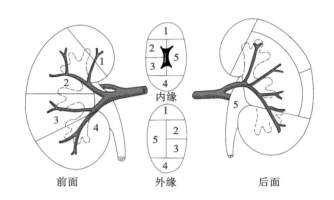

图 4-33　肾段动脉与肾段

前面　　　外缘　　　后面

肾各段动脉之间常缺少吻合,如某一段动脉阻塞,血流受阻时,相应供血区域的肾实质即可发生坏死。肾段的存在为肾局限性病变的定位及肾段或肾部分切除术提供了解剖学基础。肾动脉的变异比较常见。不经肾门而在肾上端入肾的动脉称为上极动脉(upper polar artery),经下端入肾的动脉,称为下极动脉(lower polar artery)。据统计,上、下极动脉出现率约为 28.7%,上极动脉比下极动脉多见。上、下极动脉起自肾动脉(约63%)、腹主动脉(约30.6%)或腹主动脉与肾动脉起始部的交角处。上、下极动脉与上、下段动脉在肾内的供血区域一致,只是起点、行程和入肾的部位不同。手术时对上、下极动脉应引起足够重视,否则易被损伤,不仅可致出血,而且可招致肾上端或下端的缺血性坏死。

此外,有时右侧下段动脉起点很低,于腹主动脉分叉部的稍上方发出,斜向外方,越过下腔静脉及输尿管起始部的前方入肾的下极,与下腔静脉后方的肾动脉主干形成一个下腔静脉周围动脉环。在施行肾切除术时,如采用集束结扎肾血管蒂时,将形成一个嵌闭环,可压迫下腔静脉,造成腔静脉回流障碍。这种起点很低的下段动脉,与输尿管的关系亦较密切,因此可能压迫输尿管,甚至尿液引流发生障碍,导致肾盂积液。

2. 肾静脉　肾内的静脉与肾内动脉不同,有广泛吻合,无节段性,结扎一支不影响血液回流。肾内静脉在肾窦内汇成 2 或 3 支,出肾门后则合为一干,走行于肾动脉的前方,横行汇入下腔静脉。肾静脉(renal vein)多为 1 支,少数有 2 或 3 支,多见于右侧。肾静脉的平均长度,左、右侧分别为 6.47 cm 和 2.75 cm。其外径,左、右侧分别为 1.4 cm 和 1.1 cm。

两侧肾静脉的属支不同。右肾静脉通常无肾外属支;而左肾静脉收纳左肾上腺静脉,左睾丸(卵巢)静脉的血液,其属支与周围的静脉有吻合(图 4-34)。当肝门静脉高压症时,利用此解剖特点行大网膜包肾术,可建立门-腔静脉间的侧支循环,从而降低肝门静脉压力。有半数以上的左肾静脉与左侧腰升静脉相连,经腰静脉与椎内静脉丛、颅内静脉窦相通,因此左侧肾和睾丸的恶性肿瘤可经此途径向颅内转移。

(四)淋巴及神经

1. 淋巴　肾内淋巴管分浅、深两组。浅组位于肾纤维膜深面,引流肾被膜及其肾脂肪囊的淋巴。深组位于肾内血管周围,引流肾实质的淋巴。浅、深两组淋巴管相互吻合,在肾蒂处汇合成较粗的淋巴管,最后汇入各群腰淋巴结。其中右肾前部的集合淋巴管沿

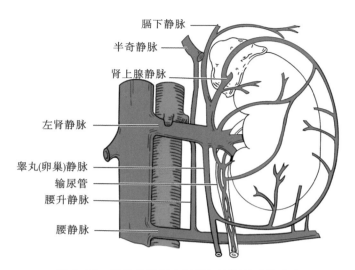

膈下静脉
半奇静脉
肾上腺静脉
左肾静脉
睾丸(卵巢)静脉
输尿管
腰升静脉
腰静脉

图 4-34　肾静脉的属支及其与周围静脉的吻合

右肾静脉横行,或斜向内下方,注入腔静脉前淋巴结、主动脉腔静脉间淋巴结及主动脉前淋巴结。右肾后部的集合淋巴管沿右肾动脉注入腔静脉后淋巴结。左肾前部的集合淋巴管沿左肾静脉注入主动脉前淋巴结及主动脉外侧淋巴结。左肾后部的集合淋巴管沿左肾动脉注入该动脉起始处的主动脉外侧淋巴结。肾癌时上述淋巴结可被累及。

2. 神经　肾接受交感神经和副交感神经双重支配,同时有内脏感觉神经。肾的交感神经和副交感神经皆来源于肾丛(位于肾动脉上方及其周围)。一般认为分布于肾内的神经主要是交感神经,副交感神经只分布于肾盂平滑肌等处。

肾的感觉神经随交感神经和迷走神经的分支走行,由于分布于肾的感觉神经纤维皆经过肾丛,所以切除或封闭肾丛可消除或减轻肾疾患引起的疼痛。

(五)被膜

肾的被膜有 3 层,由外向内依次为肾筋膜、脂肪囊和纤维囊(图 4-35)。

1. 肾筋膜(renal fascia)　或称 Gerota 筋膜,质较坚韧,分为前、后两层(前层为肾前筋膜,后层为肾后筋膜)。两层筋膜从前、后方包绕肾和肾上腺。在肾的外侧缘,前、后两层筋膜相互融合,并与腹横筋膜相连接。在肾的内侧,肾前筋膜越过腹主动脉和下腔静脉的前方,与对侧的肾前筋膜相续。肾后筋膜与腰方肌、腰大肌筋膜汇合后,在内侧附于椎体和椎间盘。在肾的上方,两层筋膜于肾上腺的上方相融合,并与膈下筋膜相延续。在肾的下方,肾前筋膜向下消失于腹膜下筋膜中,肾后筋膜向下至髂嵴与髂筋膜愈着。由于肾前、后筋膜在肾下方互不融合,向下与直肠后隙相通,经此通路可在骶骨前方作腹膜后注气造影。

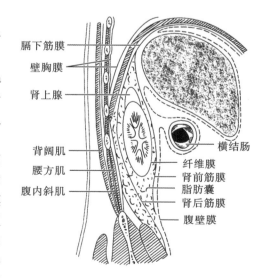

膈下筋膜
壁胸膜
肾上腺
横结肠
背阔肌
腰方肌
腹内斜肌
纤维膜
肾前筋膜
脂肪囊
肾后筋膜
腹壁膜

图 4-35　肾的被膜(矢状断面)

肾筋膜发出许多结缔组织纤维束,穿过脂肪囊与纤维囊相连,对肾有固定作用。由于肾筋膜的下端完全开放,当腹壁肌减弱,肾周围脂肪减少,或有内脏下垂时,肾移动性可增大,向下形成肾下垂或称游走肾。如果发生肾积脓或有肾周围炎时,脓液可沿肾筋膜向下蔓延。

2.脂肪囊(adipose capsule) 又称肾床,为脂肪组织层,成人的厚度可达 2 cm,在肾的后面和边缘,较为发达。脂肪囊有支持和保护肾的作用。经腹膜外作肾手术时,肾囊封闭药液即注入此脂肪囊内,且易于游离肾脏。由于该层为脂肪组织且厚,易透过 X 射线,在 X 射线片上可见肾的轮廓,对肾疾病的诊断有帮助。

3.纤维囊(fibrous capsule) 又称纤维膜,为肾的固有膜,由致密结缔组织所构成,质薄而坚韧,被覆于肾表面,有保护肾的作用。纤维膜易从肾表面剥离,利用此特点,可将肾固定于第 12 肋或腰大肌上,治疗肾下垂。在肾部分切除或肾外伤时,应缝合纤维膜,以防肾实质撕裂。

三、输尿管腹部

输尿管(ureters)左、右各一,位于腹膜后隙,脊柱两侧,是细长富有弹性的管状器官。输尿管上端起自肾盂,下端终于膀胱,全长为 25 ~ 30 cm。输尿管可分为 3 部分:①腹部(腰段),从肾盂与输尿管交界处至跨越髂血管处;②盆部(盆段),从跨越髂血管处至膀胱壁;③壁内部(膀胱壁段),斜行穿膀胱壁,终于膀胱黏膜的输尿管口。

输尿管腹部长 13 ~ 14 cm,紧贴腰大肌前面向下内侧斜行,在腰大肌中点的稍下方有睾丸(卵巢)血管斜过其前方。输尿管腹部的体表投影:在腹前壁与半月线相当;在腰部约在腰椎横突尖端的连线上。

输尿管腹部的上、下端分别是第 1、2 狭窄部。肾盂与输尿管连接处的直径约为 0.2 cm;跨越髂血管处直径约为 0.3 cm;两者中间部分较粗,直径约为 0.6 cm。输尿管的狭窄部常是被结石阻塞的部位。肾盂与输尿管连接处的狭窄性病变,是导致肾盂积水的重要病因之一。

右输尿管腹部的前面为十二指肠降部、升结肠血管、回结肠血管、睾丸(卵巢)血管、回肠末段。右侧与盲肠及阑尾邻近,因此,回肠后位阑尾炎常可刺激右输尿管,尿中可出现红细胞及脓细胞。左输尿管腹部的前面,有十二指肠空肠曲,降结肠血管,斜行跨过的睾丸(卵巢)血管。两侧输尿管到骨盆上口时,跨越髂外血管的起始部进入盆腔。由于输尿管腹部前面的大部分有升、降结肠血管跨过,施行左或右半结肠切除术时,注意勿损伤输尿管。

输尿管变异比较少见。下腔静脉后输尿管容易导致输尿管梗阻,必要时需手术将其移至正常位置。双肾盂、双输尿管的行程及开口可有变异,如双输尿管开口于膀胱,可不引起生理功能障碍,但若其中一条输尿管开口于膀胱之外,特别在女性可开口于尿道外口附近或阴道内,因无括约肌控制,可致持续性尿漏。

输尿管腹部的血液供应是多源性的,其上部由肾动脉、肾下极动脉的分支供应;下部由腹主动脉、睾丸(卵巢)动脉、第 1 腰动脉、髂总动脉、髂内动脉等分支供应(图 4-36)。

各条输尿管动脉到达输尿管内缘 0.2 ~ 0.3 cm 处时,均分为升、降两支进入管壁。上下相邻的分支相互吻合,在输尿管的外膜层形成动脉网,并有小分支穿过肌层,在输尿管黏膜层形成毛细血管丛。由于输尿管腹部的不同部位血液来源不同和不恒定,且少数输尿管动脉的吻合支细小,故手术游离输尿管范围过大时,可影响输尿管的血运,甚至局部缺血、坏死。由于动脉多来自输尿管腹部的内侧,手术时应在输尿管的外侧游离。

输尿管腹部的静脉与动脉伴行,分别经肾静脉、睾丸(卵巢)静脉、髂静脉等回流。

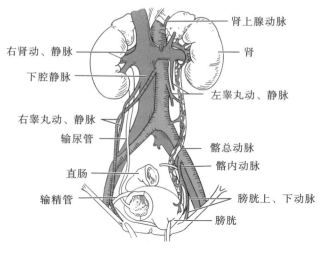

图 4-36 输尿管的动脉

四、肾上腺

肾上腺(suprarenal gland)位于腹膜后隙,脊柱的两侧,平第 11 胸椎高度,两肾的上端,属腹膜外位器官,为成对的内分泌器官。左侧肾上腺为半月形,右侧为三角形,高约 5 cm,宽约 3 cm,厚 0.5 ~ 1.0 cm,重 5 ~ 7 g。肾上腺与肾共同包在肾筋膜内,通过腹膜后注气造影,可显示肾上腺的轮廓,对诊断肾上腺病变有一定意义。

左、右肾上腺的毗邻不同,左肾上腺前面的上部借网膜囊与胃后壁相邻,下部与胰尾、脾血管相邻,内侧缘接近腹主动脉。右肾上腺的前面为肝,前面的外上部没有腹膜,直接与肝的裸区相邻,内侧缘紧邻下腔静脉。左、右肾上腺的后面均为膈。两侧肾上腺之间为腹腔丛。

肾上腺的动脉有上、中、下 3 支,分布于肾上腺的上、中、下 3 部(图 4-37)。肾上腺上动脉(superior suprarenal artery)发自膈下动脉;肾上腺中动脉(middle suprarenal artery)发自腹主动脉;肾上腺下动脉(inferior suprarenal artery)发自肾动脉。这些动脉进入肾上腺后,于肾上腺被膜内形成丰富的吻合,并发出细小分支进入皮质和髓质。一部分在皮质和髓质内形成血窦,一部分在细胞索间吻合成网,皮质和髓质的血窦集合成中央静脉,穿出肾上腺,即肾上腺静脉。

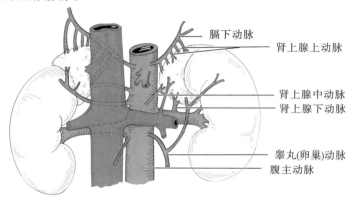

图 4-37 肾上腺的动脉

左肾上腺静脉通常为1支,少数为2支,平均长度约2 cm,外径约0.4 cm。右肾上腺静脉的支数比较恒定,通常只有1支,平均长度约1 cm,外径约0.3 cm。左肾上腺静脉汇入左肾静脉;右肾上腺静脉汇入下腔静脉,少数汇入右膈下静脉、右肾静脉或副肝右静脉,个别可汇入肝右静脉。由于右肾上腺静脉很短,且多汇入下腔静脉的右后壁,故在右肾上腺切除术结扎肾上腺静脉时,应注意保护下腔静脉。

肾上腺的集合淋巴管多斜向内下方,注入主动脉外侧淋巴结、腔静脉外侧淋巴结及中间腰淋巴结。肾上腺上部的一部分集合淋巴管沿肾上腺上动脉走行,注入膈下淋巴结。

五、腹主动脉

腹主动脉(abdominal aorta)又称主动脉腹部,为胸主动脉的延续。在第12胸椎下缘前方略偏左侧,经膈的主动脉裂孔进入腹膜后隙,沿脊柱的左前方下行,至第4腰椎下缘水平分为左、右髂总动脉。腹主动脉的全长为14~15 cm,周径2.9~3.0 cm。腹主动脉在腹前壁的体表投影:从胸骨颈静脉切迹至耻骨联合上缘连线的中点以上2.5 cm处开始,向下至脐左下方2 cm处,为一条宽约2 cm的带状区。腹主动脉下端在腹前壁的体表投影为两髂嵴顶点连线的中点。

腹主动脉的前面为胰、十二指肠升部及小肠系膜根等;后面为第1~4腰椎及椎间盘;右侧为下腔静脉;左侧为左交感干腰部。腹主动脉周围还有腰淋巴结、腹腔淋巴结和神经丛等。

腹主动脉的分支按供血分布区域分为脏支和壁支,脏支又分为不成对和成对两种(图4-38)。

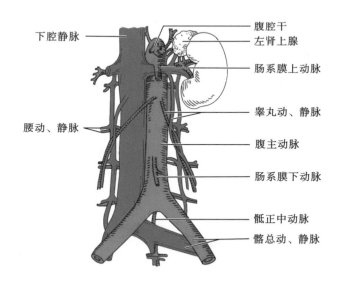

下腔静脉 —

腰动、静脉 —

腹腔干
左肾上腺
肠系膜上动脉
睾丸动、静脉
腹主动脉
肠系膜下动脉
骶正中动脉
髂总动、静脉

图4-38　腹膜后隙的血管

(一)不成对的脏支

1. 腹腔干(celiac trunk)　在膈主动脉裂孔的稍下方发自腹主动脉前壁,在第1腰椎水平居多,少数平第12胸椎或第12胸椎至第1腰椎之间的高度。腹腔干根部下缘至肠系膜上动脉根部上缘的距离为0.1~0.6 cm。腹腔干为一短干,平均长度为2.45 cm。其

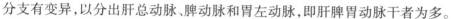

分支有变异,以分出肝总动脉、脾动脉和胃左动脉,即肝脾胃动脉干者为多。

2.肠系膜上动脉(superior mesenteric artery)　在腹腔干的稍下方发自腹主动脉前壁,起点多在第1腰椎水平。经胰颈与十二指肠水平部之间进入小肠系膜根,呈弓状行至右髂窝。当肠系膜上动脉与腹主动脉之间的夹角过小,或肠系膜上动脉起点过低时,十二指肠可受压引起梗阻。

3.肠系膜下动脉(inferior mesenteric atery)　在第3腰椎水平,距腹主动脉分叉处上方3～4 cm处发自腹主动脉的前壁,之后在后腹壁腹膜深面行向左下方,经乙状结肠系膜进入盆腔,最后移行为直肠上动脉。

(二)成对的脏支

1.肾上腺中动脉(middle suprarenal artery)　左、右各1支,在肾动脉上方平第1腰椎高度起自腹主动脉侧壁,向外经膈的内侧脚至肾上腺中部。

2.肾动脉(renal artery)　多在第2腰椎平面、肠系膜上动脉起点平面的稍下方,发自腹主动脉的两侧壁。左肾动脉较右肾动脉短,二者平均长分别为2.62 cm和3.49 cm。两肾动脉的外径平均为0.77 cm。

3.睾丸(卵巢)动脉[testicular(ovarian)artery]　在肾动脉起点平面稍下方,起自腹主动脉的前外侧壁,下行一段距离后与同名静脉伴行,在腹膜后隙斜向外下方,越过输尿管。睾丸动脉经腹股沟管深环穿行于腹股沟管,分布至睾丸;卵巢动脉在小骨盆上缘处进入卵巢悬韧带,分布于卵巢。

(三)壁支

1.膈下动脉(inferior phrenic artery)　在膈主动脉裂孔处,由腹主动脉的起始处发出,向上分布于膈的腰部。膈下动脉的起点、支数可有变异,偶见共同起始的双膈下动脉。

2.腰动脉(lumbar artery)　通常为4对,由腹主动脉后壁的两侧发出,垂直向外横行,分别经第1～4腰椎体中部的前面或侧面,与腰静脉伴行,在腰大肌的内侧缘发出背侧支和腹侧支。背侧支分布到背部的诸肌和皮肤以及脊柱;腹侧支分布至腹壁,与腹前外侧壁的其他血管吻合。由于腰动脉紧贴腰椎体横行,当行腰椎结核病灶清除术时,注意结扎,防止出血。

3.骶正中动脉(middle sacral artery)　为1支,多起自腹主动脉分叉处的后上方0.2～0.3 cm处,经第4～5腰椎、骶骨及尾骨的前面下行,并向两侧发出腰最下动脉(又称第5腰动脉),贴第5腰椎体走向外侧,供血到邻近组织。当行腰骶部结核病灶清除术时,应防止损伤骶正中动脉,否则出血不易控制。

六、下腔静脉

1.下腔静脉(inferior vena cava)　由左、右髂总静脉汇合而成,汇合部位多平第5腰椎(68.2%),少数平第4腰椎(31.8%)。下腔静脉收集下肢、盆部和腹部的静脉血。下腔静脉在脊柱的右前方,沿腹主动脉的右侧上行,经肝的腔静脉沟、穿膈的腔静脉裂孔,最后开口于右心房。

2.下腔静脉的毗邻　前面为肝、胰头、十二指肠水平部以及右睾丸(卵巢)动脉和小肠系膜根越过。后面为右膈脚、第1～4腰椎、右腰交感干和腹主动脉的壁支。右侧与腰大肌、右肾、右肾上腺相邻,左侧为腹主动脉。

3.下腔静脉的属支　有髂总静脉、右睾丸(卵巢)静脉、肾静脉、右肾上腺静脉、肝静脉、膈下静脉和腰静脉,大部分属支与同名动脉伴行(图4-39)。

笔记栏

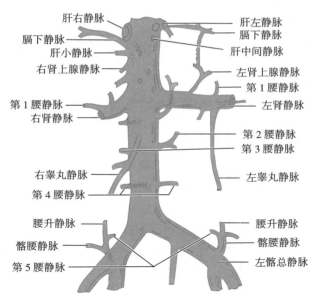

图4-39　下腔静脉及其属支

（1）膈下静脉（inferior phrenic vein）：收集肾上腺的小静脉血液，并与同名动脉伴行。

（2）右睾丸（卵巢）静脉［testicular（ovarian）vein］：起自蔓状静脉丛，穿腹股沟管深环，进入后腹壁腹膜后方，并与同名动脉伴行，多为2支。然后，它们经腰大肌和输尿管的腹侧上行，合为1支。右侧者斜行汇入下腔静脉，左侧者几乎垂直上升汇入左肾静脉。两侧卵巢静脉自盆侧壁上行，越过髂外血管后的行程及汇入部位与睾丸静脉相同。

左侧睾丸静脉曲张较右侧常见，原因为：左侧睾丸静脉的血液流经左肾静脉注入下腔静脉，流程较长；左侧睾丸静脉垂直上升，垂直汇入左肾静脉，回流阻力较大；上行过程中有乙状结肠跨过，易受其压迫；左肾静脉在肠系膜上动脉根部与腹主动脉所形成的夹角中经过汇入下腔静脉，左肾静脉回流受阻亦可累及左睾丸静脉。

（3）腰静脉（lumbar vein）有4对，收集腰部组织的静脉血，汇入下腔静脉。左侧腰静脉走行于腹主动脉的后方。腰静脉与椎外静脉丛有吻合，与椎内静脉丛相通，可间接收纳椎内和脊髓的部分血液。各腰静脉之间纵行的交通支称为腰升静脉（ascending lumbar vein）。两侧的腰升静脉向下与髂腰静脉、髂总静脉及髂内静脉相连，向上与肾静脉、肋下静脉相通。两侧的腰升静脉分别经左、右侧膈脚入后纵隔。左侧移行于半奇静脉，右侧移行于奇静脉，最后汇入上腔静脉，因此，腰升静脉是沟通上、下腔静脉系统间侧支循环的途径之一。

4.下腔静脉的变异类型　包括双下腔静脉、左下腔静脉、下腔静脉肝后段缺如等。由于变异的下腔静脉起点、行径、汇入部位以及与周围器官的毗邻关系等与正常不同，故在行腹膜后隙部位手术时，应注意防止其损伤。当肾切除术处理肾蒂时，应注意有无下腔静脉变异，并且，切勿损伤左侧下腔静脉。

七、腰交感干

腰交感干（lumbar sympathetic trunk）由3个或4个神经节和节间支构成，位于脊柱与腰大肌之间，表面被椎前筋膜覆盖，上方连于胸交感干，下方延续为骶交感干。左、右交感干之间有横向的交通支。行腰交感神经节切除术时，不仅应切除交感神经节，还需同时切除交通支，以达到理想治疗效果。

左腰交感干与腹主动脉左缘相邻，二者相距 0.5~2 cm，相距 1 cm 为多见。右腰交感干的前面除有下腔静脉覆盖外，有时有 1 或 2 支腰静脉越过。两侧干的下段分别位于左、右髂总静脉的后方。左、右交感干腰部的外侧有生殖股神经并行，行腰交感神经节切除术时应注意鉴别。在交感干附近有小的淋巴结，应与交感神经节鉴别。

腰神经节(lumbar ganglion)在第 12 胸椎体下半至腰骶椎间盘的范围内。数目常有变异，主要是由于节的融合或缺如。第 1、2、5 腰神经节位于相对应椎体的平面，第 3、4 腰神经节的位置多高于相对应的椎体。第 3 腰神经节多位于第 2~3 腰椎间盘平面，第 4 腰神经节多位于第 3~4 腰椎间盘平面。当行腰交感神经节切除术寻找神经节时，可参考以上标志。

全面思考，以防漏诊

腹膜后血肿

患者，男性，26 岁，车祸后无明显不适便回家休息，两小时后出现腹部疼痛，急诊就医。查体：腹肌紧张，反跳痛、肠鸣音减弱，腰肋部瘀斑，直肠指检时触及骶前区波动感的隆起。行急诊探查术，发现腹膜后出血、血肿，遂予以治疗。由于腹膜后为疏松结缔组织，出血发作多为突然性，血肿迅速广泛浸润可形成巨大血肿。全身反应可有血压下降，甚至休克。腹膜后组织受压，血肿可沿腹后壁及肠系膜间隙弥散，也可向腹腔内穿破。如出血为缓慢发生，或自行停止，则可形成包裹性或局限性血肿，最后中心发生液化或纤维化、机化，较小的血肿能被吸收。不过，因为血液富含营养物质，所以血肿继发感染的风险较大。

由于腹膜后血肿的临床表现并不恒定，且随出血程度、血肿范围等有较大差异。其表现常因合并其他损伤而被掩盖，腹膜后出血也多在探查手术中发现，其表现多无特异性。因此，对于交通事故或高处坠落后患者出现脉搏细速、面色苍白，怀疑出现腹腔内出血的患者应立即就诊。出血量较大的患者，血红蛋白含量呈进行性下降，血压降低，严重者可导致死亡。作为一名医务工作者，要时刻保持警惕之心，细致查体，以防遗漏。

第七节　肝硬化的临床与解剖案例

一、典型病例

患者杨某某，男，48 岁，××局职员，既往乙肝病史 30 余年，无高血压、高血脂、糖尿病，规律饮酒 25 年(白酒平均每天 1 斤以上)，因"皮肤、巩膜黄染 2 年余，再发伴加重 2 周"为主诉入院。2 年前无明显诱因出现皮肤、巩膜黄染，无腹痛、腹胀、恶心、呕吐，未特殊治疗。1 年前无明显诱因出现发热，最高体温 39 ℃，伴皮肤巩膜黄染、牙龈出血，伴腹胀、双

笔记栏

下肢水肿,无心慌、胸闷、咳嗽、咳痰,遂至当地县医院就诊,诊断为"①肝硬化失代偿期;②自发性腹膜炎"。给予保肝、改善凝血、抗感染、利尿等治疗,病情好转出院,后症状反复出现并进行性加重,间断到当地县、市级医院住院治疗累计达13次。2周前上述症状再次加重,伴嗜睡、轻度认知障碍,今为求进一步明确诊治,就诊于郑州某大学附属医院,门诊以"①慢性乙型病毒性肝炎;②酒精性肝炎;③肝硬化失代偿期;④慢加急性肝衰竭;⑤肝性脑病"收入院。

入院后体格检查(图4-40):巩膜、皮肤重度黄染,可见出血点和瘀斑,腹部膨隆呈"蛙状腹",双下肢凹陷性水肿,躯干、颈部可见蜘蛛痣(+),肝掌(+)。完善影像学检查,CT结果(图4-41):双肺少许慢性炎症,男性双侧乳腺发育。肝硬化、脾大、腹水,胆囊壁增厚伴体积增大。胃镜结果(图4-42):食管下段及胃底静脉曲张,红色征(+)。彩超结果:肝弥漫性回声改变(肝硬化),门静脉增宽(门静脉高压),脾大并脾静脉增宽,腹水。

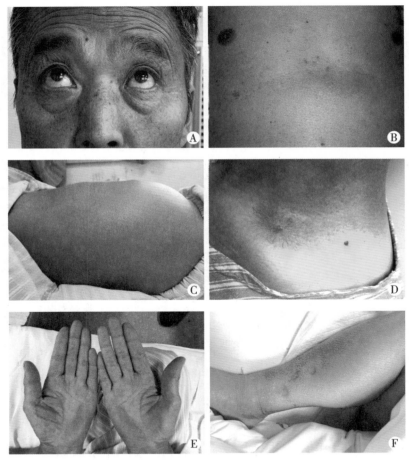

A.巩膜黄染;B.皮肤多发出血点和瘀斑;C.皮肤黄染和腹水体征;D.颈部蜘蛛痣;E.肝掌;F.下肢凹陷性水肿。

图4-40 体格检查提示慢性肝病、肝硬化症状和体征

实验室检查,乙肝五项:乙肝表面抗原(+)、表面抗体(-)、e抗原(+)、e抗体(-)、核心抗体(+)。血常规:白细胞计数2.4×10^9/L、血小板计数31×10^9/L,血红蛋白83.0 g/L。

其他辅助检查:心电图、肾功能、肺功能等,均未见明显异常。

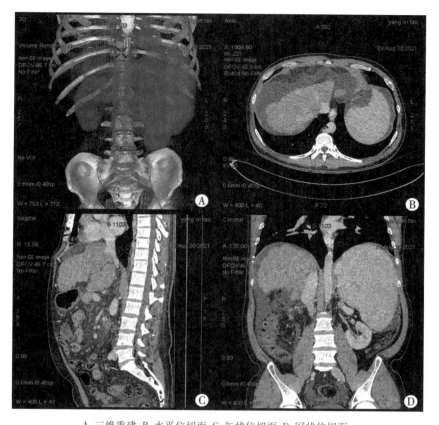

A. 三维重建；B. 水平位切面；C. 矢状位切面；D. 冠状位切面。

图 4-41　CT 检查：肝脏体积变小，左右叶比例失调，边缘呈锯齿状或波浪状改变，脾脏增大，肝周可见腹水

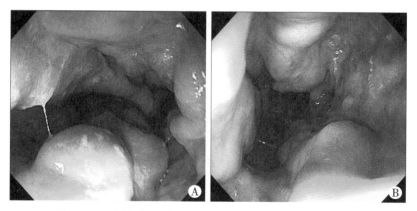

图 4-42　胃镜检查：食管下段及胃底静脉曲张，红色征（+）

二、手术步骤及术中应用解剖

　　诱导全麻，经口气管插管成功后，病人取仰卧位，垫高腰部。取上腹部正中"人"形手术切口，上至剑突，下至脐上方，左至腋前线，右至腋中线。常规消毒铺巾，逐层切开腹壁各层组织，洗手进腹探查：可见病人肝脏体积明显缩小，左右叶比例失调，表面布满大小

不等硬化结节,质地较硬。肝脏与周围组织有一定程度的粘连。根据术中探查情况,决定行"同种异体原位肝脏移植术"。

切断并缝扎肝圆韧带,切开肝镰状韧带、冠状韧带、左右三角韧带、肝肾韧带等,使用金属悬吊拉钩牵拉两侧肋弓,充分游离肝脏。右肾上腺静给予缝扎。于肝十二指肠韧带处解剖游离第一肝门,游离出胆总管,于近肝脏处切断、结扎。游离门静脉、肝动脉分别至近肝脏处。游离下腔静脉周围解剖间隙,并于肝上下腔静脉处游离第二肝门。待供肝修整完毕后,在近肝脏处钳夹、切断,结扎肝动脉、门静脉。先后于肝下、肝上分别采用下腔静脉钳钳夹下腔静脉,远离肝脏离断肝上、肝下下腔静脉。至此,完整切除病肝及下腔静脉肝后段,病肝立即送病理检查。将供肝置于铺满冰屑的纱垫上,取 4-0 血管缝合线,采用"两点固定法",连续外翻缝合供、受体肝上下腔静脉吻合口。同法吻合供、受体肝下下腔静脉吻合口,后壁吻合结束后,采用 500 mL 4 ℃的蛋白水从供肝门静脉灌入,灌注液自吻合口前壁放出,然后同法吻合前壁。一过性松开门脉钳放出门脉远端内部分血液,可见门脉血流速度和压力正常。采用门脉剪修整供、受体门静脉吻合口,保留门静脉长度适中,确保无迂曲、成角或过度牵拉,取 6-0 血管缝合线,同前法吻合供、受体门静脉吻合口,缝线打结时预留悬空结作为"生长因子",以避免吻合口狭窄。先后开放肝上、肝下下腔静脉,检查吻合口无漏血,温盐水复温肝脏并控制性开放门静脉,肝脏血流灌注可,色泽红润、质地柔软,出血处给予严密止血,病人心率和血压稳定。采用动脉剪修剪受体的肝固有动脉与胃十二指肠动脉分叉处成袖片,另修剪供肝的肝总动脉与脾动脉分叉处成袖片,保留供肝胃十二指肠动脉残端开口。在确保无扭曲、旋转、成角的情况下,取 7-0 血管缝合线,采用"两点固定法"将供肝动脉袖片与受体动脉袖片做连续外翻吻合。动脉吻合结束后,自供肝的胃十二指肠动脉残端注入肝素盐水,采用动脉夹临时夹闭供肝的胃十二指肠动脉远端部分,自胃十二指肠动脉残端放血,可见动脉血流速度和压力正常,松掉动脉夹开放供肝动脉血流,结扎胃十二指肠动脉残端,检查吻合口无漏血,动脉搏动良好,肝脏更加红润。切除供肝胆囊,修剪供、受体胆总管并保留合适长度,此时可见供肝胆管内有黄绿色胆汁流出,提示肝脏已开始发挥生理功能。采用胆道器械探查供、受体胆道未见异常。在确保胆道无扭曲、牵张的情况下,取 6-0 PDS 线缝合供、受体胆总管吻合口,后壁连续缝合,前壁间断缝合以避免吻合口狭窄,检查吻合口无胆漏。

严密止血,出血点给予妥善结扎或缝扎,检查腹腔内无活动性出血点,清点手术器械及敷料无误后,于右膈下、网膜孔、左肝下各放置引流管 1 根。3 根引流管分别自腹壁戳口引出、缝线固定,逐层关腹,手术完毕(图 4-43)。

备注:术中引出淡黄色腹水约 200 mL,术中输红细胞 0 U,血浆 0 mL,无不良反应。术后麻醉效果满意,术中患者生命体征平稳安返 ICU。切除之标本送常规病理检查。供肝冷缺血时间 3 h,门静脉开放至肝动脉开放 33 min,无肝期 51 min。

术后情况:术后 1 h 患者逐渐苏醒,并逐渐恢复自主呼吸。术后 3 h 脱离呼吸机并拔除气管插管。术后常规给予抗生素、白蛋白、抗排斥药物等治疗,间断抽血监测肝功能、肾功能、血常规,间断复查移植肝脏的彩超,指标恢复顺利。术后第 7 天,患者肝功能恢复正常,规律口服抗排斥药物,康复出院并遵医嘱进行定期复查。

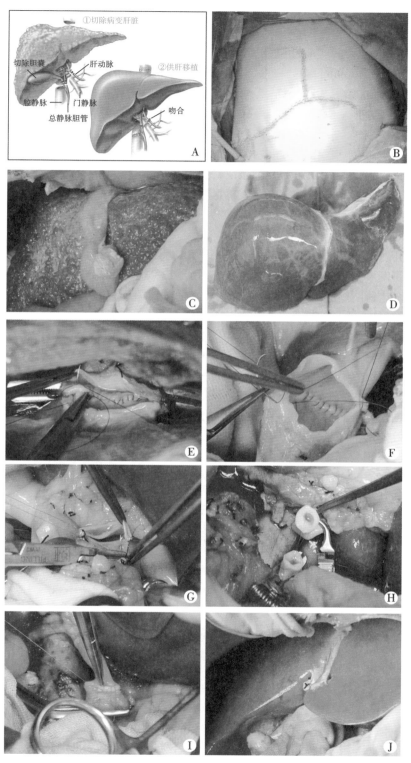

A. 肝移植手术示意图；B. 肝移植手术的人字形切口；C. 肝硬化患者的病肝；D. 公民逝世后捐献的健康肝脏；E. 吻合肝上、下腔静脉；F. 吻合肝上、下腔静脉；G. 吻合门静脉；H. 修剪供受体的肝动脉断端呈喇叭形；I. 吻合肝动脉；J. 恢复血流后的新肝。

图 4-43　肝移植手术步骤

三、肝的解剖和生理

肝是人体内最大的实质性脏器,根据肝内血管、胆管的分布规律,将其分为左、右半肝。临床上常采用 Couinaud 分段法,将肝分为 8 个段。肝的膈面和前缘有左、右三角韧带、冠状韧带、镰状韧带和肝圆韧带,使其与膈肌及前腹壁连接固定。肝的脏面有肝胃韧带和肝十二指肠韧带,后者包含门静脉、肝动脉、胆管、淋巴和神经,又称肝蒂。肝的血液供应 25%～30% 来自肝动脉,70%～75% 来自门静脉。但由于肝动脉压力高,其血液的含氧量高,所以它提供肝所需氧量的 40%～60%。门静脉汇集来自肠道的血液,供给肝脏营养。肝的总血流量约占心排出量的 1/4,正常可达到 1500 mL/min。肝的生理功能主要包括分泌胆汁、营养代谢、凝血功能、解毒功能、吞噬或免疫功能等。

四、肝移植概况及科普

终末期肝病是指各种因素(乙肝病毒、丙型病毒、酒精、药物、自身免疫性肝炎)导致肝脏损害,并发展到终末阶段的一类严重疾病状态。器官移植被称为"现代医学之巅",终末期肝病患者往往伴发多种并发症并危及生命,肝移植是世界范围内公认的治疗终末期肝病唯一有效的手段。

我国乙肝人数众多,据报道我国每年有数以万计的人亟需肝移植手术,其中约 50% 是肝癌患者,实际上我国每年开展肝移植例数大约只有 3000～5000 例。器官来源紧缺成为限制器官移植领域发展的一大障碍,我国等待肝移植患者数量与供肝数量比值大约为 30∶1,甚至有患者在等待肝移植过程中失去生命。随着器官移植技术的不断进步,亲属间活体供肝、劈离式肝移植(一肝两用)、儿童供肝成人受体肝移植等先进手术方式日臻成熟,有效地增加了器官来源渠道。同时,随着人口素质的不断提升和器官捐献知识的不断普及,我国公民逝世后器官捐献数量也呈现逐年上升趋势。

值得注意的是,肝病可防可治,在医学不断发展的同时,科学防治乙肝、避免肝病高危因素,才能从根本上降低肝病的发生率。

第八节　腹部解剖实验操作要点

一、腹前外侧壁

(一)皮肤切口

尸体仰卧,可用木枕垫于腰下以伸展腹前壁。寻找腹壁表面标志。

1.腹壁正中切口　沿前正中线自胸骨剑突绕脐两侧至耻骨联合上缘。

2.肋弓切口　自剑突沿肋弓向外切至腋后线。

3.腹股沟切口　自耻骨联合上缘向外沿腹股沟切至髂前上棘。

切开皮肤,自中线向两侧翻开皮片至腋后线,显露浅筋膜。

(二)层次解剖

腹前外侧壁的厚薄因个体而有差异,由浅入深分为 6 层:皮肤、浅筋膜、肌层、腹横筋膜、腹膜外筋膜和壁腹膜。

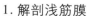

1. 解剖浅筋膜

（1）观察浅层血管：皮肤翻开后露出浅筋膜，腹壁浅层血管位于下腹部浅筋膜的浅、深两层之间。在髂前上棘与耻骨结节连线中点下方一横指处，寻找沿腹股沟韧带向外上方走行的旋髂浅动脉，和垂直上行至脐的腹壁浅动脉。然后分别在上述两动脉外侧的浅筋膜浅层寻找同名浅静脉。脐周可看到脐周静脉网。

（2）观察浅筋膜：自两侧髂前上棘连线作一水平切口，切开浅筋膜，注意不要过深，以免损伤深面的腹外斜肌腱膜。从横断面上，可见腹壁浅筋膜在脐平面以下分为 2 层，浅层为脂肪层（Camper 筋膜），深层为膜性层（Scarpa 筋膜）。将示指插入 Scarpa 筋膜与腹外斜肌腱膜之间，向内侧可至白线附近，若是男性尸体向下移动可进入阴囊。向股部移动，只能达到腹股沟韧带下方一横指处，说明该筋膜在此附着于大腿阔筋膜。Scarpa 筋膜向内下与会阴浅筋膜即 Colles 筋膜相续，因此，当尿道球部损伤尿液外渗时，尿液可经过会阴浅隙向上扩散至腹前壁，但不能向下达股部。

（3）剖查皮神经：沿皮肤切口切开浅筋膜，自中线向外整片翻起，至中线旁 2 ~ 3 cm 处，可见肋间神经前皮支和肋间后血管相伴自腹直肌鞘前层穿出，呈阶段性分布，找到 1 ~ 2 只即可，不必细查。在下方清理腹外斜肌腱膜表面的浅筋膜时，可见髂腹下神经的前皮支经腹股沟管皮下环上方穿出，分布于耻骨联合上方的皮肤。髂腹股沟神经的前皮支经皮下环穿出分布于外阴及股内侧上方皮肤，注意此支常常缺乏而为髂腹下神经的分支所代替。

继续向外分离浅筋膜，至腋中线延长线附近时，可见下 5 对肋间神经和肋下神经的外侧皮支在腹外斜肌起始部的锯齿缘穿出至浅筋膜，节段性分布于腹壁侧面皮肤（找出 1 ~ 2 支即可）。

观察以上结构后，切除浅筋膜。

2. 解剖腹股沟区

（1）观察腹外斜肌腱膜：腹壁深筋膜不发达，而且与腹外斜肌腱膜粘连很紧。小心剔除深筋膜，修洁腹外斜肌腱膜表面的筋膜后，查看腹外斜肌的起止和纤维方向。两侧腹外斜肌腱膜在中线结合参与形成腹直肌鞘前层和腹白线；下缘卷曲增厚，形成腹股沟韧带，连于髂前上棘和耻骨结节之间。

（2）观察腹股沟管：在耻骨结节外上方腹股沟韧带内侧端，仔细清理出腹股沟管皮下环（即浅环），观察腹外斜肌腱膜在环的边缘移行为包裹着精索（女性为子宫圆韧带）的精索外筋膜。用刀柄钝性分离精索或子宫圆韧带，观察：①腹股沟管皮下环不是圆形而是三角形，尖向外上方，底向下由耻骨嵴构成，其大小仅可通过一指尖。②环的下界为外侧脚，附着于耻骨结节，上界为内侧脚，附着于耻骨联合。③髂腹股沟神经的皮支从皮下环穿出来。

（3）观察腹股沟管四壁

1）前壁：由髂前上棘至腹直肌外侧缘作一水平切口（切口一），再斜向内下至浅环内侧脚的内侧切开腹外斜肌和腱膜，注意保留浅环，向外下方翻开腱膜片，打开腹股沟管前壁，露出深面的腹内斜肌，腹内斜肌的下部参与前壁的构成。

2）上壁：观察腹内斜肌下缘呈凸向上的弓形，跨过精索上方，与腹横肌下缘共同构成腹股沟管上壁。腹内斜肌向内与腹横肌下份纤维合并形成腹股沟镰（即联合腱），再绕到精索的后方向下止于耻骨梳。一般来说腹股沟镰是腱膜性结构，但有时含有或多或少的肌纤维；另外，还有一些细散的肌束从二肌下缘发出随精索下降，构成提睾肌。

3）下壁和后壁：提起精索，可见腹股沟韧带和腹横筋膜，分别构成腹股沟管下壁和后壁。

（4）探查腹环：提起精索，并向外上方拉起腹内斜肌下缘，露出腹横筋膜。可见腹横筋膜包裹精索形成腹环，并移行为精索内筋膜。注意观察腹股沟管腹（深）环，呈指套状突起，它恰在腹股沟韧带中点上方一横指处。注意腹环内侧透出的腹壁下血管。

（5）观察腹股沟三角：在腹横筋膜与壁腹膜之间寻找腹壁下动脉，观察其与腹直肌外侧缘和腹股沟韧带内侧半形成的腹股沟三角。此三角区由浅至深为腹外斜肌腱膜、腹股沟镰和腹横筋膜。

3. 解剖腹壁阔肌

（1）腹外斜肌：修洁后观察腹外斜肌起止点及肌纤维方向，观察其腱膜向内至腹直肌前面，参与构成腹直肌鞘前层后止于白线。自腹直肌外侧缘与肋弓交点沿肋弓下缘切开腹外斜肌至腋后线，再向下切至髂嵴，顺髂嵴转向内至髂前上棘，与切口一相连（切口二）。向内翻起腹外斜肌，露出腹内斜肌。在腹股沟韧带的上方，追查与其平行的髂腹下神经和髂腹沟神经。

（2）腹内斜肌：修洁腹内斜肌表面筋膜，观察其起止点及肌纤维方向，在腹直肌外侧缘移行为腱膜，参与构成腹直肌鞘。在切口二内侧一横指处切开腹内斜肌，小心向内翻起至腹直肌外缘。腹内斜肌和腹横肌联系紧密，而且在腹下部它们的纤维方向又大致相同，所以不易分开，但可根据以下2点来区分：①二肌之间有一层筋膜相隔；②二肌之间，在上半部有下5条肋间神经、肋下神经和肋间后血管走行，分离时尽量保留在腹横肌表面。

（3）腹横肌：修洁腹横肌表面筋膜，观察其起止点及肌纤维方向，在腹直肌外侧缘移行为腱膜，参与构成腹直肌鞘后层。注意观察：①在腹横肌的弓状下缘和腹股沟韧带之间观察腹横筋膜，此筋膜衬于腹横肌深面，与腹横肌结合疏松，但与腹直肌鞘后层紧密相连，不易分离；②参与构成腹股沟镰和提睾肌的情况。

4. 解剖腹直肌鞘

修洁腹直肌鞘表面浅筋膜，观察白线、腱划。沿一侧腹直肌鞘前层的中线纵行切开腹直肌鞘的前层，再由纵切口的上下两端分别做水平切口，锐性分离鞘前层与腱划的连结，翻开前层，查看腹直肌和腹直肌鞘；提起腹直肌外侧缘，观察下5对肋间神经和肋下神经进入鞘内和腹直肌的情况，由于分布至腹直肌的血管和神经是经腹直肌外缘进入该肌，所以旁正中切口游离腹直肌时，应从腹直肌内缘向外分离，以免损伤其血管、神经。在脐下方2~3 cm处横断腹直肌，分别向上下方翻起，查看腹壁上动脉（胸廓内动脉的1个终支）和腹壁下动脉的吻合情况；从上到下细心查看腹直肌鞘后层，可见下1/4处突然变薄，形成半环线。

二、腹腔探查、腹膜

（一）切口

沿胸壁在腋中线的切口向下延伸切至髂嵴，将胸、腹壁一起向下小心翻起，在翻腹壁时可见肝镰状韧带连于脐，观察后将其在近腹壁处切断。

（二）探查腹腔境界

腹壁打开后，观察腹腔脏器的配布。首先看到的是肝左叶、胃前壁和大网膜。肝在左右肋弓形成的胸骨下角处露出一部分；在肝与左右肋弓之间可见到部分胃前壁；胆囊底常超出肝脏下缘。将手指沿肋弓下缘向上探查，可摸到膈肌，它构成腹腔和腹膜腔的

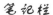

上界。将大网膜与肠管轻轻上翻,可见小骨盆上口,为腹腔下界,腹膜腔经此入盆腔。盆腔脏器充满尿的膀胱、怀孕的子宫,可在不同高度超过耻骨联合进入腹腔。

(三)观察网膜

1. **大网膜** 大网膜为一自胃大弯下垂的 4 层腹膜结构,前两层由胃大弯处下行,至脐平面稍下方向内返折上行,形成大网膜的后两层,连于横结肠,并包裹横结肠后形成横结肠系膜连于腹后壁。大网膜像围裙般掩盖胃下方腹部脏器,胃大弯与横结肠间的大网膜前两层形成胃结肠韧带。大网膜内有血管,前后两层间常粘连愈合。

2. **小网膜** 将肝尽可能向上推,并将胃下拉,即可见到连于肝门与胃小弯和十二指肠上部之间的双层腹膜结构,位于肝胃之间的称为肝胃韧带,位于肝和十二指肠之间的称为肝十二指肠韧带,两者合称小网膜,出入肝门的结构即包在肝十二指肠韧带内。当肝被用力向上拉时,在小网膜右侧游离缘的后面可摸到网膜孔。此孔约可容 1~2 个手指通过,上界为肝尾状叶;下界为十二指肠上部;后界为覆盖于下腔静脉前面的腹膜;前界为肝十二指肠韧带。

(四)观察肝脏并探查韧带

1. **观察肝脏** 首先观察肝脏的位置,肝右叶最高点可达第四肋间与锁骨中线交点,下缘基本与肋弓相齐,在正中线上则在脐和剑胸关节之间的中点上。上提右侧肋弓,将肝推向下方,可见肝为一较大的红棕色腺体,大部分在右季肋区、腹上区,小部分达左季肋区,为肋骨和膈肌所掩盖,因被有腹膜故表面光滑。

探查肝的韧带:镰状韧带附着于肝的前上面,分肝为右、左两叶,在其游离下缘,可摸到一条索状结构为肝圆韧带,是胚胎时期脐静脉的遗迹。将右手伸入肝左叶与膈肌之间,向后上方探查,可发现镰状韧带左侧向左转折构成左冠状韧带,继续向左,可摸到左冠状韧带游离缘呈三角形连于膈即为左三角韧带。然后将左手伸入肝右叶与膈肌之间,手指触及右冠状韧带,沿右冠状韧带向右同样摸到游离缘即右三角韧带。将手伸入肝右叶的后方与腹后壁之间可摸到隆起的右肾,再向上手指受阻,即为右冠状韧带后层。

2. **探查胃和脾的韧带** 将胃底向右推,暴露胃脾韧带。脾脏为一柔软的实质器官,大小变异很大,位于左季肋区深面靠近腹侧壁。将手沿膈肌下面插入,在胃上部后外方,可摸到脾,除脾门外,各面均为腹膜包被。右手在脾、膈之间掌心朝下向后伸,绕过脾的后外侧,在脾与左肾之间可触及脾肾韧带。在脾前端和结肠左曲之间寻找脾结肠韧带。向下牵拉脾脏可见两条韧带自脾门连于胃和腹后壁,即胃脾韧带和膈脾韧带。或将左手示指沿胃大弯处在大网膜上打一个洞,将手指伸向脾门,将右手的拇指与食指分别从脾门的前方及后方按向脾门处的左手食指。这时,在左手食指与右手拇指间的腹膜结构是胃脾韧带,左手食指与右手食指之间的即为脾肾韧带。

3. **探查十二指肠空肠襞** 将横结肠上翻,可见十二指肠空肠曲左缘、横结肠系膜根下方的腹膜结构,为十二指肠空肠襞(十二指肠悬韧带),将十二指肠空肠曲连于腹后壁,也是手术中辨认空肠起始部的标志结构。

(五)探查膈下间隙(结肠上区)

膈下间隙位于膈与横结肠及其系膜之间,被肝脏分为肝上、下间隙。肝上间隙借镰状韧带分为左、右肝上间隙,左肝上间隙又被左三角韧带分为左肝上前、后间隙;肝下间隙以肝圆韧带为界分为左、右肝下间隙,左肝下间隙被小网膜和胃分为左肝下前间隙和左肝下后间隙,后者即为网膜囊。

1. **右肝上间隙** 将左手伸入肝右叶与膈之间,向左至镰状韧带,向后可触及冠状韧带,沿冠状韧带右移,探查间隙后界,绕过肝右缘向下可达右结肠旁沟,说明右肝上间隙向右与右结肠旁沟相通。

2. 左肝上间隙　将右手伸入肝左叶与膈之间,先探查左肝上前间隙,向右至镰状韧带,向后至左三角韧带前层,手指左移,至左三角韧带左侧游离缘,绕过游离缘向后即通入左肝上后间隙。

3. 右肝下间隙　观察其境界,左侧为肝圆韧带,上方为肝右叶脏面,下方为横结肠及其系膜。将肝与肋弓上提,手伸入肝右叶后下方与右肾之间,即为肝肾隐窝,向上可至膈,向下通右结肠旁沟。肝肾隐窝为平卧位时腹膜腔最低点

4. 左肝下间隙　观察左肝下前间隙境界,上方为肝左叶脏面,下为横结肠及其系膜,右为肝圆韧带,后为胃和小网膜。左肝下后间隙即网膜囊。

观察网膜囊:将大网膜(胃结肠韧带)沿胃大弯剪开约 5 cm 将手伸入胃后方,此即网膜囊位置。

网膜囊前界为小网膜、胃后壁腹膜和大网膜前两层,后界为覆盖在左肾、左肾上腺表面的腹后壁腹膜、横结肠及其系膜、大网膜后两层。上壁为衬于膈下面的腹膜,下壁为大网膜前层和后层返折处,左壁为胃脾韧带和脾肾韧带,右侧借网膜孔(Winslow 孔)与腹膜腔相通。左手示指从网膜孔插入与右手(在网膜囊内)可相遇。当网膜囊内因感染而造成积液时,开始多局限于囊内,后来积液量增加可能经网膜孔至腹膜腔,常造成粘连,给早期诊断造成一定困难。

(六)观察系膜

将大网膜、横结肠及其系膜翻向上方,小肠推向一侧,观察肠系膜的位置和形态。肠系膜为双层腹膜结构,呈扇形,可将空肠和回肠固定于腹后壁,肠系膜根起自第 2 腰椎左侧,斜向右下跨过脊柱。

在盲肠下端寻找阑尾,注意观察阑尾的位置,一般以盆位、盲肠后位多见,观察你看到的阑尾的位置、长度。将阑尾游离端提起,可见阑尾系膜呈三角形,将阑尾系于肠系膜下方。如一时找不到阑尾,可沿前结肠带向下追踪,手术时也常用此法寻找阑尾。

盲肠向上为升结肠,升结肠、降结肠没有系膜,而横结肠、乙状结肠有系膜。观察这两个系膜的组成及系膜根的走行。横结肠系膜是大网膜后两层包绕横结肠后形成的双层腹膜结构,两端短,较固定,中间长,活动度大。根部连于腹后壁,自结肠右曲向左跨过右肾、十二指肠降部、胰腺至左肾,止于结肠左曲。注意在结肠左曲常有一腹膜结构连于膈肌上,此即膈结肠韧带,有承托脾脏作用,并阻隔左结肠旁沟与结肠上区。

(七)、探查结肠下区

结肠下区有 4 个间隙,左、右结肠旁沟及左、右肠系膜窦。

1. 左、右结肠旁沟　分别位于升、降结肠与腹侧壁之间。左手伸入右结肠旁沟,向上绕过结肠右曲可达肝肾隐窝、右肝上间隙和网膜囊;向下绕过盲肠和阑尾经右髂窝通盆腔。右手伸入左结肠旁沟,向上至结肠左曲被膈结肠韧带封闭,向下绕过乙状结肠及其系膜通盆腔。

2. 左、右肠系膜窦　位于肠系膜根与升、降结肠之间。分别向左、右翻动肠系膜,观察两窦边界,并可见左肠系膜窦开口向下经小骨盆上口通盆腔,而右肠系膜窦由于下方有回肠末端阻隔,呈一相对封闭的三角形区域,此间隙的炎症渗出常形成局限性腹膜炎。左、右肠系膜窦之间,借十二指肠空肠曲与横结肠系膜间的空隙相交通。

（八）观察隐窝及陷凹

将横结肠及其系膜上翻,小肠及其系膜向右拉可见十二指肠上隐窝(出现率约50%),位于十二指肠上襞深面,开口向下。十二指肠下隐窝(出现率约75%)与十二指肠上隐窝开口相对,位于十二指肠下襞深面且开口向上。左手伸入盲肠后方即进入盲肠后隐窝,可摸到盲肠后位的阑尾。将右手伸入乙状结肠及其系膜后方,进入乙状结肠间隐窝,把乙状结肠和系膜向右翻,可看到乙状结肠间隐窝,在隐窝内隔腹膜可见左输尿管。

观察盆腔内膀胱和直肠之间腹膜返折形成的陷凹,即直肠膀胱陷凹,如女性标本则被子宫分隔为膀胱子宫陷凹和直肠子宫陷凹,站立和坐位时男性的直肠膀胱陷凹和女性的直肠子宫陷凹为腹膜腔最低点。如系女性标本,观察子宫及两侧的阔韧带,在阔韧带上方的游离缘可摸到输卵管,阔韧带前层可找到条索状的子宫圆韧带。

（九）观察腹前壁内面的腹膜皱襞

在脐下可见到有5条纵行皱襞,将腹前壁内面分成3对凹陷。这5条皱襞是:正中的一条为脐正中襞,内含脐正中韧带,是胚胎时期脐尿管的遗迹。两侧一对为脐内侧襞,内含脐内侧韧带,是脐动脉的遗迹。最外侧一对为脐外侧襞或腹壁下动脉襞,内含腹壁下血管。脐正中襞两侧至脐内侧襞为膀胱上窝,在脐内、外侧襞之间的凹陷为腹股沟内侧窝,脐外侧襞的外侧为腹股沟外侧窝,后二窝分别与腹股沟管皮下环和腹环的位置相对应,为腹壁上的薄弱区域。腹股沟管直疝和斜疝即分别由这些薄弱区突出。

三、结肠上区解剖

（一）观察

依次观察肝、胆囊、胃、十二指肠、胰、脾的形态、位置、毗邻及体表投影。

（二）解剖胃的血管淋巴和神经

(1)助手尽量将肝向上翻起以暴露小网膜,沿胃小弯的中份剖开小网膜并清理少量脂肪后即可找到胃左动脉及伴行的胃冠状静脉,沿着胃小弯向左修洁胃左动脉,试找出其发至食管下端的食管支,观察沿胃左动脉分布的淋巴结及贲门旁淋巴结。下拉胃小弯,自贲门处追踪胃左动脉至腹腔干,观察周围的腹腔淋巴结。同时追踪胃冠状静脉至腹腔干前方,然后与肝总动脉伴行,经网膜孔下方进入肝十二指肠韧带,汇入门静脉或脾静脉。在胃小弯的幽门部清理出胃右血管及附近的胃右淋巴结,胃右动脉与胃左动脉在胃小弯处吻合形成一动脉弓。追踪胃右动脉至其起自小网膜游离缘的肝固有动脉处。

(2)在食管下端前壁和贲门前壁的浆膜下,分离迷走神经前干,寻找向右走行的肝支,和沿胃小弯走行分布于胃前壁的胃前支。将胃向上翻起,在食管下端后壁和贲门后壁的浆膜下,分离出迷走神经后干,寻找沿胃小弯分布于胃后壁的胃后支,和走行到腹腔干周围的腹腔支。

(3)沿胃大弯中份下方水平剖开大网膜,找出胃网膜左、右动脉(只要将大网膜前层剥开露出动脉即可,保留大网膜后层),两动脉在胃大弯附近吻合,并查看它们到胃的分支。分别向左、右两侧清理两动脉,追踪其起始处,可见胃网膜左动脉发自脾动脉,胃网膜右动脉发自胃十二指肠动脉。沿途观察附近淋巴结。

（三）解剖肝十二指肠韧带和肝总动脉

(1)将肝十二指肠韧带纵行剖开,修洁其中的3种结构:胆总管位于右前方,肝固有动脉位于左前方,门静脉左、右支位于前二者的后方。首先由下向上修洁胆总管。注意不要损伤胆囊管、肝动脉以及胆囊动脉。修洁胆总管、胆囊管至胆囊再修洁肝总管至肝门处。

(2)修洁肝总动脉及其分布:向肝门处追踪可见肝固有动脉分为左、右支进入肝门。一般由右支发出胆囊动脉,有的胆囊动脉可起于肝固有动脉或左支。胆囊动脉通常位于胆囊管、肝总管和肝下面所围成的胆囊三角(Calot's 三角)内。向下追踪肝固有动脉到小网膜游离缘处,清理出肝总动脉的另外两支,即胃右动脉和胃十二指肠动脉,后者进入十二指肠上部和胰之间,并在肝总管的左侧下行,然后分为胰十二指肠上动脉和胃网膜右动脉。前者分为前、后两支,分别走行于胰头和十二指肠降部之间前、后方的浅沟内,并沿沟向两侧分支供应胰头和十二指肠上半部。

(四)追踪腹腔干和门静脉的属支

(1)将胃向上翻起,沿胰上缘向左追踪肝总动脉起于腹腔干处。腹腔干为起于腹主动脉的短干,被腹腔神经丛包绕,尽量保留。于腹腔干处清理出胃左动脉、肝总动脉和脾动脉。脾动脉沿胰上缘弯曲左行,沿途发出胰支分布到胰腺,经脾肾韧带进入脾门前发出胃网膜左动脉和胃短动脉。注意观察脾门处淋巴结分布。

(2)在胰的上缘处将胰推向下前,切断胰支,找出被胰上缘覆盖的脾静脉,向左追到脾门,向右追至其与肠系膜上静脉汇合成门静脉处,并检查肠系膜下静脉是否汇入脾静脉,将其修洁出来,在胆总管和肝固有动脉的后方修洁门静脉及其属支。

(3)至此,结肠上区的动脉分支、静脉、淋巴等已解剖完毕。对照教材将腹腔干的分支进行一次小结。

四、结肠下区、腹膜后间隙

(一)观察

依次观察空回肠、大肠、阑尾的形态、位置、毗邻及体表投影。

辨认各段肠管的方法如下。

(1)可以结肠带、结肠袋、肠脂垂3个特点来区别大肠和小肠。

(2)横结肠和乙状结肠区别:横结肠两面有系膜(一为大网膜,一为横结肠系膜),乙状结肠只有一面有系膜。

(3)辨认所提小肠哪一侧为头端的方法:用两手指(拇、示指)向下摸肠系膜,假设肠系膜卷曲,则说明肠管是被拿颠倒了。

(4)辨认空回肠:将肠管拉出,将其肠系膜对光映照可见回肠管壁的肠系膜血管弓多(可达4~5级),系膜内含脂肪多,直血管短;而近空肠管壁的肠系膜血管弓少(有1~2级),含脂肪少,直血管长。

(二)解剖肠系膜上动脉

(1)将横结肠向上翻起,将空肠、回肠及其系膜翻向左侧,找到肠系膜根和十二指肠空肠曲,在十二指肠空肠曲的右缘,轻轻纵行划开肠系膜根,小心分离肠系膜前层,可见粗大的肠系膜上动脉,较细的肠系膜上静脉在它右侧,解剖时用镊子剥离即可。(注意只剥开前层,保留肠系膜后层)。向上修洁追踪肠系膜上动、静脉,可见其在胰头和十二指肠水平部之间,越过十二指肠水平部的前面上行向内进入胰腺后面,再向上追踪肠系膜上动脉至腹主动脉起始部,根部有内脏神经丛包绕,注意小心分离。追踪肠系膜上静脉至其汇入门静脉处。

（2）在肠系膜上动脉左侧解剖空、回肠动脉,修洁一部分即可。注意观察空肠动脉和回肠动脉先形成动脉弓,弓的层次 1~4 级不等,从上向下依次增多,然后从最边缘的弓分出直动脉进入肠壁。观察在肠系膜上动脉沿途的淋巴结。

（3）自肠系膜上动脉的右缘剥离腹膜,小心不要损伤腹膜外任何结构,从上至下解剖出 3 支结肠动脉:中结肠动脉、右结肠动脉和回结肠动脉,前两动脉常起于一干,修洁回结肠动脉时,试找出它的回肠支,盲肠支和阑尾动脉,观察阑尾动脉的走行及其在阑尾系膜内的分布。

（4）从十二指肠水平部上缘寻找胰十二指肠下动脉的前、后支,观察其与胰十二指肠上动脉的前、后支吻合,然后修洁追踪至肠系膜上动脉起始处。

（三）解剖肠系膜下动脉

（1）将小肠系膜推向右侧,腹主动脉在分叉处上方 4 cm 处(约平第 3 腰椎)发出肠系膜下动脉,除去腹后壁的腹膜分离出肠系膜下动脉,找出它的分支:左结肠动脉横行向左;乙状结肠动脉有 2~3 支;直肠上动脉是肠系膜下动脉的直接延续,向下进入骨盆。在解剖动脉分支时,注意与其伴行的淋巴结。

（2）肠系膜下静脉位于同名动脉左侧,在十二指肠空肠曲左侧,可见一纵行的腹膜皱襞,切开此皱襞可暴露肠系膜下静脉。它和肠系膜下动脉之间距离不一定、不伴行,向上修洁该静脉至其末端,一般在肠系膜后方汇入脾静脉,但也可能有其他汇合形式,须注意观察。

（3）沿十二指肠降部的左侧面追踪胆总管至其与胰管汇合后,开口于十二指肠降部的后内侧壁上,观察肝外胆道各结构的位置及毗邻结构。

（四）解剖腹膜后间隙

1. 解剖肾筋膜与肾血管

（1）将横结肠向下拉,肝向上推,十二指肠降部和空回肠向左推,露出右肾上腺和右肾。将胃翻向上,剪断胃脾韧带,胰、脾向上推,露出左肾上腺和左肾,观察两肾的位置和毗邻,清理表面腹膜后可看到肾前筋膜。用镊子提起肾前筋膜,自上而下在两肾前面中线各作一纵行切口,钝性分离肾前筋膜与深面组织,探查肾前、后筋膜的愈着关系及向周围的延续关系。

（2）剥去中线附近的肾前筋膜,在肾内侧缘中央解剖出肾静脉(前)肾动脉(中)和肾盂(后),注意肾动脉还发出肾上腺下动脉至肾上腺。左肾静脉还接受左睾丸静脉(或卵巢静脉),沿睾丸静脉纵行切开肾前筋膜,分离出与睾丸静脉(或卵巢静脉)伴行的由腹主动脉发出的睾丸动脉并追踪其走行。将肾翻向内侧,观察后面的被膜和毗邻关系。循肾盂向下追踪输尿管直至骨盆上口。

2. 解剖腹主动脉和下腔静脉 小心剔除腹腔干和肠系膜上、下动脉起始部的结缔组织,清理出 3~4 个腰淋巴结(注意保留神经丛),暴露出腹主动脉和下腔静脉,观察腹主动脉的行程,并解剖其成对的分支。上面已提到肾动脉、睾丸/卵巢动脉,此外,还有肾上腺中动脉、膈下动脉以及腰动脉等,可不必细追。

仔细观察腹主动脉和下腔静脉周围的腰淋巴结,在右膈脚和腹主动脉后方寻找乳糜池,左、右腰干和肠干注入此池,循乳糜池向上追踪胸导管,它穿主动脉裂孔入胸腔。

向上翻起乙状结肠及其系膜,可见腹主动脉末端分为两终支即左、右髂总动脉,清理周围的结缔组织,寻找骶正中动脉。左、右髂总动脉之间可见下腔静脉,清理左、右髂总静脉。

3. 选做　解剖腹膜后的神经和腰淋巴干:从外侧向中线翻起腹后壁腹膜,辨认腰方肌、腰大肌和髂肌。然后解剖腰丛分支。

(1)在腰大肌外侧自下而上有:股神经,股外侧皮神经,髂腹股沟神经和髂腹下神经(在其上方还有肋下神经)。

(2)检视位于腰大肌前面的生殖股神经。

(3)剖视位于腰大肌内侧的闭孔神经。

把腰大肌向外翻,可找到交感干,观察交感神经节。

最后,在腹腔干和肠系膜上动脉根部检查腹腔丛和腹腔神经节以及两侧的主动脉肾节。在两髂总动脉之间,辨认上腹下丛。

4. 观察通过膈肌的主要结构

(1)腹主动脉和胸导管通过主动脉裂孔。

(2)食管和迷走神经通过食管裂孔。

(3)下腔静脉通过腔静脉孔。

(4)内脏大、小神经和交感干通过膈肌脚。

(五)总结观察

沿腹主动脉向下,观察其主要分支尤其是腹腔干、肠系膜上下动脉的走行、分支及与其他结构毗邻关系。

从肝门处观察门静脉及各属支走行及毗邻结构。

五、腹部的神经

腹部的神经有植物神经(即内脏神经)和躯体神经。

植物神经:包括交感和副交感两类。交感神经主要来自胸部交感干发出的内脏大神经及内脏小神经,它们穿膈肌脚进入腹腔,分别终止于腹腔神经节和主动脉肾节,由此二节发出的节后纤维与副交感神经一起,攀附血管壁,沿动脉分支分布于肝、胰、肾以及消化管结肠左曲以上的部分。

副交感神经主要来自迷走神经。迷走神经前、后干伴随食管,穿膈肌食管裂孔入腹腔,前干分为胃前支和肝支;后干分支为胃后支和腹腔支。胃前支沿小弯向右,分布于胃前壁,终支以"鸦爪"形分布于幽门部前壁。肝支有 1~3 条,参加肝丛。

胃后支分支分布于胃后壁,终支也呈"鸦爪"样分布于幽门的后壁;腹腔支向右行参加腹腔丛,与交感神经一起伴随动脉分支至腹腔脏器,包括肝、胰、脾、肾以及消化管结肠左曲以上部分。结肠左曲以下的消化管和盆腔脏器则由腰交感干、腹下丛和盆内脏神经支配。腹部的躯体神经来自下 6 对肋间神经,分布于腹壁的皮肤、肌以及腹膜壁层。另外还有腰丛的髂腹下神经,髂腹股沟神经也分布于腹壁及腹股沟区皮肤和肌。

第九节　社会实践

邀请临床专家举办讲座。

（孙琰琰　赵红超　陆　旭　胡博文）

第五章

盆部与会阴

第一节 概 述

一、境界与分区

1. 盆部(pelvis) 位于躯干的下部。骨盆构成盆部的支架,其内面有盆壁肌及其筋膜,骨盆下口有盆底肌及其筋膜封闭,骨与肌围成盆腔。盆腔借骨盆上口与腹腔相通连,消化、泌尿和生殖系统的部分器官位于盆腔内。人体直立时,整个骨盆向前上倾斜。耻骨联合上缘与两侧髂前上棘位于同一冠状面,尾骨尖与耻骨联合上缘在同一水平面上,骶骨岬与耻骨联合上缘在同一斜平面上,盆部在此斜平面的后下方。

2. 会阴(perineum) 是指盆膈以下封闭骨盆下口的全部软组织,即广义的会阴。会阴境界略呈菱形,耻骨联合下缘为前角,尾骨尖后角,两侧角为坐骨结节,前外侧边为坐骨支和耻骨下支,后外侧边为骶结节韧带。两侧坐骨结节之间的假想连线将会阴分为前后2个三角区,前方为尿生殖区(urogenital region),后方为肛区(anal region)(图5-1)。

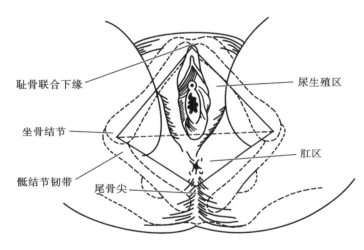

耻骨联合下缘　　　　　　　　尿生殖区

坐骨结节　　　　　　　　　　肛区

骶结节韧带　　尾骨尖

图5-1　女性会阴分区

二、表面解剖

腹前正中线的下端可触及耻骨联合上缘,两侧的锐缘为耻骨嵴(pubic crest)。耻骨嵴的外侧端可触及耻骨结节(pubic tubercle),耻骨结节与髂前上棘之间为腹股沟韧带。会阴部的耻骨弓(pubic arch)、坐骨结节(ischial tuberosity)及尾骨尖也可扪及,是产科常用的骨性标志。

大医精诚,勇攀高峰

中国妇产科学的开拓者之——林巧稚

　　林巧稚,医学家,是我国现代妇产科医学的奠基人之一;她终身未婚,却拥有最丰富的爱;她没有子女,却是最富有的母亲。她是东西方文化交融陶冶出的杰出女性,被称为母亲和婴儿的守护神。

　　林巧稚1901年12月23日出生在福建鼓浪屿。父亲林良英是新加坡一所大学的毕业生,从事教学和翻译工作。他思想开明,认为即使是女子也应培养成才。林巧稚5岁时,母亲因患子宫癌病故,使得她幼小的心灵中萌发了学医的种子。林巧稚从小学习勤奋,在学校是出类拔萃的优秀学生。1921年林巧稚报考北京协和医学院,考试时,一个女生突然晕倒了,林巧稚毅然放下未完成的试卷去照顾病人。本来林巧稚已经对考试结果不抱希望了。可在发榜之时,她却发现在百里挑一的金榜之上有她的名字!原来她在考场救人的出色表现被协和医学院看中,认为她的爱心和沉着具备了一个医生的优良品质。

　　为了向妇女不能持刀从医的陈腐观念挑战,为了那些苦难中的中国妇女,她选择了当时被许多人所鄙薄的妇产科。协和的淘汰制极其残酷,75分才算及格,一门主课不及格留级,两门不及格除名,且无补考和商量的余地。但在8年的学习和残酷的淘汰竞争中,林巧稚的成绩一直高居榜首,并获得象征协和最高荣誉的"文海奖学金",开创了女生获此奖学金的先例。林巧稚毕业后被聘为北京协和医院妇产科大夫,成为北京协和医院留下的第一位中国女医生。仅仅半年时间,她就以自己出色的表现折服了众多同事和领导,被破格聘为总住院医生,走完了常人需要5年才能走完的路。

　　太平洋战争爆发后,北京协和医院关闭,林巧稚在北京弄堂小胡同10号租了几间房子,开办私人诊所。以平民大夫身份穿街走巷,在中华民族惨遭蹂躏和杀戮之时,她迎接着一个个新生命、新希望的降临。为了给更多贫苦的人治病,林巧稚将门诊费降低到3角,而当时北平妇产科诊所的门诊费都在5角以上。在那动荡不安的年代,她对那些在日寇统治下痛苦挣扎的父老乡亲倾注了满腔热血和全部爱心。抗日战争胜利后,北京协和医院恢复接诊,林巧稚重回医院任职。从1942年4月以诊所开业到1948年5月北京协和医院恢复接诊,仅6年时间,这个小诊所里由林巧稚亲自填写的病历就有8887份。中华人民共和国成立后,她经常带领医务人员深入农村、城镇考察妇女和儿童的健康状况。为了降低我国婴儿死亡率,防治妇女宫颈癌,她撰写了妇幼卫生科普通俗读物《家庭卫生顾问》等书,受到普遍欢迎。为了治疗新生儿溶血症,林巧稚邀集有关专家座谈,终于创造出用脐静脉换血的医疗方法,填补了国内该领域的空白。为了发展医学教育事业,她把收入捐献出来作为教学基金,以培育更多的医学生。

　　她献身医学事业,通过全面深入地研究了妇产科各种疑难病,确认了宫颈癌为戕害妇女健康的主要疾病,坚持数十年如一日地跟踪追查、积累了丰厚的供后人借鉴的资料。她医术精湛,不断探索科学领域新课题,具有不治愈病人绝不懈怠的坚韧作风,全心全意为人民服务的敬业精神,因此深受人民群众的崇敬和爱戴。林巧稚把毕生精力无私地奉献给人民,是一位忠诚的爱国者,人民的科学家,医务界的楷模,中华民族的好女儿。同学们站在巨人的肩膀上更应该努力学习,继承前辈们的志向,勇攀医学高峰!

笔记栏

第二节 盆 部

一、骨盆整体观

骨盆由两侧的髋骨、后方的骶骨和尾骨，借骨连结而围成。骶骨的岬、骶翼前缘，髋骨的弓状线、耻骨梳，耻骨的耻骨结节、耻骨嵴和耻骨联合上缘共同连成一环状的界线（terminal line），将骨盆分为前上方的大骨盆（greater pelvis）和后下方的小骨盆（lesser pelvis）。大骨盆又被称作假骨盆，主要由髂翼围成，属于腹腔的一部分。小骨盆又被称为真骨盆，其上界为骨盆上口（superior pelvic aperture）（即界线），下界为骨盆下口（inferior pelvic aperture）（即会阴的菱形周界）。骨盆上、下口之间的腔为骨盆腔，其前壁为耻骨、耻骨支和耻骨联合，后壁是凹陷的骶、尾骨前面，两侧壁为髂骨、坐骨、骶结节韧带及骶棘韧带。后两条韧带与坐骨大、小切迹围成坐骨大、小孔。骨盆的前外侧有闭孔，其周缘附着一层结缔组织膜，仅其前上方留有一管状裂隙，称闭膜管。

女性骨盆是胎儿正常分娩的通道，宽而短，上口近似圆形，下口较宽大。而男性骨盆窄而长，上口为心形，下口窄小。

二、盆壁肌

覆盖骨性盆壁内面的肌有闭孔内肌和梨状肌（图5-2）。闭孔内肌位于盆侧壁的前份，肌束汇集成肌腱穿行坐骨小孔至臀区。梨状肌位于盆侧壁的后份，穿经坐骨大孔至臀区，它与坐骨大孔之间有梨状肌上孔和梨状肌下孔，允许神经、血管进出盆腔。

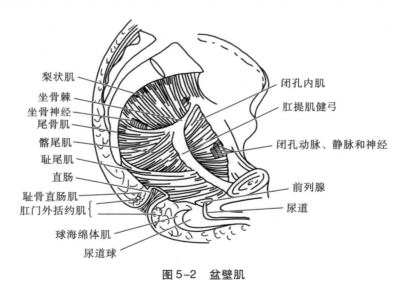

图5-2 盆壁肌

三、盆底肌与盆膈

盆底肌由肛提肌和尾骨肌组成（图5-3）。2块扁肌及覆盖其上、下表面的筋膜构成盆膈（pelvic diaphragm）。其上表面的筋膜称为盆膈上筋膜（supenor fascia of the pelvic diaphragm），下表面的筋膜称为盆膈下筋膜（inferior fascia of the pelvic diaphrapm）。盆膈封闭骨盆下口的大部分,仅在其前方两侧肛提肌的前内侧缘之间留有一狭窄裂隙,称盆膈裂孔,由下方的尿生殖膈封闭。

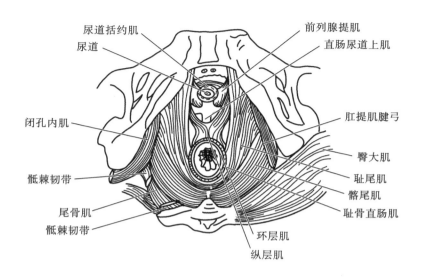

图5-3 盆底肌

(一)肛提肌

肛提肌(levator ani)为一对四边形的薄片肌,起于耻骨后面与坐骨棘之间的肛提肌腱弓(tendinous arch of levator ani),纤维向下、向后、向内,止于会阴中心腱、直肠壁、尾骨和肛尾韧带,左右联合成漏斗状。按纤维起止及排列可将其分为4部分:①前列腺提肌(levator prostatae)[女性为耻骨阴道肌(pubovaginali)]起自耻骨体后面和肛提肌腱弓的前份,纤维几乎水平向后,夹持前列腺尖的两侧,止于会阴中心腱,有固定前列腺的作用。女性此肌纤维向后夹持尿道及阴道两侧,并与尿道壁和阴道壁的肌纤维交织,在阴道后方两侧的肌纤维联合,止于会阴中心腱,有固定和收缩阴道的作用。②耻骨直肠肌(puborectalis)起自耻骨盆面和肛提肌腱弓的前份,肌纤维位于其他部分的上方,行向后,绕过直肠肛管交界处的两侧和后方,止于肛管侧壁、后壁及会阴中心腱,并与对侧的肌纤维连接,构成"U"形袢,还有部分纤维与肛门外括约肌深部的纤维相融合。此肌是肛直肠环的主要组成部分,具有重要的肛门括约肌功能,又可拉直肠肛管交界处向前,阻止粪便由直肠进入肛管,对肛门自制有重要作用。肛瘘手术时,切勿伤及此肌束,以免引起大便失禁。③耻尾肌(pubococcygeus)和④髂尾肌(iliococcygeus)分别起自耻骨盆面及肛提肌腱弓中份、后份和坐骨棘盆面,止于尾骨侧缘及肛尾韧带,都有固定直肠的作用。

(二)尾骨肌

尾骨肌(coccygeus)位于肛提肌的后方,呈三角形,紧贴骶棘韧带的上面,起自坐骨棘盆面,止于尾骨和骶骨下部的侧缘。

四、盆筋膜和筋膜间隙

(一)盆筋膜

盆筋膜(pelvic fascia)可分为盆壁筋膜和盆脏筋膜2个部分(图5-4)。

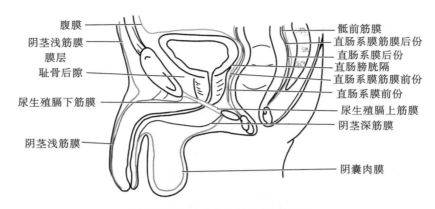

图5-4　男性盆部筋膜和筋膜间隙

1. 盆壁筋膜（parietal pelvic fascia）　也称盆筋膜壁层，覆盖盆壁、盆壁肌的内表面和盆底肌的上表面，向上越过界线与腹内筋膜相延续。位于骶骨前方的部分为骶前筋膜（presacral fascia），又称为Waldeyer筋膜，它与骶骨之间有丰富的静脉丛。覆盖梨状肌内表面的部分为梨状肌筋膜，位于闭孔内肌内表面的部分为闭孔筋膜。耻骨体盆腔面到坐骨棘的闭孔筋膜呈线形增厚，称为肛提肌腱弓（tendinous arch of levator ani），为肛提肌和盆膈上、下筋膜提供起点和附着处。覆盖肛提肌和尾骨肌上表面的盆膈上筋膜，在前方和两侧者附于肛提肌腱弓，后方与梨状肌筋膜、骶前筋膜相延续，在内脏器官穿经盆膈处与盆脏筋膜相融合。在耻骨体后面，两侧盆膈上筋膜内侧缘与耻骨前列腺韧带（puboprostatic ligament）（男性）或耻骨膀胱韧带（pubovesical ligament）（女性）相融合。男性的耻骨前列腺韧带位于耻骨体与前列腺鞘和膀胱颈之间，女性的耻骨膀胱韧带位于耻骨体与膀胱颈和尿道之间，是维持膀胱、前列腺和尿道位置的重要结构。

覆盖肛提肌和尾骨肌下表面的为盆膈下筋膜，其两侧也附于肛提肌腱弓，向前下与尿生殖膈上筋膜相延续，后方与肛门外括约肌的筋膜融合。

2. 盆脏筋膜（visceral pelvic fascia）　也称盆筋膜脏层，在盆腔内脏器穿经盆膈和尿生殖膈时，由盆壁筋膜向上返折，呈鞘状包裹脏器。包裹前列腺的部分称为前列腺鞘（fascial sheath of prostate）或前列腺筋膜（prostatic fascia），鞘的前份和两侧部包裹前列腺静脉丛。前列腺鞘向上延续包裹膀胱，形成膀胱筋膜。膀胱筋膜比较薄弱，紧贴膀胱外表面，接近膀胱顶时，膀胱筋膜逐渐消失。包裹直肠的筋膜为直肠筋膜，同样比较薄弱，紧贴直肠外表面，不易从直肠表面剥离。

男性直肠与膀胱、前列腺、精囊及输精管壶腹之间（女性在直肠与阴道之间），有一冠状位的结缔组织隔，为盆腔筋膜的一部分，称直肠膀胱隔（rectovesical septum）〔女性为直肠阴道隔（rectovaginal septum）〕。上附于直肠膀胱陷凹（男）（女性为直肠子宫陷凹），下达盆底，两侧附于盆侧壁。女性子宫颈和阴道上部的前方与膀胱底之间还有膀胱阴道隔。

盆脏筋膜在一些部位增厚，附着于邻近的骨面，形成韧带，如子宫主韧带、子宫骶韧带、耻骨前列腺韧带等，起支持和固定脏器位置的作用。有些韧带内含有少许平滑肌纤维；有些韧带内有进出脏器的血管和神经穿行，如膀胱侧韧带、直肠侧韧带等。

医学科普,关注"妈妈的健康"

泌尿外科女性常见疾病:压力性尿失禁

患者,女,67岁,6年间咳嗽、大笑后漏尿,近1年伴尿频,尿急加重。患者6年前无明显诱因出现咳嗽、大笑、体力活动后漏尿,漏尿量逐渐增多;平卧,静止时无明显漏尿。无尿频,尿急,尿痛,无肉眼血尿,无排尿困难,无夜尿增多。近一年来自觉阴道内异物膨出,排尿较前费力,且排尿不尽,尿频,尿急加重;尿急时伴漏尿。咳嗽、大笑,体力运动后漏尿似较前有所缓解。无明显双侧腰痛、腹痛、发热等不适,无血糖升高,血压升高病史,精神食欲可,无明显消瘦,大便干燥,夜间睡眠好。既往无特殊病史,无手术、外伤史。孕3产3,均为自然产,子女体健。门诊尿流率+残余尿显示:VOID为18/290/50(尿流率/排尿量/残余尿量);尿常规正常;尿垫试验阳性。入院后完善尿动力检查,显示符合压力性尿失禁。初步诊断:压力性尿失禁合并盆底脏器脱垂。

尿失禁是泌尿外科常见疾病,定义为尿液自尿道外口不自主漏出。女性人群中有23%~48%有不同程度尿失禁,其中约50%为压力性尿失禁。压力性尿失禁病因复杂,在中老年女性人群中发病率较高,在我国以50~60岁人群患病率最高,约为28%。目前公认的几个发病高危因素主要包括以下几个方面:①年龄,压力性尿失禁的发病率和严重程度均随着年龄的增长而增加。我国女性压力性尿失禁人群主要位于60岁左右。②婚育史,初次生育年龄、分娩方式、胎儿大小、妊娠次数等均与压力性尿失禁发生相关。分娩次数及产程时间延长与尿失禁发生呈正相关。③盆腔脏器脱垂,压力性尿失禁和盆腔脏器脱垂紧密相关,常伴随存在。盆底脏器脱垂主要以子宫脱垂、阴道前壁脱垂、阴道后壁脱垂、膀胱颈口脱垂等为主,改变了尿道膀胱颈角度甚至出现尿道成角,导致患者排尿困难、尿潴留,可以减轻尿失禁症状。④其他因素,包括体重指数、家族史、吸烟史、慢性便秘、雌激素水平下降等。

科学合理地预防和治疗尿失禁非常重要。首先,普及医学科普教育,告知患者压力性尿失禁是一种可以预防和治疗的疾病,做到早预防、早发现、早治疗。对于有家族史、肥胖、吸烟、高强度体力运动及慢性便秘等长期腹压增高者,如果出现尿失禁症状,应准确评估尿失禁和生活方式之间的相互关系,并采取改善生活方式等措施以减少压力性尿失禁发生机会。其次,可以通过盆底肌训练,通过自主的、反复的盆底肌肉群的收缩和舒张,增强盆底肌张力,恢复盆底肌功能,增强尿道阻力,达到预防和治疗尿失禁的目的。特别是产后及妊娠期间有效的盆底肌训练,可有效降低压力性尿失禁发生率和严重程度。还可以通过生物反馈治疗,借助电子生物反馈治疗仪,针对性指导患者进行正确、有效、自主盆底肌肉训练,直观地观察收缩效果,掌握收缩强度,形成条件反射。

(二)盆筋膜间隙

盆壁筋膜与覆盖盆腔的腹膜之间,除盆脏筋膜、韧带外,脏器之间的疏松结缔组织还形成潜在的筋膜间隙。这些筋膜间隙有利于手术分离脏器,血、液体也易于在间隙内聚集。重要的间隙如下。

1. 耻骨后隙(retropubic space) 也称膀胱前隙(图5-4),位于耻骨联合后面与膀胱下外侧面之间,正常为大量的疏松结缔组织占据。可利用此间隙作耻骨上切口到达膀胱,不累及腹膜。

2.骨盆直肠间隙(pelvirectal space) 位于直肠的周围,借直肠侧韧带分为前外侧部与后部,前外侧部宽大并充满结缔组织,直肠指检可扪及的直肠壶腹下份两侧,即相当于此隙。其后部又常称为直肠后隙。

3.直肠后隙(retrorectal space) 也称骶前间隙,为骶前筋膜与直肠筋膜之间的疏松结缔组织,其下界为盆膈,上方在骶岬处与腹膜后隙相延续。此间隙的脓肿易向腹膜后隙扩散。腹膜后隙充气造影术即经尾骨旁进针,将空气注入直肠后隙然后上升到腹膜后隙。手术分离直肠后方时,在此间隙之间作钝性分离,可避免损伤骶前静脉丛。

五、盆部的血管、淋巴和神经

(一)动脉

1.髂总动脉(common iliac artery) 平第4腰椎下缘的左前方,腹主动脉分为左、右髂总动脉。髂总动脉沿腰大肌内侧斜向外下,至骶髂关节前方又分成髂内、外动脉。左髂总动脉的内后方有左髂总静脉(common iliac vein)伴行,右髂总动脉的后方与第4、5腰椎体之间有左、右髂总静脉的末段和下腔静脉起始段。

2.髂外动脉(external iliac artery) 沿腰大肌内侧缘下行,穿血管腔隙至股部。在男性,髂外动脉外侧有睾丸血管和生殖股神经与之伴行,其末段前方有输精管越过。在女性,髂外动脉起始部的前方有卵巢血管越过,其末段的前上方有子宫圆韧带斜向越过。近腹股沟韧带处,髂外动脉发出腹壁下动脉和旋髂深动脉,后者向外上方贴髂窝走行,分布于髂肌和髂骨。

髂总动脉和髂外动脉的投影:自脐左下方2 cm处至髂前上棘与耻骨联合连线中点间的连线,此线的上1/3段为髂总动脉的投影,下2/3段为髂外动脉的投影。

3.髂内动脉(internal iliac artery) 为一短干,长约4 cm,分出后斜向内下进入盆腔。其前方有输尿管,后方邻近腰骶干,髂内静脉和闭孔神经行于其内侧。主干行至坐骨大孔上缘处一般分为前、后两干,前干分支多至脏器,后干分支多至盆壁。按其分布,它的分支可分为壁支和脏支。

(1)壁支有:①髂腰动脉(iliolumbar artery)发自后干,向后外方斜行,分布于髂腰肌和腰方肌等。②骶外侧动脉(lateral sacral artery)发自后干,沿骶前孔内侧下行,分布于梨状肌、尾骨肌和肛提肌等。③臀上动脉(superior gluteal artery)为后干的延续,向下穿梨状肌上孔至臀部。④臀下动脉(inferior gluteal artery)为前干的终末支,向下穿梨状肌下孔至臀部。⑤闭孔动脉(obturator artery)发自前干,沿盆侧壁经闭膜管至股部(图5-5)。

(2)脏支有:膀胱上、下动脉,子宫动脉、直肠下动脉及阴部内动脉等,各动脉的行程与分布,将在盆内脏器及会阴叙述。

(二)静脉

髂内静脉(internal iliac vein)由盆部的静脉在坐骨大孔的稍上方会聚而成,在骨盆缘、骶髂关节前方与髂外静脉汇合成髂总静脉(图5-6)。髂内静脉的属支较多,可分为脏支和壁支。壁支的臀上、下静脉和闭孔静脉均起自骨盆外,骶外侧静脉位于骶骨前面,它们与同名动脉伴行。脏支起自盆内脏器周围的静脉丛,包括膀胱静脉丛、直肠静脉丛,以及男性前列腺静脉丛,女性的子宫静脉丛和阴道静脉丛。它们分别环绕在相应器官的周围,并各自汇合成干,注入髂内静脉。女性卵巢和输卵管附近的卵巢静脉丛汇集为卵巢静脉伴随同名动脉上行注入到左肾静脉和下腔静脉。

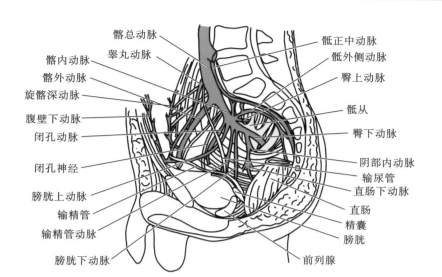

图 5-5　盆部的动脉

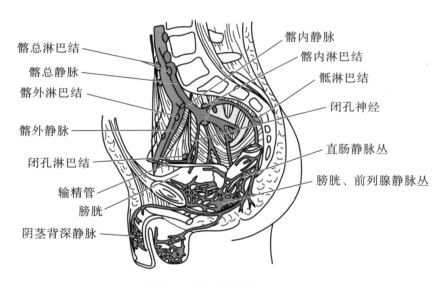

图 5-6　盆部的静脉与淋巴结

　　直肠静脉丛可分为内、外两部分,直肠内静脉丛位于直肠和肛管黏膜上皮的深面,直肠外静脉丛位于肌层的外面,两丛之间有广泛的吻合。直肠内静脉丛主要汇入直肠上静脉,经肠系膜下静脉注入门静脉。直肠外静脉丛向下经直肠下静脉和肛静脉回流入髂内静脉,这样建立了门静脉系和腔静脉系之间的交通。

　　盆腔内静脉丛腔内无瓣膜,各丛之间的吻合丰富,可自由交通,有利于血液的回流。

(三)淋巴

　　盆腔内淋巴结一般沿血管排列,主要的淋巴结群如下(图 5-6)。

　　1. 髂外淋巴结(external iliac lymph nodes)　沿髂外动脉排列,收纳腹股沟浅、深淋巴结的输出管,以及下肢和腹前壁下部、膀胱、前列腺和子宫等部分盆内脏器。

2.髂内淋巴结(internal iliac lymph nodes) 沿髂内动脉及其分支排列,收纳盆内所有脏器、会阴深部、臀部和股后部的淋巴。位于髂内、外动脉间的闭孔淋巴结还收纳子宫体下部及宫颈的淋巴。患宫颈癌时,该淋巴结累及较早。

3.骶淋巴结(sacral lymph nodes) 沿骶正中和骶外侧动脉排列,收纳盆后壁、直肠、子宫颈和前列腺的淋巴。

上述3组淋巴结的输出管注入沿髂总动脉排列的髂总淋巴结(common iliac lymph nodes),它的输出管注入左、右腰淋巴结。

(四)神经

盆部的骶丛(sacral plexus)由腰骶干、第1~4骶神经前支组成,位于梨状肌前面,其分支经梨状肌上、下孔出盆,分布于臀部、会阴及下肢(图5-7)。盆部的内脏神经如下。

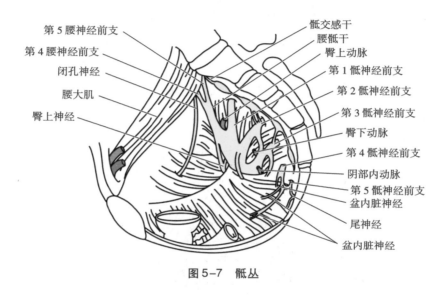

第5腰神经前支
第4腰神经前支
闭孔神经
腰大肌
臀上神经

骶交感干
腰骶干
臀上动脉
第1骶神经前支
第2骶神经前支
第3骶神经前支
臀下动脉
第4骶神经前支
阴部内动脉
第5骶神经前支
盆内脏神经
尾神经
盆内脏神经

图5-7 骶丛

1.骶交感干(sacral sympathetic trunk) 由腰交感干延续而来,沿骶前孔内侧下降。至尾骨前方,两侧骶交感干连接在单一的奇神经节(ganglion impar)上,该节又称尾神经节。

2.上腹下丛(superior hypogastric plexus) 又称骶前神经,由腹主动脉丛经第5腰椎体前面下降而来。此丛发出左、右腹下神经行至第3骶椎高度,与同侧的盆内脏神经和骶交感神经节的节后纤维共同组成左、右下腹下丛(inferior hypogastric plexus),又称盆丛(pelvic plexus)(图5-8)。该丛位于直肠、精囊和前列腺(女性为子宫颈和阴道穹)的两侧,膀胱的后方。其纤维随髂内动脉的分支分别形成膀胱丛、前列腺丛、子宫阴道丛和直肠丛等,分布于盆内脏器。

3.盆内脏神经(pelvic splanchnic nerve) 又称盆神经,较细小,共3支,由第2~4骶神经前支中的副交感神经节前纤维组成。此神经加入盆丛,与交感神经纤维一起走行至盆内脏器,在脏器附近或壁内的副交感神经节交换神经元,节后纤维分布于结肠左曲以下的消化管、盆内脏器及外阴等。盆副交感神经是控制膀胱排尿功能的主要支配神经。

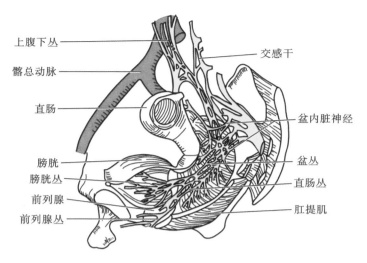

图5-8　盆部的内脏神经丛

六、盆腔脏器

(一)盆腔脏器的位置安排

盆腔主要容纳泌尿生殖器和消化管的末段。膀胱位于盆腔的前下部,在耻骨联合的后方,男性膀胱与盆底之间还有前列腺。直肠在正中线上,沿骶骨、尾骨的凹面下降,穿盆膈与肛管相延续。膀胱与直肠之间有生殖器官和输尿管。男性生殖器官所占范围小,有两侧的输精管壶腹、精囊、射精管(图5-9)。女性的生殖器官所占范围大,正中线上有子宫和阴道上部,两侧有子宫阔韧带包裹的卵巢和输卵管(图5-10)。

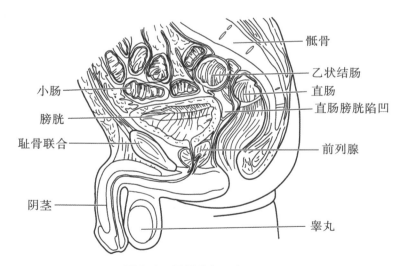

图5-9　男性盆部正中矢状面

(二)盆腔脏器与腹膜的关系

1. 男性　壁腹膜自腹前壁下降进入男性盆腔后,先覆盖膀胱上面,在膀胱上面与膀胱底交界处下降,覆盖膀胱底、精囊和输精管的上份;然后在直肠中、下1/3交界处转向上,覆盖直肠中1/3段的前方;继续上升到达直肠上1/3段时,腹膜还覆盖直肠的两侧。

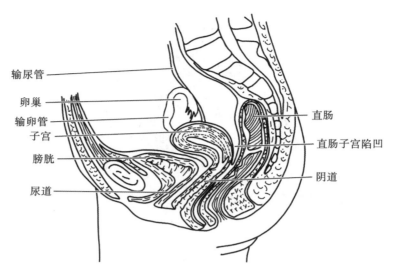

输尿管
卵巢
输卵管
子宫
膀胱
尿道
直肠
直肠子宫陷凹
阴道

图 5-10　女性盆部正中矢状面

腹膜的升降在膀胱与直肠之间形成直肠膀胱陷凹(rectovesical pouch)。陷凹的两侧壁各有一隆起、近矢状位的腹膜皱襞,绕直肠两侧到达骶骨前面,称为直肠膀胱襞(rectovesical fold)。膀胱上面的腹膜向两侧延伸,继而移行于盆侧壁的腹膜,在膀胱两侧形成膀胱旁窝(paravesical fossa),窝的外侧界有一高起的腹膜皱襞,内有输精管,该窝的大小取决于膀胱的充盈程度。

2. **女性**　女性盆腔内腹膜配布的不同点在于,膀胱上面的腹膜在膀胱上面后缘处返折至子宫,先后覆盖子宫体前面、子宫底、子宫体后面,达阴道后穹和阴道上部后面,继而转向后上到直肠中 1/3 段前面。在膀胱和子宫之间有膀胱子宫陷凹(vesicouterine pouch),而在直肠与子宫之间有直肠子宫陷凹(rectouterine pouch)。覆盖子宫体前、后面的腹膜在子宫体两侧汇集成子宫阔韧带(broad ligament of uterus),韧带包裹输卵管、子宫圆韧带等结构,并向两侧延伸与盆侧壁的壁腹膜相移行。卵巢借卵巢系膜与子宫阔韧带后层相连,卵巢上端借卵巢悬韧带与髂总血管分叉处的壁腹膜相连。直肠子宫陷凹两侧的腹膜皱襞称为直肠子宫襞(rectouterine fold),相当于男性的直肠膀胱襞。

(三)直肠

1. **位置与形态**　直肠(rectum)位于盆腔后部,上于第 3 骶椎平面接乙状结肠,向下穿盆膈延续为肛管。直肠在矢状面上有两个弯曲,上部的弯曲与骶骨的曲度一致,称骶曲(sacral flexure);下部绕尾骨尖时形成凸向前的会阴曲(perineal flexure)。在冠状面上,直肠还有 3 个侧曲,从上到下依次凸向右、左、右。直肠的上、下两端处于正中平面上。直肠腔内一般有 3 条由黏膜和环行平滑肌形成的半月形横向皱襞,称直肠横襞(transverse folds of rectum)。横襞的位置与 3 个侧曲相对,上、中、下直肠横襞分别距肛门约 13 cm、11 cm 和 8 cm。在进行直肠或乙状结肠镜检查时,应注意直肠弯曲、横襞的位置和方向,缓慢推进,以免损伤肠壁。

2. **毗邻**　直肠后面借疏松结缔组织与骶骨、尾骨和梨状肌邻接,在疏松结缔组织内有骶正中血管、骶外侧血管、骶静脉丛、骶丛,骶交感干和奇神经节等。直肠两侧的上部为腹膜腔的直肠旁窝,两侧下部与盆丛、直肠上血管、直肠下血管及肛提肌等邻贴。

男女两性直肠前方的毗邻关系有很大的差别。在男性,腹膜返折线以上的直肠膀胱陷凹与膀胱底上部和精囊相邻,返折线以下的直肠借直肠膀胱隔与膀胱底下部、前列腺、精囊、输精管壶腹及输尿管盆部相邻(图5-4)。在女性,腹膜返折线以上的直肠子宫陷凹与子宫及阴道穹后部相邻,返折线以下的直肠借直肠阴道隔与阴道后壁相邻(图5-10)。

　　男女两性的直肠与盆腔内结构有密切的毗邻关系,而这些盆腔内结构又在体表扪不到,因此临床上常采用直肠指检的方法以帮助诊断。如直肠膀胱陷凹或直肠子宫陷凹内有液体聚集,还可穿刺或切开直肠前壁进行引流。

夯实基础,应用临床

后穹隆的穿刺方法

　　女性直肠子宫陷凹是直立位腹膜腔最低部位,因此腹膜腔内的积血、积液、积脓易积存在这个位置。女性阴道后穹隆顶端与直肠子宫陷凹相邻,可以经阴道后穹隆穿刺术抽取盆腔积液,对抽出物进行肉眼观察、化验、病理检查,是妇产科临床常用的辅助诊断方法。当怀疑女性患者有腹腔内出血或者盆腔内有积液、积脓等情况时,选择阴道后穹隆穿刺术能够快速帮助医生判断病情。穿刺时患者需排空膀胱后,取膀胱截石位,穿刺点选在阴道后穹隆中点,进针方向应与宫颈管平行,深入至直肠子宫陷凹。为什么穿刺针进针方向需要与宫颈管平行呢?这就需要联系基础的解剖学知识,直肠子宫陷凹的前方是子宫体,后方是直肠,如果进针角度过度向前或向后,针头就有可能刺入宫体或者直肠造成不必要的损伤。穿刺深度也要得当,一般2~3 cm,过深可刺入盆腔器官或穿入血管。因此,医学生只有准确掌握解剖结构,夯实基础,才能在临床工作中护佑患者健康。

---

　　3. 血管、淋巴和神经　　直肠由直肠上、下动脉及骶正中动脉分布,彼此间有吻合(图5-11)。直肠上动脉(superior rectal artery)为肠系膜下动脉的直接延续,行于乙状结肠系膜根内,经骶骨岬左前方下降至第3骶椎高度分为左、右两支,由直肠后面绕至两侧下行,分布于直肠。直肠下动脉(inferior rectal artery)多起自髂内动脉前干,行向内下,分布于直肠下部骶正中动脉发出小支经直肠后面分布于直肠后壁。上述各动脉均有同名静脉伴行。

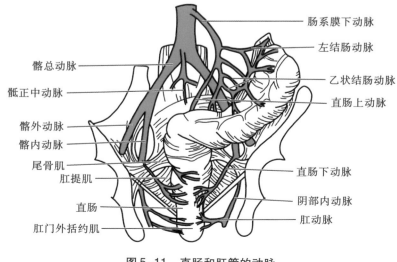

图5-11　直肠和肛管的动脉

直肠肌壁外有直肠旁淋巴结（pararectal lymph nodes），它上份的输出管沿直肠上血管至直肠上淋巴结、肠系膜下淋巴结；下份的输出管向两侧沿直肠下血管注入髂内淋巴结；部分输出管向后注入骶淋巴结；还有部分输出管穿过肛提肌至坐骨直肠窝，随肛血管、阴部内血管至髂内淋巴结。淋巴转移是直肠癌主要的扩散途径，手术要求彻底清除。

支配直肠的交感神经来自肠系膜下丛和盆丛，副交感神经来自盆内脏神经，它们随直肠上、下血管到达直肠。

（四）膀胱

1. 位置与毗邻　膀胱（urinary bladder）空虚时呈三棱锥体状，位于盆腔前部，其上界约与骨盆上口相当。膀胱尖朝向前上，与腹壁内的脐正中韧带相连。膀胱底为三角形，朝向后下。男性膀胱底上部借直肠膀胱陷凹与直肠相邻，下部与精囊和输精管壶腹相贴。女性的膀胱底与子宫颈和阴道前壁直接相贴。男性膀胱与前列腺接触的部分为膀胱颈，女性膀胱颈与尿生殖膈相邻。膀胱尖与膀胱底之间的部分为膀胱体，其上面有腹膜覆盖，下外侧面紧贴耻骨后隙内的疏松结缔组织，以及肛提肌和闭孔内肌。

膀胱充盈时呈卵圆形，膀胱尖上升至耻骨联合以上，这时从腹前壁折向膀胱的腹膜也随之上移，膀胱的下外侧面直接与腹前壁相贴。临床上，膀胱穿刺造瘘之前需要充分的充盈膀胱正是利用这种解剖关系，使膀胱位置上移至耻骨联合以上行膀胱穿刺或作手术切口，避免腹膜或者腹腔脏器的损伤。儿童的膀胱位置较高，上界超过骨盆上口，位于腹腔内，6岁左右才逐渐降至盆腔内。

医者仁心，救死扶伤

急性尿潴留：走进"吸尿救人"事件

"快！帮我拿个杯子来。"医生张红说完，对着一根导管吸了起来，导管的另一头连着的是一位躺在飞机客舱地板上的老人，他吸出的正是老人膀胱中的尿液。这是发生在2019年11月19日从广州飞往纽约的南航CZ399航班上的感人故事。

尿潴留指的是膀胱内充满尿液不能排出，常常由排尿困难发展到一定程度后引起。急性尿潴留发病突然，膀胱内胀满尿液不能排出，患者十分痛苦。急性尿潴留的处理原则是解除梗阻，恢复排尿。导尿术是解除急性尿潴留的最简单方法。如不能导尿或不能插入尿管时，可采取粗针头膀胱穿刺的方法引出尿液。在这次的病例中，患者在飞机上发生急性尿潴留，采取导尿或穿刺引流是正确的方法。

暨南大学附属第一医院（广州华侨医院）介入血管外科医生张红与海南省人民医院血管外科医生肖占祥，利用便携式氧气瓶面罩上的导管、注射器针头、瓶装牛奶吸管、胶布自制穿刺吸尿装置。诚如事后网友评价：张和肖或许不是最聪明的人，或许不是中国最顶尖的医生，但他们在关键时刻挺身而出，能够用自己最大的能力去帮助患者，救死扶伤，这就是最值得我们敬佩和学习的。

---

2. 血管、淋巴和神经　膀胱上动脉（superior vesical artery）起自髂内动脉的脐动脉，向下走行，分布于膀胱上、中部。膀胱下动脉（inferor vesical artery）起自髂内动脉前干，沿盆侧壁行向下，分布于膀胱下部、精囊、前列腺及输尿管盆部等（图5-5）。

膀胱的静脉在膀胱下部的周围形成膀胱静脉丛，最后汇集成与动脉同名的静脉，再汇入髂内静脉(图5-6)。

膀胱的淋巴管多注入髂外淋巴结,亦有少数膀胱的淋巴管注入髂内淋巴结和髂总淋巴结(图5-6)。

膀胱的交感神经来自 T_{11}、T_{12} 和 L_1、L_2 脊髓节段,经盆丛随血管分布至膀胱,使膀胱平滑肌松弛,尿道内括约肌收缩而储尿。副交感神经来自骶2~4脊髓节段,经盆内脏神经到达膀胱,支配膀胱逼尿肌,是与排尿有关的主要神经。膀胱排尿反射的传入纤维也通过盆内脏神经传入。

(五)输尿管盆部与壁内部

1. 盆部　左、右输尿管(ureter)腹部在骨盆上口处分别越过左髂总动脉末段和右髂外动脉起始部的前面进入盆腔,与输尿管盆部相延续。

输尿管盆部位于盆侧壁的腹膜下,行经髂内血管、腰骶干和骶髂关节前方,向后下走行,继而经过脐动脉起始段和闭孔血管、神经的内侧,在坐骨棘平面,转向前内穿入膀胱底的外上角。男性输尿管盆部到达膀胱外上角之前有输精管在其前上方由外侧向内侧越过,然后输尿管经输精管壶腹与精囊之间到达膀胱底。女性输尿管盆部位于卵巢的后下方,在经子宫阔韧带基底部至宫颈外侧约2 cm处(适对阴道穹侧部的上外方),有子宫动脉从前上方跨过,恰似"桥下流水"。施行子宫切除术结扎子宫动脉时,慎勿损伤输尿管(图5-12)。

输尿管盆部的血液供应有不同的来源,接近膀胱处来自膀胱下动脉的分支,在女性也有子宫动脉的分支分布。

2. 壁内部　输尿管行至膀胱底外上角处,向内下斜穿膀胱壁,开口于膀胱三角的输尿管口。此段长约1.5 cm,即壁内部,是输尿管最狭窄处,也是常见的结石滞留部位。膀胱充盈时,压迫输尿管壁内部,可阻止膀胱内的尿液向输尿管逆流。

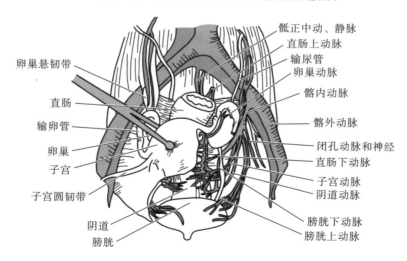

图5-12　女性输尿管盆部与子宫动脉的关系

(六)前列腺

1. 位置与毗邻　前列腺(prostate)位于膀胱颈和尿生殖膈之间。前列腺底,与膀胱颈相接,前列腺尖的两侧有前列腺提肌绕过。前列腺体的前面有耻骨前列腺韧带,连接前列腺鞘与耻骨盆面;后面借直肠膀胱隔与直肠壶腹相邻。直肠指检时,向前可扪及前列腺。

科学严谨，护卫健康

妇科手术中输尿管的损伤：为什么受伤的总是"我"

女性输尿管盆腔段在跨越髂内动脉以后，位于卵巢悬韧带、卵巢和子宫阔韧带的后方，进一步向内下方走行，汇入膀胱。在子宫阔韧带基底部，汇入膀胱前的输尿管末端，在其上方有子宫动脉跨过输尿管，通常称为"桥下流水"。在妇科的盆腔手术中，尤其是子宫切除手术时，对子宫动脉的处理，稍有不慎，极易损伤下方的输尿管，临床上常常会遇到各种子宫切除术后出现漏尿的女性患者，因为一次手术，却失去了正常的排尿功能，而且术后无法控制的漏尿使患者需要每天与纸尿裤为伴，长期的尿渍导致会阴部的皮肤出现感染甚至破损等，严重影响患者的正常生活。正是由于对盆腔输尿管的解剖局部认识不足，才会导致术中损伤输尿管或者输尿管的正常血供，如输尿管阴道瘘，患者术后从阴道里面持续漏尿。其实输尿管损伤是妇科手术中严重并发症，发生率为 1%~2%。发生率与手术性质、解剖上复杂性和术者技巧有关，因此，为减少输尿管损伤的发生，作为医护人员要准确掌握解剖结构，规范细致地进行手术操作。作为医学生要努力学习，掌握扎实的人体解剖学知识，为临床工作打下坚实基础，同时培养科学严谨的学习和工作态度，规范操作和治疗流程。

2. 被膜　前列腺实质表面包裹一层薄的纤维肌性组织，称为前列腺囊（capsue of prostate）。囊外有前列腺鞘，前方和两侧的鞘内有前列腺静脉丛。前列腺静脉丛接受阴茎背深静脉，并有交通支与膀胱静脉丛吻合，经膀胱下静脉汇入髂内静脉。

医学科普，健康中国

前列腺癌

患者，男，59 岁，主因"体检发现前列腺特异性抗原（prostate specific antigen，PSA）升高 1 个月余"来院就诊。患者 1 个月前例行体检发现总前列腺特异抗原 108 ng/mL，无明显排尿异常，无尿频、尿急；发病以来，精神欠佳，食欲、体重变化不大，大便正常。既往无特殊病史，无烟酒史，无手术史，无特殊疾病。完善彩色多普勒超声示：前列腺不均匀回声。磁共振示：前列腺右侧外周带可见结节状信号。直肠指诊：前列腺右侧叶可及结节。进一步处理，积极完善术前准备，门诊行"经直肠前列腺穿刺活检术"。术后病理示：前列腺腺癌。

前列腺癌是男性生殖系统肿瘤中非常常见的一种，在欧美常见恶性肿瘤中居第 2 位，而我国前列腺癌发病率虽远低于西方国家，但近年来呈现显著增长趋势，目前前列腺癌发病率在我国男性泌尿生殖系统肿瘤中位居第 1 位。多数前列腺癌早期病变局限无症状，少数早期可有排尿梗阻症状，晚期可出现一些特异性症状。早期局限性或一部分局部晚期前列腺癌可以通过根治性手术切除前列腺，可以很好的改善患者生活质量，达到延长生命的目的。PSA 作为前列腺肿瘤的特异标志物，广泛应用于前列腺癌的筛查，随着 PSA 筛查在临床逐渐普及，大量前列腺癌早期被发现，提高了肿瘤的治疗效果。PSA 的升高不仅与前列腺肿瘤相关，还与前列腺增生、前列腺炎、尿潴留、射精等因素有关。掌握医学知识，科普医学常识，使患者通过早诊断、早治疗达到更好的治疗效果，助力健康中国，是每位医生和医学生的职责和使命。

(七)输精管盆部、射精管及精囊

输精管盆部自腹股沟管深环处接腹股沟部,从外侧绕腹壁下动脉和闭孔血管,然后从前内侧与输尿管交叉,继而转至膀胱底。输精管约在精囊上端平面以下膨大为输精管壶腹(ampulla of ductus deferens),行于精囊的内侧,其末端逐渐变细,且相互靠近,在前列腺底稍上方,与精囊的排泄管以锐角的形式汇合成射精管(ejaculatory duct)。射精管长约2 cm,向前下穿前列腺底的后部,开口于尿道前列腺部。

精囊(seminal vesicle)为一对长椭圆形的囊状腺体,位于前列腺底的后上方,输精管壶腹的外侧,前贴膀胱,后邻直肠。精囊肿大时,直肠指检可以扪及。

(八)子宫

1. 位置与毗邻　子宫位于膀胱与直肠之间,其前面隔膀胱子宫陷凹与膀胱上面相邻,子宫颈阴道上部的前方借膀胱阴道隔与膀胱底部相邻,子宫后面借直肠子宫陷凹及直肠阴道隔与直肠相邻(图5-10)。直立时,子宫体几乎与水平面平行,子宫底伏于膀胱的后上方,子宫颈保持在坐骨棘平面以上。成年女性正常的子宫呈轻度前倾、前屈姿势,前倾即子宫长轴与阴道长轴之间呈向前开放的角度(约90°角),前屈为子宫体与子宫颈之间形成的一个向前开放的钝角(约170°角)。子宫的位置可受周围器官的影响,如膀胱和直肠充盈、体位变动都可造成子宫位置发生生理性变化。若由于先天性发育不良,或炎症粘连、肿瘤压迫,子宫可发生病理性前屈、后倾或后屈。子宫经阴道脱出阴道口,为子宫脱垂。引起子宫脱垂的主要原因常为肛提肌、固定子宫的韧带、尿生殖膈及会阴中心腱等在分娩时受到损伤,使盆底对盆腔脏器的支持功能减弱或消失。

2. 血管、淋巴与神经　子宫动脉(uterine artery)起自髂内动脉的前干,沿盆侧壁向前内下方走行,进入子宫阔韧带基底部,在距子宫颈外侧约2 cm处,横向越过输尿管盆部的前上方,至子宫颈侧缘后,沿子宫两侧缘迂曲上行。主干行至子宫角处即分为输卵管支和卵巢支,后者与卵巢动脉分支吻合。子宫动脉在子宫颈外侧还向下发出阴道支,分布于阴道上部(5-13)。

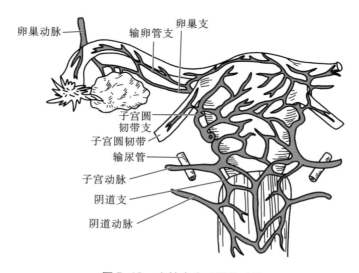

图5-13　女性内生殖器的动脉

笔记栏

　　子宫静脉丛位于子宫两侧,该丛汇集成子宫静脉汇入髂内静脉。子宫静脉丛与膀胱静脉丛、直肠静脉丛和阴道静脉丛相续。

夯实基础,学以致用

子宫动脉上行支结扎术

　　患者,女,33岁,宫内孕38周,阴道流液伴不规律宫缩5 h。术前诊断:①胎膜早破;②宫内孕38周;③瘢痕子宫;④孕2产1。患者及家属要求剖宫产终止妊娠。急诊行剖宫产术,术中子宫收缩不佳,子宫出血较多,给与缝扎子宫动脉上行支止血,双侧子宫动脉上行支缝扎后,立即见子宫呈淡红色,收缩变硬出血停止,顺利结束手术。

　　手术的成功离不开医生精湛的技术,也离不开对子宫动脉分支走行基础解剖学知识的掌握。子宫动脉来自髂内动脉,经阔韧带达子宫峡部旁,分为宫体支与宫颈支,在其间有输尿管通过。宫体支即子宫动脉上行支自分支后沿子宫侧壁上行供子宫体血液循环,与卵巢动脉的输卵管动脉支及卵巢分支吻合。宫体支提供了子宫大部分血液供应。了解子宫供血的特点才能正确地进行临床操作处理。因此,熟练掌握解剖知识在临床工作中十分重要。在学习解剖专业知识的时候,要克服厌学厌记的情绪,戒骄戒躁,为将来临床工作做好专业知识储备。

　　子宫底和子宫体上部的多数淋巴管沿卵巢血管上行,注入髂总淋巴结和腰淋巴结。子宫底两侧的一部分淋巴管沿子宫圆韧带注入腹股沟浅淋巴结。子宫体下部及子宫颈的淋巴管沿子宫血管注入髂内淋巴结或髂外淋巴结,一部分淋巴管向后沿骶子宫韧带注入骶淋巴结或髂总淋巴结(图5-14)。盆内脏器的淋巴管之间均有直接或间接的吻合,因此,子宫颈癌患者常有盆腔内广泛的转移。

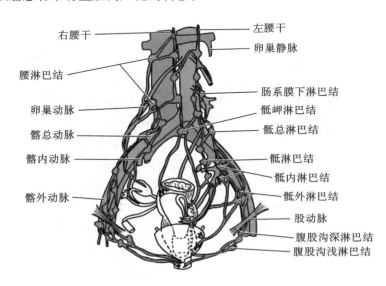

图5-14　女性生殖器的淋巴引流

子宫的神经来自盆丛分出的子宫阴道丛，随血管分布于子宫和阴道上部。

3.维持子宫正常位置的韧带

（1）子宫阔韧带（broad ligament of uterus）：位于子宫两侧，为冠状位的双层腹膜皱襞，上缘游离，下缘和外侧缘分别与盆底和盆侧壁的腹膜移行。子宫阔韧带包裹卵巢、输卵管和子宫圆韧带，韧带内的血管、淋巴管、神经和大量疏松结缔组织，被称为子宫旁组织（parametrium）。子宫阔韧带可限制子宫向两侧移动。

（2）子宫主韧带（cardinal ligament of uterus）：位于子宫阔韧带基底部，由结缔组织和平滑肌纤维构成。呈扇形连于子宫颈与盆侧壁之间。有固定子宫颈，维持子宫正常位置的作用，损伤或牵拉造成该韧带松弛后，容易引起子宫脱垂。

（3）子宫圆韧带（round ligament of uterus）：呈圆索状，长 12～14 cm。起自子宫角，输卵管附着部的前下方，在子宫阔韧带内弯向盆侧壁，到腹壁下动脉外侧，经深环入腹股沟管，出浅环附着于阴阜及大阴唇皮下，是维持子宫前倾的主要结构。

（4）骶子宫韧带（sacrouterine ligament）：起自子宫颈后面，向后呈弓形绕过直肠外侧，附着于骶骨前面。其表面的腹膜为直肠子宫襞。该韧带向后上方牵引子宫颈，防止子宫前移，维持子宫前屈。

（九）卵巢

卵巢（ovary）位于髂内、外动脉分叉处的卵巢窝内，窝的前界为脐动脉，后界为髂内动脉和输尿管（图 5-10）。卵巢的后缘游离，前缘中部血管、神经出入处称卵巢门，卵巢借系膜连于子宫阔韧带的后叶。卵巢下端借卵巢固有韧带（proper ligament of ovary）与子宫角相连，其上端以卵巢悬韧带（suspensory ligament of the ovary）（骨盆漏斗韧带）连于盆侧壁，此韧带为隆起的腹膜皱襞，内有卵巢血管、淋巴管及卵巢神经丛等。

（十）输卵管

输卵管（uterine tube）位于子宫阔韧带的上缘内，长 8～12 cm。子宫底外侧短而细直的输卵管峡，为输卵管结扎术的部位，炎症可导致此部管腔堵塞。输卵管外侧端呈漏斗状膨大的输卵管漏斗有输卵管腹腔口，通向腹膜腔。女性腹膜腔经输卵管腹腔口、输卵管、子宫腔以及阴道与外界相通。

输卵管的子宫部和输卵管峡由子宫动脉的输卵管支供血，输卵管壶腹与输卵管漏斗则由卵巢动脉的分支供应，彼此间有广泛的吻合。同样，一部分输卵管静脉汇入卵巢静脉，一部分汇入子宫静脉。

（十一）阴道

阴道（vagina）上端环绕子宫颈，下端开口于阴道前庭。子宫颈与阴道壁之间形成的环形腔隙，称阴道穹（fornix of vagina）。阴道穹后部较深，与直肠子宫陷凹紧邻。腹膜腔内有脓液积存时，可经此部进行穿刺或切开引流。

阴道前壁短，长 6～7 cm，上部借膀胱阴道隔与膀胱底、颈相邻，下部与尿道后壁直接相贴，也有学者提出部分女性尿道完全包埋在阴道前壁内。阴道后壁较长，约 7.5～9 cm，上部与直肠子宫陷凹相邻，中部借直肠阴道隔与直肠壶腹相邻，下部与肛管之间有会阴中心腱。

聚焦前沿，提升诊疗

凶险性前置胎盘

2017 年，一辆高速驰骋的高铁上，一位孕妇突发大出血，高铁在郑州西站临时停车 2 分钟，紧急把这名孕妇转运到了某大学附属医院产科。术前的超声检查提示前置胎盘，胎盘植入，产科联合介入科进行了急诊腹主动脉球囊封堵术+剖宫产术，经过抢救，母子转危为安。

前置胎盘是指妊娠 28 周以后，胎盘位置毗邻或覆盖宫颈内口，是妊娠晚期严重并发症之一，以妊娠晚期无诱因、无痛性反复阴道出血为特点，严重威胁孕产妇的健康和生命安全，也是围产儿死亡的高危因素之一。既往有剖宫产史或者子宫肌瘤剔除术史，此患者为前置胎盘，胎盘附着于原手术瘢痕处，发生胎盘粘连、植入和致命性大出血的风险高，称为凶险性前置胎盘。既往凶险性前置胎盘的子宫切除率很高。

随着国家生育政策的改变，"三孩政策"的落地，凶险性前置胎盘的发生率也在增加。近年来通过在剖宫产术前预置入腹主动脉球囊，显著降低了凶险性前置胎盘剖宫产术中大出血的发生率和出血量，大大降低了子宫切除的概率。腹主动脉上界平第 12 胸椎下缘，穿过膈肌主动脉裂孔进入腹腔，经脊柱腰部偏左至第 4 腰椎下缘分为左、右髂总动脉。根据盆腔血供受腹主动脉控制的原理，阻断后可使盆腔血供区域动脉搏动消失，能迅速有效的控制盆腔出血。阻断的部位选择在肠系膜下动脉和髂总动脉起始部位之间，不影响肝肾重要脏器的血供。凶险性前置胎盘孕妇在做剖宫手术前，从股动脉进针将球囊放置于腹主动脉，当剖宫产术中胎儿娩出后迅速充盈球囊阻断盆腔血供，为术中止血创造时机，一般阻断的时间不超过 20 min，当阻断时间到可放松球囊，必要时可再进行二次阻断。在腹主动脉球囊预植术出现之前，凶险性前置胎盘孕妇的子宫切除率和死亡率非常高。郑州大学第一附属医院自 2013 年在我国领先对凶险性前置胎盘孕妇进行了腹主动脉球囊封堵术+剖宫产术，至今已经进行三千多例手术，子宫切除率为零，居全国之首，为围产期母婴安全提供强有力的保障。医学的殿堂是学无止境的，从医学生开始就要勤于思考，打破思维定势，关注医学前沿进展，运用所学知识探寻解决问题的方案，为推动医学事业的发展贡献力量。

第三节 会 阴

会阴（perineum）是指盆膈以下封闭骨盆下口的全部软组织，即广义的会阴。两侧坐骨结节之间的假想连线将会阴分为前方的尿生殖区（urogenital region）和后方的肛区（anal region）（图 5-1）。

狭义的会阴在男性系指阴囊根与肛门之间的软组织，在女性是指阴道前庭后端与肛门之间的软组织，又称产科会阴。

一、肛区

肛区又称为肛门三角，有肛管和坐骨直肠窝。

（一）肛管

肛管（anal canal）长约 4 cm，上续直肠，向后下绕尾骨尖终于肛门。

1. 内面观　肛管内有 6~10 条纵向的黏膜皱襞，称肛柱（anal column）。平肛柱上端的环状线为肛直肠线，相邻肛柱下端之间呈半月形的黏膜皱襞称肛瓣（anal valve）。肛瓣与相邻肛柱围成的小隐窝称肛窦（anal sinus）。通过肛柱下端及肛瓣的边缘连成锯齿状的环状线，称齿状线（dentate line）。齿状线以下 1.5 cm 为一环行隆起，称肛梳（pecten），深层有直肠静脉丛和增厚的肛门内括约肌。肛梳下端为一窄而蜿蜒走行的带，称白线（white line），又叫希尔顿白线（white line of Hilton）。齿状线上、下覆盖的上皮、血液供应、淋巴引流以及神经支配完全不同，临床上有实用意义。

肛管黏膜及皮下的静脉丛可因血流不畅而淤积，以致曲张成痔。齿状线以上者为内痔，以下者为外痔，跨越齿状线上下者为混合痔。肛窦内常有粪屑滞留，感染后易致肛窦炎，严重者可形成肛瘘或坐骨直肠窝脓肿等。

2. 肛门（anus）　为肛管末段的开口，约位于尾骨尖下 4 cm 处，在会阴中心腱的稍后方。肛门周围皮肤形成辐射状皱褶。

3. 肛门括约肌　位于肛管周围，包括肛门内括约肌和肛门外括约肌。

（1）肛门内括约肌（sphincter ani internus）：为肛管壁内环行肌层明显增厚形成，属不随意肌，有协助排便的作用，无括约肛门的功能。

（2）肛门外括约肌（sphincter ani externus）：为环绕肛门内括约肌周围的横纹肌，按其纤维的位置又可分为以下 3 个部分。①皮下部，位于肛管下端的皮下、肛门内括约肌的下缘和肛门外括约肌浅部的下方，肌束呈环行，前方附于会阴中心腱，后方附于肛尾韧带；②浅部，在皮下部深面，肌束围绕肛门内括约肌下部，前方附于会阴中心腱，后方附着于尾骨下部及肛尾韧带；③深部，肌束呈厚的环行带，围绕肛门内括约肌上部，其深层纤维与耻骨直肠肌混合而不能分隔，其前方的许多纤维交叉进入会阴浅横肌，后方的纤维多附着于肛尾韧带（图 5-15）。

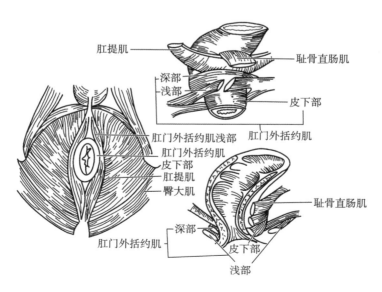

图 5-15　肛门括约肌

肛直肠环：肛门内括约肌、肠壁的纵行肌、肛门外括约肌浅、深部和耻骨直肠肌在肛管直肠移行处形成的肌性环,称为肛直肠环(anorectal ring)。此环在肠管的两侧和后方发达,在肠管前方纤维较少。若外科手术不慎切断此环,可引起大便失禁。

(二)坐骨直肠窝

1. 位置与组成　坐骨直肠窝(ischiorectal fossa),又称为坐骨肛门窝(ischioanal fossa),位于肛管的两侧,略似尖朝上、底朝下的锥形间隙(图5-16)。窝尖由盆膈下筋膜与闭孔筋膜汇合而成,窝底为肛门三角区的浅筋膜及皮肤。内侧壁的下部为肛门外括约肌,上部为肛提肌、尾骨肌以及覆盖它们的盆膈下筋膜。外侧壁的下份为坐骨结节内侧面,上份为闭孔内肌和筋膜。前壁为尿生殖膈,后壁为臀大肌下份及其筋膜和深部的骶结节韧带。坐骨直肠窝向前延伸到肛提肌与尿生殖膈会合处,形成前隐窝。向后延伸至臀大肌、骶结节韧带与尾骨肌之间,形成后隐窝。窝内有大量的脂肪组织,称坐骨直肠窝脂体。此体具有弹簧垫作用,排便时允许肛门扩张。窝内脂肪的血供较差,感染时容易形成脓肿或瘘管。

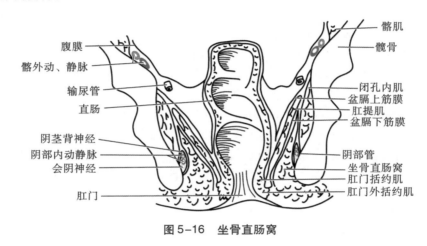

图5-16　坐骨直肠窝

2. 血管、神经和淋巴

(1)阴部内动脉(internal pudendal atery):为窝内主要动脉,起自髂内动脉前干,经梨状肌下孔出盆,绕过坐骨棘后面,穿经坐骨小孔至坐骨直肠窝。主干沿此窝外侧壁上的阴部管(pudendal canal)前行。在管内阴部内动脉发出肛动脉,横过坐骨直肠窝脂体,分布于肛门周围的肌和皮肤。到达阴部管前端时,阴部内动脉分为会阴动脉和阴茎动脉(女性为阴蒂动脉)进入尿生殖区。

(2)阴部内静脉(internal pudendal vein):阴部内静脉及其属支均与同名动脉伴行,阴部内静脉汇入髂内静脉。

(3)阴部神经(pudendal nerve):由骶丛发出,与阴部内血管伴行,在阴部管内、阴部管前端和尿生殖区内的行程、分支和分布皆与阴部内血管相同(图5-17)。由于阴部神经在行程中绕坐骨棘,故会阴手术时,常将麻药由坐骨棘与肛门连线的中点经皮刺向坐骨棘下方,以进行阴部神经阻滞。

齿状线以下肛管的淋巴及肛门外括约肌、肛门周围皮下的淋巴汇入腹股沟浅淋巴结,然后至髂外淋巴结。部分末段直肠的淋巴穿过盆膈至坐骨直肠窝内,沿肛血管、阴部内血管走行,入髂内淋巴结。

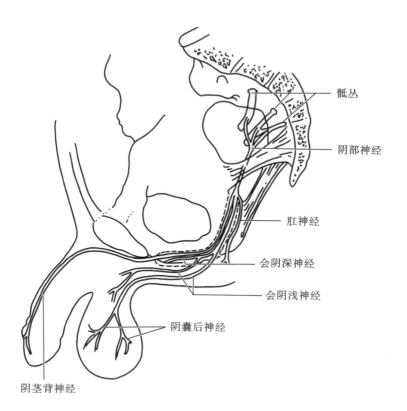

骶丛

阴部神经

肛神经

会阴深神经

会阴浅神经

阴囊后神经

阴茎背神经

图 5-17　阴部神经的行程和分支

夯实解剖，应用临床

阴部神经阻滞麻醉

　　患者女，30 岁，以宫内孕 38 周+6 d，不规律宫缩 10 小时为主诉入院，入院诊断：①先兆临产；②宫内孕 38 周+6 天；③左枕前位；④巨大儿？⑤孕 2 产 1。彩超预估胎儿体重 3980 g，患者要求阴道试产，规律宫缩 4 h 后宫颈口开大 10 cm，胎头着冠，考虑巨大胎儿，助产士给予双侧阴部神经阻滞麻醉松弛盆底肌肉，帮助胎儿顺利娩出。

　　阴部神经阻滞麻醉由助产士将示指及中指深入产妇阴道，触及坐骨棘及骶棘韧带，用细长针自坐骨结节与肛门中间位置进针，朝向坐骨棘尖端内侧 1 cm 处刺入，有落空感，再向内后方深入 1 cm，回抽无血液，注入 0.5%~1.0% 的普鲁卡因或 0.5% 的利多卡因 5~10 mL。为什么做阴部神经阻滞麻醉的时候要以坐骨棘为指示点呢？因为阴部神经由骶丛发出，在行程中绕坐骨棘，故会阴神经阻滞麻醉的时候，以坐骨棘为指示点才能准确定位达到麻醉的目的。作为一名准临床医生，应当刻苦钻研，孜孜不倦，精益求精，掌握扎实的人体解剖学知识，为临床工作打下坚实基础。

二、男性尿生殖区

尿生殖区又称尿生殖三角，男性此区的层次结构特点明显，具有临床意义。

（一）层次结构

1. 浅层结构　皮肤被以阴毛,富有汗腺和皮脂腺。此区浅筋膜与腹壁浅筋膜一样,可分为浅、深两层。浅层为脂肪层,但含脂肪很少,深层为膜层,又称为会阴浅筋膜（superficial fascia of perineum）或 Colles 筋膜。会阴浅筋膜前接阴囊肉膜、阴茎浅筋膜及腹前壁的浅筋膜深层（Scarpa 筋膜）,两侧附于耻骨弓和坐骨结节。此筋膜终止于坐骨结节的连线上,并与尿生殖膈下、上筋膜相互愈着,正中线上还与会阴中心腱和男性尿道球中隔相愈着（图 5-18）。

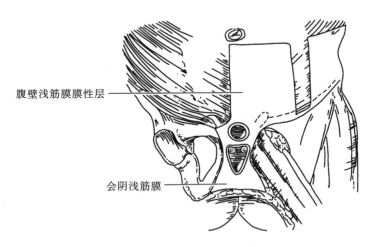

腹壁浅筋膜膜性层

会阴浅筋膜

图 5-18　男性会阴浅筋膜

2. 深层结构　包括深筋膜、会阴肌等。深筋膜可分为浅层的尿生殖膈下筋膜（inferior fascia of urogenital diaphragm）［又称会阴膜（perineal membrane）］和深层的尿生殖膈上筋膜（superior fascia of urogenital diaphragm）。两层筋膜皆为三角形,几乎呈水平位展开,两侧附于耻骨弓。它们的后缘终于两侧坐骨结节连线上,并与会阴浅筋膜三者一起相互愈着;它们的前缘在耻骨联合下相互愈着,并增厚形成会阴横韧带（transverse perineal ligament）。会阴横韧带与耻骨弓状韧带之间有一裂隙,有阴茎（或阴蒂）背深静脉穿过。

会阴浅筋膜与尿生殖膈下筋膜之间为会阴浅隙,由于会阴浅筋膜与阴囊肉膜、阴茎浅筋膜、腹前壁浅筋膜深层相延续,会阴浅隙向前上开放,与阴囊、阴茎和腹壁相通。尿生殖膈下、上筋膜之间为会阴深隙,因两层筋膜在前后端都愈合,会阴深隙为一密闭的间隙。

（1）会阴浅隙的结构:会阴浅隙（superficial perineal space）又称会阴浅袋。在浅隙内,两侧坐骨支和耻骨下支的边缘上有阴茎海绵体左、右脚附着,脚表面覆盖有一对坐骨海绵体肌。尿道海绵体后端（尿道球）在正中线上贴附于尿生殖膈下筋膜的下表面,尿道球的下表面有球海绵体肌覆盖。一对狭细的会阴浅横肌（superficial transverse perineal muscle）位于浅隙的后份,起自坐骨结节的内前份,横行向内止于会阴中心腱。

此外,浅隙内还有会阴动脉（perineal artery）的两条分支:会阴横动脉和阴囊后动脉。会阴横动脉细小,在会阴浅横肌表面向内侧走行。阴囊后动脉一般为两支,分布于阴囊的皮肤和肉膜。

会阴神经（perineal nerve）伴行会阴动脉进入浅隙,它发出的阴囊后神经与阴囊后动脉伴行,它的肌支除支配浅隙内会阴浅横肌、球海绵体肌、坐骨海绵体肌之外,还支配深隙内的会阴深横肌、尿道括约肌,以及肛门外括约肌和肛提肌(图5-19)。

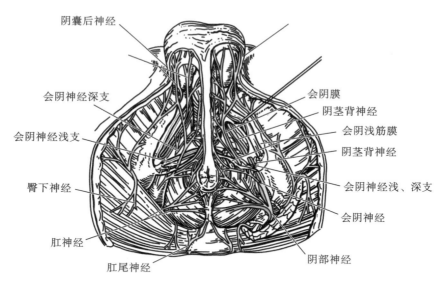

图5-19 男性会阴浅隙的结构

(2)会阴深隙的结构:会阴深隙(deep perineal space)又称会阴深袋。深隙内的主要结构为一层扁肌,位于于耻骨弓。前面的大部分围绕尿道膜部称为尿道括约肌(sphincter urethrae),后面的纤维起自坐骨支内侧面,行向内附于会阴中心腱,称会阴深横肌(deep transverse perineal muscle)。尿道括约肌和会阴深横肌亦称为尿生殖三角肌,与覆盖它们上、下面的尿生殖膈上、下筋膜共同构成尿生殖膈(urogenital diaphragm)。此外,深隙内还有一对豌豆大小的尿道球腺(bulbo urethral gland),位于男性尿道膜部后外侧。

阴茎动脉进入会阴深隙后,分出:①尿道球动脉;②尿道动脉,穿尿生殖膈下筋膜,进入尿道海绵体;③阴茎背动脉从深隙进入浅隙,行于阴茎的背面;④阴茎深动脉由深隙入浅隙,穿入阴茎海绵体。与阴茎动脉和分支伴行的有阴茎静脉和属支,阴茎背神经也与阴茎背动脉伴行,至阴茎背面(图5-20)。

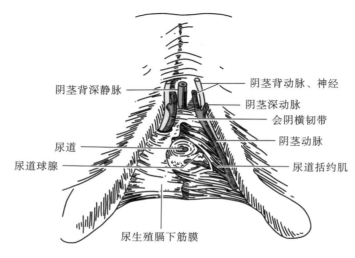

图5-20 男性会阴深隙的结构

(二)阴囊

阴囊(scrotum)是容纳睾丸、附睾和精索下部的囊,悬于耻骨联合下方,两侧大腿前内侧之间。阴囊皮肤薄,有少量阴毛。阴囊的浅筋膜内缺乏脂肪,含有平滑肌纤维和致密结缔组织以及弹性纤维,称为肉膜(dartos coat)。肉膜与皮肤组成阴囊壁,并在正中线上发出阴囊中隔(scrotal septum),将阴囊分成左、右两部。平滑肌纤维随外界温度变化而舒缩,以调节阴囊内的温度。

1. 阴囊的层次结构 阴囊深面有包裹睾丸、附睾和精索下部的被膜,由外向内依次为:精索外筋膜(external spermatic fascia),提睾肌(cremaster muscle)与提睾肌筋膜(cremasteric fascia),精索内筋膜(internal spermatic fascia),睾丸鞘膜(tunica vaginalis of testis)。睾丸鞘膜不包裹精索,可分脏层和壁层,脏层贴于睾丸和附睾的表面,在附睾后缘与壁层相移行,两层之间为鞘膜腔(图5-21)。

阴囊来自胚胎期腹壁突出形成的生殖隆起,阴囊内的鞘膜腔来自腹膜鞘突,因此精索被膜和阴囊层次与腹壁层次有连续性和相同性。

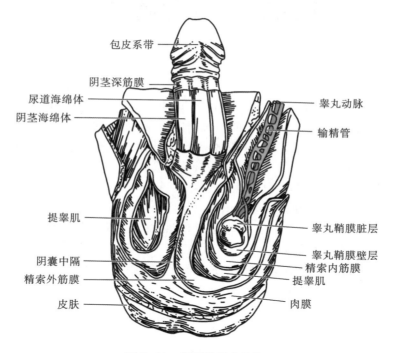

图5-21 阴囊的层次结构

2. 阴囊的血管、神经和淋巴 供应阴囊的动脉有:股动脉的阴部外浅、深动脉、阴部内动脉的阴囊后动脉和腹壁下动脉的精索外动脉,其分支组成致密的皮下丛。阴囊的静脉与动脉伴行,分别汇入股静脉、髂内静脉和髂外静脉。阴囊皮肤的淋巴注入腹股沟浅淋巴结。

到达阴囊的神经有:①髂腹股沟神经;②生殖股神经的生殖支,主要来自第1腰脊髓节段,支配阴囊的前2/3;③会阴神经的阴囊后神经;④股后皮神经的会阴支,主要来自第3骶脊髓节段,支配阴囊的后1/3。因此,脊髓麻醉必须在前2/3区更高的脊髓节段进行。

医学科普，健康中国

急性睾丸扭转

　　患者，男，14岁，主因"左侧阴囊疼痛10 h"来院就诊。患者10 h前睡眠中感觉左侧阴囊疼痛，向左下腹部放射，无排尿异常，无腹痛腹泻；发病以来，精神欠佳，食欲、体重变化不大，大小便正常。既往无特殊病史，无烟酒史，无手术史。父母体健，无特殊疾病。急查彩色多普勒超声显示：左侧睾丸大小约50 mm×30 mm，形态增大，内部回声不均，未见血流信号；右侧睾丸大小约44 mm×22 mm，形态大小正常，包膜光滑，血流信号未见明显异常。追问病史，"1 d前有阴囊外伤史（被踢伤）"未进一步处理。积极完善术前准备，急诊行"左侧睾丸探查术"，术中探查发现左侧睾丸失去正常血供，已坏死，遂行"左侧睾丸切除术"。术后病理示：睾丸缺血性梗死。

　　睾丸扭转，或准确称之为精索扭转，是因为睾丸和精索发生沿纵轴的异常扭转而导致睾丸急性血液循环障碍而出现缺血、梗死的病理情况。传统的观点认为睾丸的急性扭转与外伤或者剧烈活动有关。临床中很多患者及家属由于没有掌握科学的知识，出现睾丸扭转时没有及时去医院就诊，丧失最佳的抢救机会，进而导致睾丸长时间缺血坏死。实际上很多睾丸扭转发生在夜间，由于夜晚迷走神经的兴奋性增高而引起睾丸活动度增加，导致患者在睡眠中突然出现睾丸扭转。

　　1. 扭转程度与睾丸功能　睾丸扭转时，睾丸多由外侧向中线扭转，从90°到720°不等。起初睾丸的静脉和淋巴回流受阻导致患侧睾丸附睾瘀血水肿。随着扭转时间延长，精索肿胀程度加重，睾丸动脉直至完全阻断，可以出现不可逆的缺血性梗死，最终导致患侧睾丸坏死和萎缩。有研究表明，睾丸扭转程度不同，导致睾丸坏死发生的时间也不同，睾丸扭转90°，发生睾丸坏死的时间约为7 d；持续扭转180°，3~4 d发生睾丸坏死；持续扭转360°，12~24 h将出现睾丸坏死；持续扭转720°，2 h即会发生睾丸坏死。

　　2. 缺血时间与睾丸功能　动物实验表明，完全扭转后1 h已发生生精小管间质水肿伴有血管扩张和充血，精原细胞和精母细胞核有退行性改变；2~4 h后上皮发生坏死；6 h后这些改变不可逆间质细胞受损出现在扭转2~3 h，支持细胞受损出现在扭转4~6 h。有临床资料表明，睾丸扭转发病后5 h内手术复位者，睾丸挽救率约为83%；10 h以内挽救率降至约70%；超过10 h只有约20%的睾丸挽救率。扭转8~12 h，患侧睾丸将不可避免地发生萎缩；扭转超过24 h，绝大部分睾丸将发生坏死。大约有68%的被挽救睾丸发生继发性萎缩，生精异常。

　　作为医学生，要肩负起医学科普的重任，面向亲友，面向大众，坚持普及卫生科学知识，提供可靠、科学、实用的健康知识，让大众面对网络医疗信息不再迷茫，提高人们健康水平，助力中国大健康发展。

（三）精索

　　精索（spermatic cord）由输精管、睾丸动脉、蔓状静脉丛、输精管动脉和静脉、淋巴管和神经组成。始于腹股沟管深环，止于睾丸后缘，其上部位于腹股沟管内，下部位于阴囊内。在阴囊侧壁近阴茎根部易于摸及输精管，光滑坚韧，临床上作输精管结扎术，常在此处进行。

（四）阴茎

　　阴茎（penis）的根部被固定在会阴浅隙内。阴茎体和头为可动部，悬于耻骨联合前下方。阴茎体上面称阴茎背,下面称尿道面。尿道面正中有阴茎缝,与阴囊缝相接。

1. 层次结构

(1)皮肤:薄而柔软,有明显的伸缩性。

(2)阴茎浅筋膜(superficial fascia of penis):为阴茎的皮下组织,疏松无脂肪,内有阴茎背浅血管及淋巴管。该筋膜向四周分别移行于阴囊肉膜、会阴浅筋膜及腹前外侧壁的浅筋膜深层。

(3)阴茎深筋膜(deep fascia of penis):又称 Buck 筋膜,包裹 3 条海绵体,其后端至阴茎根部上续腹白线,在耻骨联合前面有弹性纤维参加形成阴茎悬韧带。阴茎悬韧带对保持阴茎的位置甚为重要,如损伤该韧带阴茎将会下垂。阴茎背正中线上,阴茎深筋膜与白膜之间有阴茎背深静脉,静脉两侧向外依次为阴茎背动脉和阴茎背神经。故作阴茎手术时,可在阴茎背面施行阴茎背神经阻滞麻醉。

(4)白膜(albuginea):分别包裹 3 条海绵体,并在左、右阴茎海绵体之间形成阴茎中隔(septum of penis)(图 5-22)。

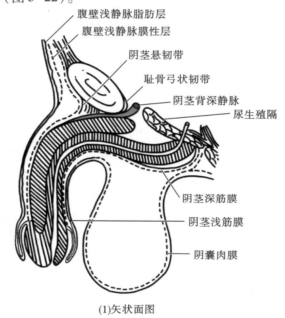

(1)矢状面图

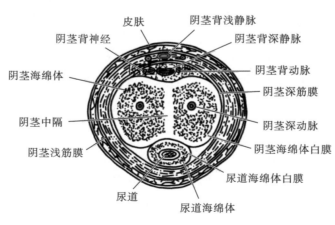

(2)横断面

图 5-22　阴茎的层次

2. 血管、神经和淋巴　阴茎的血供非常丰富,主要来自阴茎背动脉和阴茎深动脉,阴茎深动脉由阴茎脚进入阴茎海绵体。

阴茎的静脉有阴茎背浅静脉和阴茎背深静脉,前者收集阴茎包皮及皮下的小静脉,经阴部外浅静脉汇入大隐静脉;后者收集阴茎海绵体和阴茎头的静脉血,向后穿过耻骨弓状韧带与会阴横韧带之间进入盆腔,分左、右支汇入前列腺静脉丛。

阴茎的感觉神经主要为阴茎背神经,伴随阴茎背动脉至阴茎背部,在阴茎背动脉外侧行向阴茎头。阴茎的内脏神经来自盆丛,其中副交感神经来自盆内脏神经,随血管分布于海绵体的勃起组织,为阴茎勃起的主要神经,故称为勃起神经。

阴茎的淋巴管分浅、深两组。浅组与阴茎背浅静脉伴行,注入两侧的腹股沟浅淋巴结;深组与阴茎背深静脉伴行,注入腹股沟深淋巴结或直接注入髂内、外淋巴结。

(五) 男性尿道

男性尿道(male urethra)分为前列腺部、膜部和海绵体部,分别穿过前列腺、尿生殖膈和尿道海绵体。临床上将海绵体部称为前尿道,膜部和前列腺部称为后尿道。

尿道损伤因破裂的部位不同,尿外渗的范围也不同。如仅有尿道海绵体部有破裂,阴茎深筋膜完好,渗出尿液可被局限在阴茎范围。如阴茎深筋膜也破裂,尿液则可随阴茎浅筋膜蔓延到阴囊和腹前壁。若尿生殖膈下筋膜与尿道球连接的薄弱处破裂(如骑跨伤会阴部受撞击,引起尿道破裂),尿液可渗入会阴浅隙,再向前上进入阴囊、阴茎,并越过耻骨联合扩散到腹前壁。如尿道破裂在尿生殖膈以上,尿液将渗于盆腔的腹膜外间隙内(图5-23)。

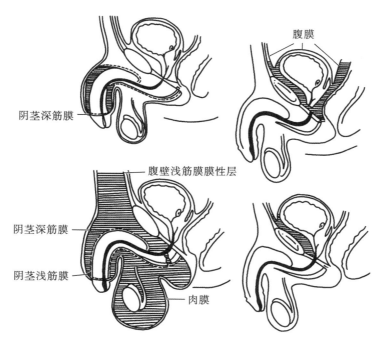

图 5-23　男性尿道损伤与尿外渗

学以致用，防治结合

尿道损伤：青壮年男性常见的外伤部位

患者，男性，31岁，以"下楼梯时不慎踩空撞到会阴部后尿痛伴血尿2 d"为主诉入院。无明显排尿困难、尿潴留，会阴部皮肤外观无明显红肿，无腰痛、发热、恶心、呕吐等，大便正常。初步诊断：尿道挫伤。住院后及时留置尿管，畅通尿液引流，同时积极的抗感染、恢复尿道的正常解剖结构。

尿道损伤，尤其是前尿道损伤主要原因为会阴部骑跨伤，典型损伤多发生于高处跌落或摔倒时，会阴部骑于硬物上，或会阴部踢伤、会阴部直接钝性打击伤，尿道球部挤压在硬物和耻骨下缘之间，损伤前尿道球部。常见临床表现为受伤后出现尿道滴血及血尿、尿痛、排尿困难及尿潴留、血肿及局部瘀斑、尿外渗。前尿道损伤的治疗目标是尽可能提供恰当的尿液引流，恢复尿道连续性，争取及时解剖复位，把尿道狭窄、感染和尿瘘的可能性降到最低。

严谨细致，避免损伤

导尿术

导尿术是一种临床上常见的实践操作：使用无菌导尿管自尿道插入膀胱引出尿液。导尿术临床运用广泛，主要目的：①为尿潴留病人解除痛苦，使尿失禁病人保持会阴清洁干燥。②收集无菌尿标本，作细菌培养。③避免盆腔手术时误伤膀胱，为危重、休克病人正确记录尿量，测尿比重提供依据。④检查膀胱功能，测膀胱容量、压力及残余尿量。⑤鉴别尿闭和尿潴留，以明确肾功能不全或排尿机能障碍。⑥诊断及治疗膀胱和尿道的疾病，如进行膀胱造影或对膀胱肿瘤病人进行灌注化疗等。

男性尿道有2个生理性弯曲，即耻骨下弯和耻骨前弯。耻骨下弯恒定不可变，耻骨前弯可随阴茎勃起或将阴茎上提而消失。导尿时要注意尿道这些解剖特点。男性导尿术关键步骤为：消毒铺巾后，一手持无菌纱布固定阴茎并提起，使之与腹壁成60°角，消除尿道的耻骨前弯。将方盘置于孔巾口旁，嘱患者张口呼吸，导尿管轻轻插入尿道20～22 cm，见尿液流出再插入1～2 cm，将尿液引入集尿袋内或方盘内。

三、女性尿生殖区

（一）层次结构

女性生殖器与男性生殖器具有胚胎发生的同源性。女性尿生殖三角的层次结构基本与男性的相似，有会阴浅筋膜、尿生殖膈下筋膜和尿生殖膈上筋膜，浅、深层会阴肌，并形成浅、深两个间隙。但女性的两个间隙因尿道和阴道通过，被不完全分隔开，故没有男性尿外渗那样的临床意义。前庭球和球海绵体肌一起也被尿道和阴道不完全分开，而且前庭大腺位于会阴浅隙内。

女性尿生殖区血管神经的来源、行程和分布，以及淋巴回流也基本与男性的一致，仅阴茎和阴囊的血管神经变为阴蒂和阴唇的血管、神经。

（二）女性尿道

女性尿道（female urethra）短而直，长 3～5 cm，直径为 0.6 cm，较男性的易于扩张。自尿道内口，向前下方穿过尿生殖膈，开口于阴道前庭。女性尿道在尿生殖膈以上，前面有阴部静脉丛，在尿生殖膈以下，前面与阴蒂脚汇合处相接触。尿道的后面为阴道，两者的壁紧贴在一起。分娩时若胎头在阴道内滞留时间过长，胎头嵌压在耻骨联合下，软产道组织可发生缺血性坏死，产后坏死组织脱落形成尿瘘，尿液自阴道流出。

（三）女性外生殖器

耻骨联合前面的皮肤隆起为阴阜，阴阜向两侧后外延伸为大阴唇，其前端和后端左右互相连合，形成阴唇前、后连合。大阴唇之间的裂隙为阴裂，大阴唇内侧的皮肤皱襞为小阴唇。两侧小阴唇后端借阴唇系带连接，前端在阴蒂旁分叉，上层行于阴蒂上方，与对侧相连形成阴蒂包皮，下层在阴蒂下方与对侧连接形成阴蒂系带。阴蒂包皮内为阴蒂头。左右小阴唇之间为阴道前庭，前庭中央有阴道口，口周围有处女膜或处女膜痕。阴道口后方与阴唇后连合之间有一陷窝，为阴道前庭窝。尿道外口位于阴道口的前方、阴蒂后方 2 cm 左右。

夯实基础，应用临床

会阴侧切缝合术

患者，女，28 岁，宫内孕 39 周，不规律腹痛伴阴道见红 5 h。初步诊断：①临产；②宫内孕 39 周；③LOA；④孕 1 产 0。入院后患者规律宫缩，行宫颈检查，宫口开大，送入产房。规律宫缩 4 h 后查宫颈口开大 10 cm，胎头着冠，产妇会阴体较紧且为初产妇，评估会阴裂伤不可避免，给与会阴左侧切术，胎儿顺利娩出，会阴侧切缝合。

会阴切开术是产科常用手术，目的是使胎儿容易通过产道，保护母儿不受产伤。世界卫生组织（WHO）建议将会阴切开率控制在 10% 左右，切开的目的是减少产妇组织损伤和避免胎儿损伤，不得以方便操作或其他理由手术。常用左侧会阴侧斜切开术，操作者进行会阴及外阴局部浸润麻醉后，再进行阴部神经阻滞麻醉，然后自阴唇后联合向外旁开 45°，向坐骨结节方向，剪开会阴 4～5 cm。

只有掌握了会阴部的解剖结构及特点，才能准确实施会阴侧切及正确缝合。会阴侧切时剪开组织为阴道后壁黏膜、会阴皮肤及皮下组织、球海绵体肌、会阴浅及深横肌、部分肛提肌及筋膜。缝合时需逐层缝合恢复解剖层次，闭合无效腔。缝合完毕需行肛诊检查缝线有无穿透直肠黏膜。

会做手术和做好手术是两种截然不同的外科境界。外科救人救命要紧，然而，在挽救生命之后，是否在缝合皮肤的时候，也能照顾到病人的感受呢？使伤口愈合的更好些，外形更美观些，对之后的生活影响更小。希望每位临床医生都能重视这些人文关怀。作为医学生，在进入临床工作之前，都应该培养这样的人文精神和匠人精神。临床工作不能脱离基础知识，掌握女性盆底结构是进行正确操作处理及手术的前提。因此，夯实基础知识，认真细致，精益求精，才能成为一个合格的临床医生。

四、会阴中心腱

会阴中心腱(perineal central tendon)又称会阴体(perineal body),男性的位于肛门与阴茎根之间,女性的位于肛门与阴道前庭后端之间。在矢状位上,呈楔形,尖朝上,底朝下,深 3～4 cm。于此处起止的肌有:肛门外括约肌、球海绵体肌、会阴浅横肌、会阴深横肌、尿道阴道括约肌(男性为尿道括约肌)、肛提肌。会阴中心腱具有加固盆底承托盆内脏器的作用,分娩时此处受到很大的张力易于破裂,所以在分娩时要注意保护会阴。

第四节　宫颈癌的临床与解剖案例

一、典型临床病例及手术介绍

患者田某某,女,55 岁,以"接触性出血 4 月余"为主诉入院。现病史:2018 年 6 月患者因同房后阴道流血,门诊查 TCT:宫颈高级别病变,HPV16 阳性(图 5-24A),遂行宫颈活检术,病理显示(3、6、9、12 点)宫颈鳞状细胞癌。妇科检查:外阴(−);阴道,左侧阴道穹隆变浅;宫颈,正常形态消失,呈"火山口"样外观,宫颈前穹隆粗糙,稍增厚,质硬,接触性出血阳性;双侧附件(−);三合诊,直肠黏膜光滑,双侧骶主韧带未扪及明显异常,缩窄变短、变硬。月经生育史:平素月经规律,$G_4P_2A_2$(怀孕 4 次,流产 2 次,生育 2 次),均为自然分娩。

入院完善检查,盆腔 MR 平扫+增强扫描:子宫颈体积增大,宫颈不规则增厚,呈等 T1、稍长 T2 信号;增强扫描呈实质性不均匀强化,病变范围约 35 mm×25 mm,内可见多发小片状低密度无强化影,病灶向上累及子宫体下部,子宫膀胱间隙变窄、模糊;宫底及阴道未见明显异常,增强扫描未见异常强化灶(图 5-24B)。术前诊断:宫颈鳞状细胞癌 ⅡA1 期。根据患者术前宫颈活检结果及盆腔 MR 检查结果,患者手术指征明确,术前体能评估无明显手术禁忌,于 2018 年 6 月 5 日全麻下行"腹腔镜下广泛子宫切除术+双附件切除术+盆腔淋巴结清扫术"。

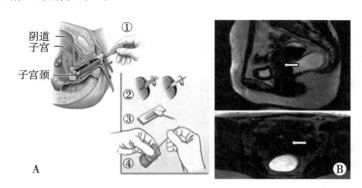

A. 宫颈 TCT 及 HPV 检查;B. 盆腔 MR,上图白色箭头为矢状位宫颈病灶,下图白色箭头为横断面宫颈病灶。

图 5-24　术前检查结果

宫颈癌手术是一种标准化的手术,熟知解剖是顺利完成手术的前提。根治性手术的切除范围由最开始的 Piver 分型法到现在广为应用的 Q-M 分型,使手术更为标准化及精细化,根据分期的不同手术分型不同,手术范围也不相同。该患者根据术前诊断为宫颈癌ⅡA1期,应采取C2型手术(也称经典的宫颈癌根治术),具体手术内容包括:完全游离输尿管,自髂内动脉根部切断子宫动脉,在髂血管内侧水平切除侧方宫旁组织,在膀胱水平切除腹侧宫旁组织,在骶骨水平切除背侧宫旁组织,阴道切除2 cm或根据实际需要切除。

手术难点及重点如下。

1.输尿管隧道的处理　首先要能够辨识解剖上"桥(子宫动脉)下流水(输尿管)"这个结构。子宫动脉跨越输尿管发出营养支到输尿管形成"桥墩"(图5-25A、B)。C2型手术要求将子宫动脉由髂内动脉起始部位切断,翻起,就会将营养支全部切断,做到"过河拆桥",这样就可以使输尿管与子宫动脉分离。继续向膀胱方向处理,输尿管因膀胱宫颈韧带固定于宫颈,形成"膝部",此处为输尿管与宫颈关系最密切的地方,也是术中最容易损伤输尿管的地方。处理膀胱阴道间隙打开阴道侧间隙(输尿管入膀胱的地方)(图5-25C),先处理膀胱宫颈韧带前叶(主要为筋膜组织),再牵拉输尿管向宫颈,在间隙内处理膀胱宫颈韧带后叶,避免损伤下方的膀胱静脉丛(图5-25D),就可以完全游离输尿管。

输尿管全程无血管供应,主要靠周围的组织及血管"施舍",所以手术操作时不易过分裸化输尿管,以免造成术后因血供不足引起的输卵管瘘。另外术中应避免能量器械引发的热损伤,导致局部缺血坏死造成输卵管瘘。术后输尿管瘘可能出现的症状:术后发热,阴道流液(阴道持续淡黄色液体流出,有尿液味道伴有尿量减少),部分患者因尿液刺激出现外阴局部红疹刺激症状。

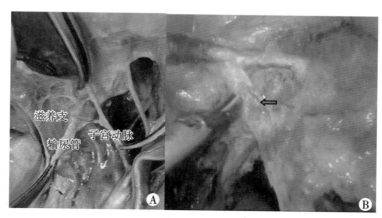

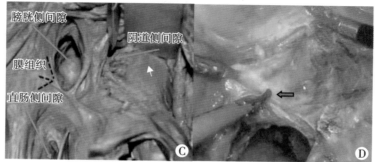

A.子宫动脉与输尿管之间的营养支(桥墩);B.蓝色箭头指示的为营养支;C.阴道侧间隙;D.蓝色箭头为膀胱宫颈韧带后叶。

图5-25　输尿管隧道、膀胱宫颈韧带的解剖

2. 盆腔淋巴结清扫术 对于盆腔淋巴结清扫术,需熟练掌握盆腔血管、神经的走形及变异。在这部分操作中需要熟悉的解剖有:髂外动静脉、髂内动静脉、旋髂深静脉、副闭孔静脉和闭孔动静脉等主要血管以及生殖股神经和闭孔神经等(图5-26A)。由于静脉壁较薄,操作时有损伤的风险,特别当患者是头低脚高位时,静脉充盈欠佳,若暴露不佳也会增加损伤风险。旋髂深静脉是清扫盆腔淋巴结下界的标识,因静脉的变异较大,这支血管管径粗细差别较大,但是寻找旋髂深静脉的口诀是:静脉(髂外静脉)发出,跨过动脉(髂外动脉)。淋巴结处理过程中有个危险区域,也就是所谓的"虎口"(图5-26A),位于髂外、髂内静脉交叉处,术中若暴力牵拉易引起大出血,因位置较深、多位于动脉后方,不易暴露,止血困难。"虎口"也是闭孔神经最常见的断点,若出血盲目钳夹则易损伤神经。若出现大出血可纱布持续填塞压迫,若失败可从髂外动脉外侧入路充分暴露分叉进行缝合止血(图5-26B)。

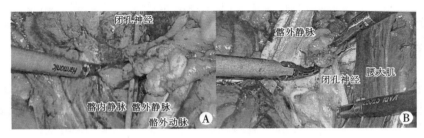

外静脉、前内静脉交汇处是危险区"虎口",闭孔神经容易损伤的地方。

图5-26 盆腔血管解剖髂

3. 宫旁韧带的处理 清晰暴露骶韧带及主韧带,保证足够的手术范围,降低术中出血及损伤周围重要组织脏器的风险。主韧带(cardinal ligament)(图5-27):又称子宫颈横韧带,在阔韧带的下部,横行于子宫颈两侧和骨盆侧壁之间,为一对坚韧的平滑肌和结缔组织纤维束,是固定子宫颈位置、防止子宫脱垂的主要结构。宫骶韧带(uterosacral ligament):起自子宫体和子宫颈交界处后面的侧上方,向两侧绕过直肠到达第2、3骶椎前面的筋膜,韧带外覆腹膜,内含平滑肌、结缔组织和支配膀胱的神经,宫骶韧带短厚有力,向后向上牵引子宫颈,维持子宫前倾位置(图5-27)。

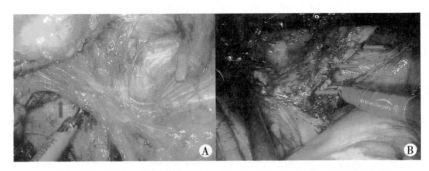

A. 蓝色箭头指示为右侧主韧带区域;B. 蓝色箭头指示为左侧宫骶韧带复合体。

图5-27 主韧带及骶韧带解剖

后续治疗:术后病理结果显示,宫颈中分化鳞状细胞癌,大小约3.5 mm×1.5 mm×1 mm,浸润宫颈壁全层(>1/2肌层),脉管内可见癌栓,累及宫体下段,阴道壁切缘、双附件、双宫旁未见癌累及。左侧盆腔淋巴结(1/16 枚)可见癌转移,右侧盆腔淋巴结(15 枚)

均未见转移。子宫内膜呈增生期改变。双侧输卵管慢性炎症,双侧卵巢无异常。根据术后病理结果更改诊断为宫颈鳞状细胞癌ⅢC1(p)。给予盆腔全量放疗联合顺铂同步化疗,后全身化疗4个疗程。定期复查,现未发现复发及转移征象。

二、宫颈癌概况

宫颈癌是全球范围排名第4位的常见恶性肿瘤,也是女性面临的主要健康问题,发病率在我国女性恶性肿瘤中居第2位。据世界范围内统计,每年约有50万左右的宫颈癌新发病例,占所有癌症新发病例的5%,其中80%以上的病例发生在发展中国家。我国每年约有新发病例13万,占世界宫颈癌新发病例总数的28%。患病的高峰年龄为40～60岁。近年来大量研究表明,宫颈癌的发病年龄呈年轻化趋势。宫颈癌发病率分布有地区差异,农村高于城市,山区高于平原,发展中国家高于发达国家。

持续的高危型人乳头状瘤病毒(HPV)感染是宫颈癌及癌前病变的首要因素,并且在全世界大多数病例中都存在。目前已鉴定出200多种HPV基因型,其中大约40种可以感染宫颈。国际癌症研究机构已确定13种基因型对人类具有致癌性(即高风险,hrHPV):HPV16、18、31、33、35、39、45、51、52、56、58、59和68。HPV16是最易致癌的类型,约占全世界子宫颈癌的60%,其次是HPV18(约15%)和HPV45(约5%)。大多数hrHPV感染,人体可在2年内清除病毒;持续存在的一小部分引发宫颈癌的风险较高。

与宫颈癌相关的其他高危因素有:①不良性行为:过早开始性生活,多个性伴侣或丈夫有多个性伴侣;②月经及分娩因素:经期卫生不良,经期延长,早婚,早育,多产等;③性传播疾病导致的炎症对宫颈的长期刺激;④吸烟:可降低机体的免疫力;⑤长期服用口服避孕药:服用口服避孕药8年以上宫颈癌特别是腺癌的风险增加两倍;⑥其他病毒感染:疱疹病毒Ⅱ型与宫颈癌病因的联系不能排除。

宫颈癌起源于子宫颈上皮内病变,发病与高危型HPV持续感染密切相关,同时也是唯一明确病因并且可以预防的妇科肿瘤。如果做好宫颈癌的三级预防,其发病率会大幅度降低,治愈率会大幅度提升。一级预防是推广HPV预防性疫苗接种,通过阻断HPV感染预防子宫颈癌的发生。HPV疫苗目前被世界公认为预防宫颈癌发生的首要预防手段。其中二价疫苗于2016年引进国内,刚上市时批准应用的年龄范围是9～25岁,2018年6月这个范围扩大到45岁。四价疫苗在中国被应用在20～45岁的女性。九价疫苗则面向的是16～26岁的年轻女性。HPV疫苗是宫颈癌的一级预防措施,能使大多数妇女免于罹患宫颈癌前病变和宫颈癌。在注射宫颈癌疫苗的同时,应同时进行宫颈癌的定期筛查。二级预防是普及、规范子宫颈癌筛查,早期发现宫颈上皮内病变。此方法主要通过TCT脱落细胞和HPV病毒的检查来筛查宫颈鳞状上皮内病变,筛查应在性生活开始3年后开始,或21岁以后开始,并定期复查。对宫颈疾病采取早发现、早诊断、早治疗的"三早"措施。三级预防是及时治疗高级别病变,阻断子宫颈浸润癌的发生。

第五节　盆部与会阴解剖实验操作要点

一、盆腔的解剖操作步骤

1. 观察盆腔脏器的位置排列　移出有系膜的小肠和乙状结肠,观察和辨认脏器。
2. 辨认　男性的直肠膀胱陷凹,女性的直肠子宫陷凹和膀胱子宫陷凹。

3. 锯切盆部、观察盆腔脏器

（1）在未掀起腹膜以前，先进行盆部脏器一般观察，查看盆腔后壁，至骶骨前方下降的直肠，注意它的弯曲（骶曲和侧曲），以及腹膜覆盖的情况。

（2）查看前方的膀胱。

（3）如系女尸查看在膀胱与直肠间的卵巢、输卵管以及子宫。

（4）用弓锯循 3~4 腰椎之间横断椎体，然后在耻骨联合中线与脊柱中线之间矢状断成两个盆下肢标本，分两组解剖。

（5）以刀背轻轻将盆壁腹膜分离至膀胱与子宫、直肠外侧，找到腹主动脉并追踪其分支：髂总动脉、髂外动脉、髂内动脉及伴行静脉和淋巴结。

（6）男盆矢状断观察：男性尿道分部、扩大、狭窄及弯曲；前列腺、精囊腺、输精管及阴茎等。

（7）女盆矢状断观察：子宫、输卵管、卵巢及阴道等。

4. 探查盆筋膜间隙

（1）将膀胱尖提起后拉，手指和刀柄插入膀胱和耻骨联合之间，体会两者之间大量的脂肪组织。

（2）探查直肠后隙。手指和刀柄伸入直肠和骶前筋膜之间，钝性分离之间的脂肪组织，此为直肠周围的间隙，注意保护直肠两侧的血管。

5. 解剖髂内动脉分支

（1）寻找髂内动脉向后的分支：臀上动脉。再清理前干：闭锁的脐动脉，并找到若干小支分布到膀胱的膀胱上动脉。

（2）寻找通过闭孔的闭孔动脉及伴行的闭孔神经、闭孔静脉并查看有否异常发出的闭孔动脉。

（3）寻找并清理膀胱下动脉、直肠下动脉。重点：女尸要找子宫动脉。

（4）清理臀下动脉和阴部内动脉，此二动脉向下后经坐骨大孔（梨状肌下孔）出盆腔至臀部。

6. 解剖盆腔的神经

（1）追踪交感干，可见交感干沿骶骨前面下降，并向内靠近，骶交感节 2~3 个。

（2）寻找腰骶干，第 4 腰神经前支余部和第 5 腰神经前支组成腰骶干，向下加入骶丛。

二、会阴的解剖操作步骤

男尸先进行阴茎和阴囊的解剖操作；女尸在平分盆部和会阴之前，可按本章第 3 节的描述，观察女性外生殖器。

1. 解剖阴茎

（1）皮肤切口：从耻骨联合前方沿正中线向阴茎背作纵行切口至包皮，阴茎皮肤薄，切口不宜过深。

（2）剖查浅筋膜和阴茎背浅静脉：向两侧剥离皮片，观察包裹阴茎的阴茎浅筋膜，其向上与腹壁浅筋膜层相延续。游离出浅筋膜内的阴茎背浅静脉，追踪至它汇入股部浅静脉。

（3）剖查深筋膜：沿皮肤切口切开浅筋膜并翻向两侧，观察阴茎深筋膜包裹阴茎的 3 条海绵体，并向上连于阴茎悬韧带。

（4）剖查阴茎背深静脉、阴茎背动脉和神经：同样沿皮肤切口切开深筋膜并翻向两侧,寻找阴茎背面的阴茎背深静脉、阴茎背动脉和神经。追踪阴茎背深静脉到它通过耻骨弓状韧带与会阴横韧带之间的间隙进入盆腔。

（5）横断阴茎体:在阴茎体的中段,横行切断阴茎的 3 条海绵体,留尿道面的皮肤连接两端阴茎。在横断面上观察白膜、海绵体结构和尿道。

2. 解剖阴囊

（1）切开皮肤和肉膜:自腹股沟浅环向下,沿阴囊前外侧做纵行切口至阴囊底部,切开皮肤和肉膜,证实皮肤与肉膜紧密连接。将皮肤和肉膜翻向切口两侧,沿肉膜的深面向正中线探察其发出的阴囊中隔。

（2）解剖精索及被膜依相同切口由浅入深依次切开精索外筋膜、提睾肌及其筋膜和精索内筋膜,复习精索被膜与腹前壁的层次关系。分离辨认精索的组成结构,用拇指和示指触摸输精管的质地。

（3）剖查睾丸鞘膜腔:纵行切开鞘膜的壁层,观察鞘膜的壁层和脏层以及两层间的鞘膜腔,用指尖探察并证实 2 层在睾丸后缘相移行。

（4）观察睾丸和附睾的位置和形态。

3. 正中矢状面平分盆部和会阴 用刀背划经膀胱、直肠、女尸子宫和骨盆的正中线;用粗细适当的金属探针自尿道外口插入尿道至膀胱内,标志阴茎和男、女性尿道的正中线。沿正中线,锯开盆部、会阴、阴囊和阴茎。清洗直肠和膀胱。

4. 观察尿道 在尸体的正中矢状面上辨认男性尿道的分部、狭窄、膨大和弯曲,女性尿道的毗邻关系。

5. 解剖肛门三角

（1）皮肤切口:绕肛门作弧形切口,切开周围皮肤。从坐骨结节向内,横行切开皮肤至锯断面,剥离坐骨结节连线后的残余皮肤。

（2）剖查坐骨直肠窝的血管神经:钝性清除肛门外、坐骨结节内侧的脂肪组织,显露坐骨直肠窝。勿向前过多剥离,以免破坏尿生殖三角结构。分离出横过此窝的肛血管、神经,追踪至肛门。在坐骨结节内侧面上方 2 cm 处,前后方向切开闭孔筋膜上的阴部管,分离出管内走行的阴部内血管和阴部神经。向后追踪至坐骨小孔,向前分离至它们发出会阴和阴茎（蒂）支。

（3）清理坐骨直肠窝的境界:保留已解剖出的血管神经,进一步清理窝内的脂肪组织,显露窝的各壁、尖和前、后隐窝,观察肛提肌和尾骨肌下面的盆膈下筋膜。

（4）解剖肛门外括约肌:清洁肛门外括约肌的表面,辨认其分部。

6. 解剖尿生殖三角

（1）皮肤切口:绕阴囊（女性阴裂）作弧形切口,清除会阴区残留皮肤和皮下脂肪,暴露会阴浅筋膜。

（2）观察会阴浅筋膜:男尸从阴囊前外侧皮肤和肉膜切口移出睾丸、附睾、精索和被膜,手指或刀柄深入切口的深面向外侧、前、后方探查它的附着和延续。女尸可将小指或刀柄从正中矢状锯断面伸入会阴浅筋膜深面探查。

（3）剖查会阴浅隙:在尿生殖区后缘横行切开会阴浅筋膜,将会阴浅筋膜翻向外侧,在坐骨结节内侧,分离出阴部内血管和阴部神经发出的会阴血管和神经,追踪它们的分支至阴囊（唇）。

清除浅隙内的结缔组织,显露坐骨海绵体肌、球海绵体肌和会阴浅横肌。再剥离坐骨海绵体肌和球海绵体肌,暴露阴茎（蒂）脚和尿道球（前庭球和前庭大腺）。在尿生殖三角的后缘中点,清理会阴中心腱,观察附着此处的肌。

(4)显露尿生殖膈下筋膜:将尿道球(前庭球和前庭大腺)、阴茎(蒂)脚和会阴浅横肌从附着处切断,移除,显露深面的尿生殖膈下筋膜。

(5)剖查会阴深隙结构:沿尿生殖膈下筋膜的后缘和前缘切开筋膜,翻向外侧。清理后份的会阴深横肌和前份的尿道括约肌(尿道阴道括约肌),在坐骨支附近寻找阴茎(蒂)背血管,在会阴深横肌浅面寻找尿道球腺。

(6)显露尿生殖膈上筋膜:清除部分尿道括约肌(尿道阴道括约肌)纤维,显露深面的尿生殖膈上筋膜

第六节　社会实践

邀请临床专家举办讲座。

(邵金平　陈志敏　张晓莉　高宛生)

第六章

脊　柱

第一节　概　述

一、境界与分区

脊柱区（vertebral region）也称背区，是指脊柱及其后方和两侧的软组织所共同配布的区域。其上界起枕外隆凸和上项线，下至尾骨尖；两侧界为上自斜方肌前缘、三角肌后缘上份、腋后线、髂嵴后份、髂后上棘至尾骨尖的连线。它从上向下可分为项区、胸背区、腰区和骶尾区。

二、体表标志

骨性标志有棘突、骶管裂孔、骶角、尾骨、髂嵴、髂后上棘、肩胛冈、肩胛骨下角和第12肋。肌性标志是竖脊肌（erector spinae）。

关爱生命，医学科普

强直性脊柱炎

患者，男性，28岁，因"反复腰骶部疼痛10年余，加重2年"为主诉入院。患者10余年前无明显原因出现腰骶部疼痛，呈交替性，无明显放射痛，自服止痛片后缓解，近2年自觉疼痛加重，伴腰部僵硬感及双髋关节疼痛，阴天下雨感觉加重，静坐休息时不缓解，活动后症状稍好转。近半年来双腿活动度明显下降，口服非甾体抗炎药后疼痛可缓解。体格检查示：患者身形消瘦，腰部前屈、背伸、侧弯和转动活动度下降，被动极度屈伸活动时轻度疼痛，腰骶部棘突和双侧骶髂关节叩压痛，双髋关节活动度明显受限，4字征阳性。胸部X射线片示：腰椎生理弧度消失，呈方形椎，骶髂关节密度增高，间隙模糊、变窄、双髋关节间隙狭窄。初步诊断为强直性脊柱炎。

强直性脊柱炎是一种以脊柱为主要病变的慢性疾病，是遗传和环境等多种因素共同作用引发的，主要累及脊柱、骶髂关节，引起脊柱强直，活动困难，并可有不同程度的眼、肺、心血管、肾等多个器官损害。

强直性脊柱炎的病因目前尚未完全阐明，大多认为与遗传、感染、免疫环境因素等有关。目前认为主要诱发因素有：环境因素，如环境寒冷、潮湿、冷水刺激等均可诱发强直性脊柱炎；生活习惯不良，如患者长期端坐、脊柱不活动、固定姿势影响关节的活动度，易造成脊柱损伤；脊柱及关节受力增加会导致肌腱附着点压力增加，从而加重炎症反应。

发病人群以青年人最常见，男女比例（3～5）：1，有明显家族史，遗传有HLA-B27基因的个体易于发病。早期X射线片中可呈现典型"方形椎"，随着病情发展可呈现"竹节样脊柱"改变。最常累及T_{10}～L_2，腰椎可呈现"鱼尾椎"改变。该病不是单纯骨科疾病，常与风湿免疫科、感染科、生殖医学科有密切联系。强直性脊柱炎及时、正确的治疗可降低发生严重脊柱和关节畸形的风险，所以当出现腰痛、晨僵等相关症状时需要及时就医。虽然强直性脊柱炎目前尚不能根治，但可以通过药物、手术、物理方法进行治疗，控制症状和炎症，最大限度地提高生活质量，避免远期关节畸形，同时兼顾药物和非药物治疗。

由于强直性脊柱炎病因不明，目前还没有特异而有效的预防方法，但保持良好的生活和饮食习惯有利于降低疾病发病率。如多进食高蛋白，高维生素饮食，注意保暖避风寒；日常注意正确的立、坐、卧姿势，睡硬板床、低枕，避免过度负重和剧烈运动；适当进行体育锻炼，增强椎旁肌肉和增加肺活量；避免引起持续性疼痛的体力活动。

医务工作者要加强大众健康教育和科普宣传，让健康知识融入人们生活，促进并引导人们建立健康文明的生活方式。

第二节　脊柱层次结构

脊柱区由浅入深有皮肤、浅筋膜、深筋膜、肌层、血管、神经等软组织和脊柱、椎管及其内容物等结构。

一、浅层结构的特点

1. **皮肤**　厚而坚韧，毛囊和皮脂腺丰富。

2.浅筋膜　厚而致密,有较多脂肪,并通过结缔组织纤维束与深筋膜相连。

3.皮神经　各分区的皮神经均来自同名部位脊神经的后支(图6-1)。如:项区来自颈神经后支,其中较粗大的皮支有枕大神经(greater occipital nerve)和第3枕神经(third occipital nerve)的后支。胸背区和腰区来自胸、腰神经后支的分支。其中腰神经后支组成的臀上皮神经(superior clunial nerves)在腰部急剧扭转时,易被拉伤。骶尾区来自骶、尾神经后支的分支。

4.浅血管　浅动脉主要有枕动脉、颈浅动脉、肩胛背动脉、肋间后动脉、胸背动脉、腰动脉及臀上、下动脉的分支。各动脉均有伴行静脉。

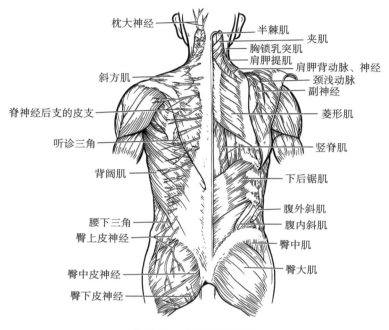

图6-1　背肌和皮神经

二、深筋膜的特点

项区的深筋膜分为浅、深2层,浅层覆盖在斜方肌表面,深层在该肌的深面,称项筋膜(nuchal fascia)。胸背区和腰区的深筋膜也分浅、深层,浅层位于斜方肌和背阔肌的表面;深层较厚,称胸腰筋膜(thoracolumbar fascia),包裹竖脊肌与腰方肌,在腰部明显增厚,可分前、中、后3层(图6-2)。骶尾区的深筋膜较薄弱,与骶骨背面的骨膜相结合。

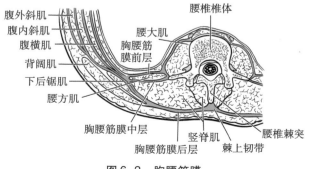

图6-2　胸腰筋膜

三、肌肉的层次

(一)由浅至深大致分为4层

第1层有斜方肌、背阔肌和腹外斜肌后部;第2层有夹肌、头半棘肌、肩胛提肌、菱形肌、上后锯肌、下后锯肌和腹内斜肌后部;第3层有竖脊肌和腹横肌后部;第四层有枕下肌、横突棘肌和横突间肌等。

(二)肌肉围成的三角

1. 枕下三角(suboccipital triangle) 位于枕下、项区上部深层。其内上界为头后大直肌,外上界为头上斜肌,外下界为头下斜肌(图6-3)。三角的底为寰枕后膜和寰椎后弓,浅面为夹肌和头半棘肌,枕大神经行于其间。三角内有枕下神经和椎动脉经过。

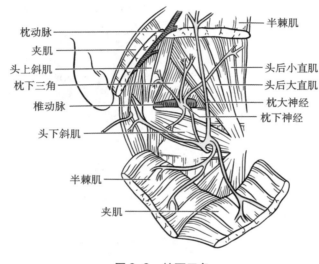

左侧标注(自上而下):枕动脉、夹肌、头上斜肌、枕下三角、椎动脉、头下斜肌、半棘肌、夹肌

右侧标注(自上而下):半棘肌、头后小直肌、头后大直肌、枕大神经、枕下神经

图6-3 枕下三角

2. 听诊三角(auditory triangle)或肩胛旁三角 位于肩胛骨下角的内侧。由斜方肌的外下缘,肩胛骨脊柱缘和背阔肌上缘围成(图6-1)。三角的底为薄层脂肪组织、深筋膜和第6肋间隙,表面覆以皮肤和浅筋膜,是背部听诊呼吸音最清楚的部位。

3. 腰上三角(superior lumbar triangle) 位于背阔肌深面,第12肋的下方。由竖脊肌外侧缘,腹内斜肌后缘和第12肋围成。三角的底为腹横肌的腱膜,腱膜深面有3条神经,自上而下为肋下神经、髂腹下神经和髂腹股沟神经(图6-4)。腱膜的前方有肾和腰方肌。肾手术的腹膜外入路必经此三角。由于该区薄弱,是腰疝的好发区,也是腹膜后间隙脓肿穿破或引流的部位。

4. 腰下三角(inferior lumbar triangle) 位于腰上三角的外下方。由髂嵴、腹外斜肌后缘和背阔肌前下缘围成。三角的底为腹内斜肌,表面仅覆以皮肤和浅筋膜。此三角为腹后壁的又一薄弱区,也可形成腰疝。腰区深部脓肿也可经腰下三角出现于皮下(图6-4)。

四、深部血管和神经

1. 深部的血管 深部的动脉来源与浅部一致,另有椎动脉供血。脊柱区的深部静脉与动脉伴行。脊柱区的深静脉可通过椎静脉丛,与椎管内外、颅内以及盆部等处的深部静脉相交通。

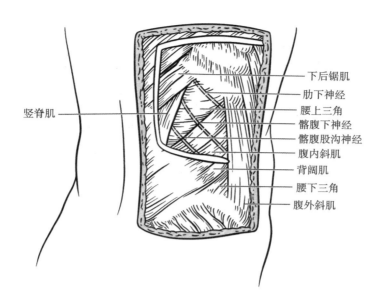

竖脊肌

下后锯肌
肋下神经
腰上三角
髂腹下神经
髂腹股沟神经
腹内斜肌
背阔肌
腰下三角
腹外斜肌

图6-4　腰上三角和腰下三角

2. **脊柱区的神经**　主要来自31对脊神经后支、副神经、胸背神经和肩胛背神经。脊神经后支自椎间孔处由脊神经分出后,绕上关节突外侧向后行,至相邻横突间分为内侧支(后内侧支)和外侧支(后外侧支)。颈神经后支分布至顶区皮肤和深层肌;胸神经后支分布至胸背区皮肤和深层肌;腰神经后支分布至腰区、臀区的皮肤和深层肌;骶、尾神经后支分布至骶骨背面和臀区的皮肤。腰神经后支及其分出的后内侧支和后外侧支在各自的行程中,都分别经过骨纤维孔、骨纤维管或穿胸腰筋膜裂隙。由于孔道细小,周围结构坚韧而缺乏弹性,且腰部活动度大,故在病理情况下,这些孔道会变形、变窄,压迫通过的血管和神经,而导致腰腿痛。

3. **骨纤维孔**(osteofibrous meature)　又称腰神经后支骨纤维孔,位于椎间孔的后外方,开口向后,与椎间孔的方向垂直。其上外侧界为横突间韧带的内侧缘,下界为下位椎骨横突的上缘,内侧界为下位椎骨上关节突的外侧缘。

4. **骨纤维管**(osteofibrous canal)　又称腰神经后内侧支骨纤维管,位于腰椎乳突与副突间的骨沟处,由四壁构成。前壁为乳突副突间沟,后壁为上关节突副突韧带,上壁为乳突,下壁为副突。管的前、上、下壁为骨质,后壁为韧带。

五、椎管及其内容物

1. **椎管**(vertebral canal)**及其内容物**　由椎骨的椎孔、骶骨的骶管与椎骨之间的骨连结共同组成的骨纤维性管道,上经枕骨大孔与颅腔相通,下达骶管裂孔(图6-5,图6-6)。其内容物有脊髓、脊髓被膜、马尾、脊神经根、血管、神经、淋巴管及结缔组织等。

2. **椎管壁的构成**　前壁由椎体后面、椎间盘后缘和后纵韧带构成;后壁为椎弓板、黄韧带和关节突关节;两侧壁为椎弓根和椎间孔。构成椎管壁的任何结构发生病变,如椎骨骨质增生、椎间盘突出及黄韧带肥厚等因素,均可使椎管腔变形或狭窄,压迫其内容物而引起一系列症状。

3. **脊膜腔隙**　从外向内有3个间隙,即硬膜外隙、硬膜下隙和蛛网膜下隙。其中,硬膜外隙(epidural space)是位于椎管骨膜与硬脊膜之间的间隙,内有脂肪、椎内静脉丛、窦

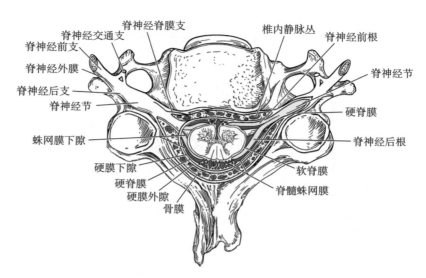

图6-5　椎管及椎管内容物(经第5颈椎平面上面观)

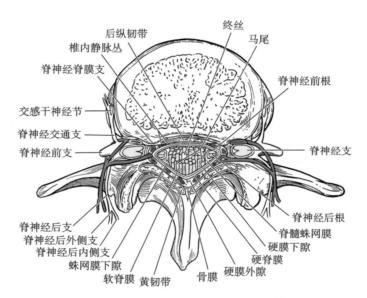

图6-6　椎管及椎管内容物(经第3腰椎平面上面观)

椎神经(sinovertebral nerve,脊神经的脊膜支)和淋巴管等,并有脊神经根及其伴行血管通过,正常呈负压(图6-5,图6-6)。此隙上端起自枕骨大孔,下端终于骶管裂孔。此隙与颅内不相通。临床硬膜外麻醉即将药物注入此隙,以阻滞硬膜外隙内的脊神经根。

　　硬膜外隙被脊神经根划分为前、后两隙。前隙窄小,后隙较大。在正中线上,前隙有疏松结缔组织连于硬脊膜与后纵韧带之间,后隙有纤维隔连于椎弓板与硬脊膜后面。这些结构在颈段和上胸段出现率较高,有时十分致密,可能是导致硬膜外麻醉有时会出现单侧麻醉或麻醉不全的解剖学因素。

　　骶段硬膜外隙上大下小,前宽后窄,硬脊膜紧靠骶管后壁,间距极小,故骶管麻醉时应注意入针的角度。硬脊膜囊平第2骶椎高度变细,其前、后方有纤维索把它连于骶管前、后壁,结合较紧,似有中隔作用,而且隙内常充满脂肪,这可能是骶管麻醉有时也会出现单侧麻醉的解剖学原因。

在骶管内,骶神经根行于硬膜外隙内,外面包绕由硬脊膜形成的神经鞘。第 1 ~ 3 骶神经鞘较厚,周围脂肪常较多,这可能是有时会发生骶神经麻醉不全的解剖学因素。

夯实基础,服务临床

胸椎管狭窄症

　　王大爷一年来行走无力,双腿发软,最近 1 个月出现了小便失禁的情况。就医后医生发现王大爷上肢活动正常,主要症状在下肢。行胸椎检查发现胸椎管有严重压迫。经胸椎管减压手术后,王大爷恢复了下肢行走和正常小便。

　　胸椎管狭窄症的主要原因是胸椎黄韧带骨化和胸椎后纵骨化,压迫胸椎脊髓,导致下肢行走无力,麻木,大小便失禁。对于有症状的胸椎管狭窄,需要尽早发现,尽早手术,手术越早,效果越好。压迫严重者,即使手术,恢复效果亦不佳。术前压迫时间和症状严重程度是预后的 2 个重要因素。胸椎管狭窄症发病隐匿,表现和颈椎病或者腰椎间盘突出有类似之处,所以易被当成颈椎病和腰椎间盘突出,导致误诊误治。作为医学生要加强基本功锻炼和知识储备,严谨细致,才能正确诊断和治疗疾病。

六、脊神经根与椎间孔和椎间盘的关系

　　脊神经根出硬膜后借硬脊膜鞘紧密连于椎间孔周围,位置固定,而后穿出椎间孔,此段脊神经根在椎间孔处最易受压(图 6-7)。椎间孔的上、下壁为椎弓根上、下切迹,前壁为椎间盘和椎体,后壁为关节突关节,故椎间盘位于脊神经根的前方。压迫脊神经根最常见的原因是椎间盘突出和骨质增生。

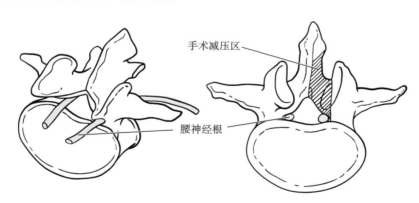

图 6-7　腰椎管侧隐窝狭窄压迫神经根

　　椎间盘突出时,为了减轻受压脊神经根的刺激,患者常常处于强迫的脊柱侧凸体位。此时,脊柱侧凸的方向,取决于椎间盘突出的部位与受压脊神经根的关系。当椎间盘突出从内侧压迫脊神经根时,脊柱将弯向患侧;反之,从外侧压迫脊神经根时,脊柱将可能弯向健侧。有时,椎间盘突出患者会出现左右交替性脊柱侧凸现象,其原因可能是突出椎间盘组织的顶点正巧压迫脊神经根(图 6-8)。

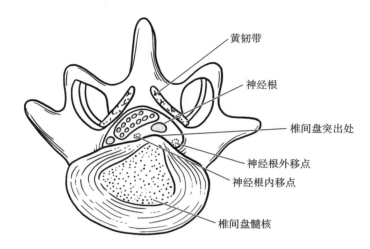

图6-8 椎间盘突出与交替性脊柱侧弯

由于颈脊神经自相应序数的颈椎上方穿出,所以,当颈部椎间盘突出时,受压的颈脊神经序数应为突出的椎间盘序数加1。而腰脊神经根需在腰椎管内先下行一段才至相应序数的腰椎下方穿出,故当腰椎间盘突出时,受到压迫的是突出椎间盘序数的下1~2位的腰脊神经。

技术创新,造福病患

微创椎间孔镜技术

治疗腰椎间盘突出症的手术通常是全身麻醉后"开大刀",创伤大,恢复慢。随着椎间孔镜技术的出现,为腰椎间盘突出症患者带来了福音。椎间孔镜技术是通过一个不到1 cm的切口,在局部麻醉下,根据脊柱区解剖结构,避开重要血管和神经,穿刺到椎间孔,然后再到椎间盘,把压迫神经的椎间盘切除掉。术后第2天病人便可以正常下地行走。微创是一门技术,更是一门艺术,它创伤小,恢复快,符合医生病人对疾病的治疗要求。手术的难点是如何避免损伤重要的血管和神经。万丈高楼平地起,人体解剖学知识就是微创手术这座大楼最重要的地基,只有掌握好最基础的解剖知识,微创手术时才能避开重要结构,安全有效地顺利完成手术。

七、脊髓的血管

1. 动脉 起自椎动脉的脊髓前、后动脉和起自节段性动脉(如肋间后动脉等)的根动脉(图6-9)。在脊髓表面有连接脊髓前、后动脉,前、后根动脉和2条脊髓后动脉间的动脉血管,形成环状,称动脉冠,分支营养脊髓周边部。营养脊髓的动脉吻合,在胸4和腰1节段常较缺乏,故此两段脊髓为乏血管区,易发生血液循环障碍。

2. 静脉 表面有6条纵行静脉,行于裂、沟内。静脉之间有许多交通支吻合,并注入椎内静脉丛。

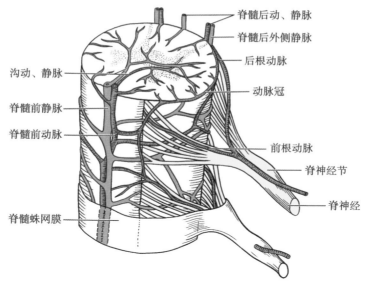

图6-9 脊髓的血管

脊髓后动、静脉
脊髓后外侧静脉
后根动脉
沟动、静脉
动脉冠
脊髓前静脉
脊髓前动脉
前根动脉
脊神经节
脊神经
脊髓蛛网膜

技术创新，服务临床

3D 打印助力脊柱侧弯手术

脊柱侧弯是指脊柱往侧方弯曲，在人群中发病率3%左右。在11～15岁青少年中，发病率最高，发病原因不明确，因此被称为青少年特发性脊柱侧弯。脊柱侧弯在青少年发育过程中，侧弯角度会逐渐加重，表现为剃刀背，双侧肩膀不平衡等，严重者需要手术治疗。脊柱侧弯手术复杂，椎体旋转变形，椎弓根螺钉植入过程中有损伤脊髓风险。

3D 打印技术，即快速成形技术，它是一种以数字模型文件为基础，运用粉末状金属或塑料等可粘合材料，通过逐层打印的方式来构造物体的技术。脊柱侧弯治疗过程中，医生通过提取患者 CT 数据，输入至 3D 打印机，将脊柱畸形的情况真实的打印出来，有助于医生术前准确地制定手术方案，术中也可以参考 3D 打印标本进行精准置钉和截骨，避免脊髓损伤的发生（图6-10）。

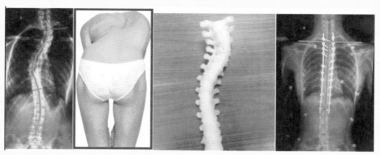

图6-10 3D 打印脊柱

八、脊髓节段与椎骨的对应关系

成人脊髓颈 1~4 节段与同序数椎体相对应;颈 5~8 和胸 1~4 节段与同序数椎体的上 1 个相对应;胸 5~8 节段与同序数椎体的上 2 个相对应;胸 9~12 节段与同序数椎体的上 3 个相对应;腰 1~5 节段与第 10~11 胸椎体相对应;所有骶和尾部脊髓节段与第 12 胸椎和第 1 腰椎体相对应。掌握脊髓节段与椎骨的对应关系,对临床测定麻醉平面和病变脊髓水平有实用意义。

关注健康,医学科普

骨质疏松症

赵女士,65 岁,身体健朗。一周前洗澡时,不慎滑到,导致腰部疼痛,活动受限。自行买药服用,无好转,前来就医。经检查诊断为腰椎骨质疏松椎体压缩性骨折。赵女士行经皮穿刺椎体成形术的手术治疗后,恢复了正常的生活,但其出现的骨质疏松症是危害老年人健康的重要杀手。

骨质疏松症是一种以骨量降低和骨组织微结构破坏为特征,导致骨脆性增加和易于骨折的代谢性骨病。由于激素水平的改变和年龄增加引起的生理性骨质减少,绝经后的中老年妇女及老年男性易罹患骨质疏松症。中国国家卫生健康委员会 2018 年调查显示,骨质疏松症已经成为中国中老年人群的重要健康问题,尤其是中老年女性。调查显示 50 岁以上女性骨质疏松症发生率为 32.1%,65 岁以上女性的骨质疏松症发生率更是达到 51.6%。老年人随着骨量丢失、骨小梁破坏、骨密度下降、骨强度减弱,骨骼变得松脆,极易发生骨折,以脊柱、髋部和前臂骨折最为常见。一旦发生骨折直接导致患者伤残和生活质量的下降。因此,骨质疏松症和骨质疏松性骨折是世界范围内最重要的公共卫生问题之一。1988 年,WHO 把每年 10 月 20 日定为了"世界骨质疏松日",如何预防骨质疏松症及骨质疏松性骨折已然成为国内外的研究热点。

加强营养和运动是公认的、有效的预防骨质疏松症的 2 种重要的措施。在日常生活中加强营养,多食富含钙、维生素 D_3 和蛋白质的食物,另外,老年人每日口服钙片,通过合理膳食和服用钙片,保证每日钙的摄入量和吸收量。多晒太阳,阳光中的紫外线能促进皮肤中的 7-脱氢胆固醇逐步生成具有活性的维生素 D,进而促进肠道对钙、磷的吸收。运动能直接或间接作用于骨细胞并影响骨重建,适宜的运动可以增加骨量,维持骨转换水平,减少骨丢失,是一种经济、安全、有效的骨质疏松症预防方法。目前许多老年人对骨质疏松症的认识存在明显不足,尤其是经济欠发达的地区。加强骨质疏松症危害和预防的宣传工作,降低此病的发生率,推进全民健康是我们每位医务工作者的职责。

第三节　颈椎病的临床与解剖案例

　　患者张大爷，男，55 岁，半年前逐渐出现下肢没劲，走路腿软。在当地诊疗认为是体质虚，开了一些药物治疗，但是服用后并没有好转。之后病情逐渐加重，走路不稳，害怕摔倒，双脚踩到地上好像踩到棉花上一样，双手也出现症状，系扣子手不灵活，拿筷子夹菜会掉在地上，手拿东西没有力气。遂到某大学附属医院就诊，行颈椎磁共振检查发现颈椎间盘突出压迫脊髓，脊髓水肿变性，属于脊髓型颈椎病，如果不做手术，病情会逐渐加重，摔倒后会瘫痪。对张大爷行颈椎前路的手术，切除了压迫脊髓的椎间盘，术后脊髓恢复了正常的形态。张大爷的症状也完全恢复，可以正常行走，正常拿筷子吃饭，术后 3 天出院回家。

　　颈椎病是比较常见的脊柱外科疾病。但是我们平常广告和电视所讲的颈椎病的概念大部分是错误的。颈椎病是有严格定义的。颈椎病的定义是：颈椎椎间盘组织退行性改变及其继发的椎间关节退行性改变，累及周围重要组织结构，如神经根、脊髓、椎动脉、交感神经等，出现相应的临床表现，称为颈椎病。这个定义表明颈椎病的发生和颈椎的解剖有着极其密切的关系。这个概念可以这样来理解，首先要有颈部椎间盘的退变或者有椎间关节的退变，这个需要在 X 射线片上看到，例如颈椎骨质增生即骨刺，椎体之间的间隙变窄，生理前凸消失等，或者在 CT 上看到椎间盘膨出或者突出脱出，或者 MRI（磁共振）上看到椎间盘信号的改变等等。大部分人随着年龄的增长和颈椎工作时间的变长，去做这些检查的话，多少都会有一些变化，比如颈椎前凸消失变直，骨质增生，椎间盘膨出等，但有这些变化，不代表就是颈椎病，还需要累及周围组织。前面我们提到了颈椎的周围有很多重要的组织，例如脊髓、神经根、椎动脉、交感神经、肌肉、食管等，只有当颈椎的各种改变影响了这些组织，比如骨质增生压迫了神经根，椎间盘突出压迫了脊髓，骨刺压迫了椎动脉，才能说累及了周围组织。有时候有的患者颈椎存在骨质增生，或者有的从 CT 检查上看存在着椎间盘膨出，但没有压迫周围的神经根、脊髓、椎动脉等，也就是说没有累及周围组织，这种情况下就不能诊断为颈椎病。有了颈椎退变，存在着压迫，也不代表就是颈椎病，还需要有相应的临床症状。这包含两层含义：一是要有肢体的疼痛或者麻木，或者不灵活，小便障碍等症状；二是"相应的"，即引起人体不舒服感觉所在的部位要和受压神经所支配的部位是一致的，比如说患者只出现了右手小指麻木，MRI 上看见颈部 3、4 椎间盘有压迫神经根，但颈部 3、4 椎间盘是不支配手的小指的，所以出现了麻木区域与受压神经根支配区域不相符，这也不能诊断为颈椎病，而要考虑其他疾病。所以只有以上 3 个条件都具备才能诊断为颈椎病。

　　我们常见的颈椎病可以分为以下 5 型：神经根型，脊髓型，交感型，椎动脉型，其他型。若 2 种类型同时存在，则称为混合型。

　　1. 神经根型颈椎病　最常见，占颈椎病的 60%～70%，为颈椎间盘退型性改变及其继发性病理改变，如骨赘形成、髓核突出、椎间隙狭窄、椎间孔狭小致神经根受压，引起相应神经分布区疼痛或麻木，多为单侧，也可见双侧。男性多于女性，多数没有外伤史。

　　临床表现：①颈部疼痛和僵硬。这也常是最早出现的症状。表现在颈后部的肌肉感觉疼痛，颈部僵硬。②上肢有放射性疼痛或者麻木，沿着受累的神经根支配的范围走形，在支配区放射，一般放射到一只手的 2 或 3 个手指上，产生麻胀的感觉，形成了特征性的放射痛。

2. 脊髓型颈椎病 主要指颈椎由于椎间盘突出或者由于骨质增生等因素造成脊髓的压迫,临床上出现了脊髓压迫的症状。发病率为12%~30%,呈慢性进行性发展,症状逐渐加重的表现,对人体的危害性较大,以40到60岁人群为多,多数患者没有颈部外伤史,颈部活动一般也不受限。

临床表现:①多数患者首先出现一侧或者双侧下肢麻木,沉重感,随后逐渐出现行走困难,下肢肌肉发紧,步伐慢。继而上下楼费力,需借助扶手。再发展出现走路步态不稳定,摇晃。行走无力,有蚁行感。有踩在棉花上的感觉。②接着出现一侧或两侧的上肢麻木,疼痛,双手无力,不灵活,难以完成写字,系扣子,使用筷子等精细动作,拿东西容易掉,手部的肌肉逐渐萎缩。③身体出现感觉异常,在胸部或者腹部,出现了带子捆绑一样的感觉,称为"束带感"。④部分患者出现膀胱和直肠功能障碍,如排尿费力,尿频尿急,尿不净,严重者尿失禁,大便密结,排便费力。性功能减退。

颈部血管神经极其复杂,做一个颈椎前路的手术,碰到任何一个血管神经,都是非常危险的。但是整个颈椎手术,切一个3 cm的小口,可能出血3~5 mL就可以完成。这是为什么呢。秘密就在于熟悉颈椎的解剖。这个手术操作也是和颈椎的局部解剖关系密切,可以说,颈椎局部解剖是颈椎微创手术的基础。切开皮肤后,我们并不是用刀子去分离颈部组织,而是首先找出2个重要的鞘膜,一个是气管食管鞘膜,另一个是颈动脉鞘膜,找到之后,用手指轻轻地一分离,就直接到了颈椎前方椎间盘的位置。对于一个专业的脊柱外科医生,可能2分钟就完成了这个分离的动作。整个过程,没有任何出血,不碰到气管食管和颈动脉,可以说完美地避开了所有的重要结构。这个操作的基础就是颈椎的局部解剖一定要熟悉,不然间隙分离错误,分离到血管上就可能造成大出血,分离到食管上,可能造成食管瘘,都很危险。

下面这些图片就是张大爷手术过程中的真实操作图片,方便同学们理解解剖学在临床实际应用中的价值(图6-11~图6-15)。

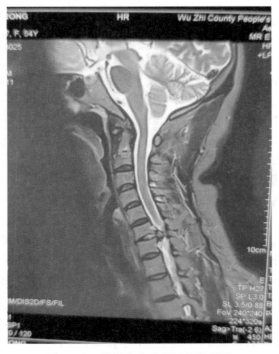

图6-11 椎间盘突出压迫颈椎脊髓

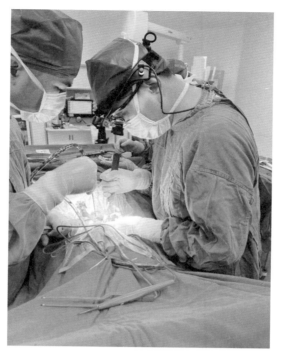

图 6-12 头戴式显微镜

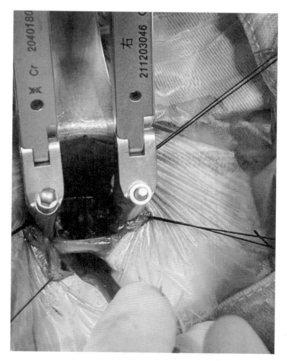

图 6-13 颈椎手术切口

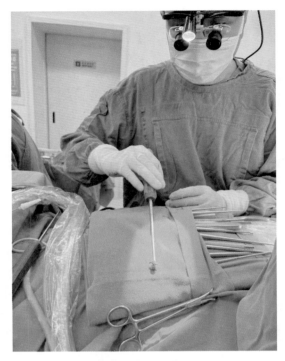

图6-14 切除的椎间盘

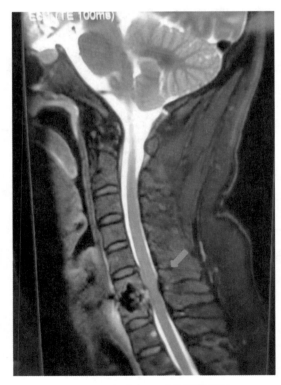

图6-15 彻底解压后的颈椎脊髓

第四节　背部解剖实验操作要点

一、皮肤切口

尸体俯卧,两臂左、右外展90°。

背部正中切口:自枕外隆凸沿正中线向下切至尾骨。

枕部横切口:自枕外隆凸沿上项线切至乳突。

肩部横切口:自第7颈椎棘突切至肩峰。

髂嵴切口:自骶骨后面中部向外沿髂嵴作弧形切口切至髂前上棘处。

二、解剖浅层结构

(一)剥离皮片

将皮肤自正中线剥离向外翻起。在项部显露至斜方肌外侧缘;在背部翻至腋后线。

(二)观察项、背部浅筋膜

项、背浅筋膜厚而致密,与皮肤紧密相连,而且含有较多脂肪。清理浅筋膜,寻认以下血管和神经。

1. 枕动脉　在斜方肌和胸锁乳突肌的枕骨附着部之间的间隙内寻找该动脉,查看其分布(不追起点)。

2. 枕大神经　为第2颈神经后支的皮支,从枕外隆突外侧2~3 cm处,穿斜方肌在枕骨的附着部至皮下,与枕动脉伴行分布到枕部皮肤。

3. 枕淋巴结　在枕动脉和枕大神经外侧寻找枕淋巴结,它们收集枕部淋巴,然后注入颈深淋巴结。

4. 胸、腰部皮神经　是脊神经后支的皮支,与肋间后血管的细小穿支伴行。具有节段性分布的特点。大多数皮神经较为细小,不必一一找出,找出以下2支较为粗大的皮支作为代表:在肩胛冈平面距中线2 cm处找出第2胸神经后支作为代表;在竖脊肌的外侧缘,髂嵴上方寻找臀上皮神经。

三、解剖深层结构

(一)观察深筋膜

清除浅筋膜,保留皮神经,观察深筋膜。背部深筋膜较薄,腰部则增厚,呈菱形,称为腰背筋膜。修去背肌表面的深筋膜。

(二)解剖背部浅层肌

1. 斜方肌　查看其起止点及肌纤维方向。该肌起自上项线、枕外隆凸、项韧带、第7颈椎和全部胸椎的棘突。上部的肌束斜向外下方,中部的平行向外,下部的斜向外上方,止于锁骨的外侧1/3部分、肩峰及肩胛冈。在上端横行切断该肌在枕骨的起点,再在正中线外侧1~2 cm处纵行切断该肌起点,将肌片翻向外侧,然后在其深面寻找副神经。

2. 背阔肌　查看其起点及供应该肌的神经和血管。该肌起自下6个胸椎棘突,全部腰椎的棘突,骶正中嵴后部等处,肌束向外上方集中以扁腱止于肱骨上端的结节间沟内。

钝性分离背阔肌与深方的结构,沿背阔肌肌性部与腱膜移行线外侧 1~2 cm 处,纵行切开背阔肌,翻向外侧。找寻到达背阔肌的胸背动脉、静脉和神经,观察位于该肌深方的下后锯肌。

3.观察听诊三角和腰下三角　听诊三角由斜方肌外下缘、背阔肌上缘和肩胛骨脊柱缘围成;腰下三角由背阔肌外下缘、髂嵴和腹外斜肌后缘围成。

(三)解剖背部深层肌

1.解剖、辨认背深层肌　斜方肌、背阔肌深方的夹肌、头半棘肌、肩胛提肌、菱形肌、上后锯肌和下后锯肌。肩胛提肌位于颈椎横突和肩胛骨上角之间。菱形肌起自第 6 颈椎至第 4 胸椎棘突,止于肩胛骨脊柱缘。沿正中线外侧 2 cm 处,纵行切断该肌,向外翻起,查找进入该肌的肩胛背动脉、静脉和神经。观察位于其深方,棘突和第 2~5 肋角之间的上后锯肌。沿正中线外侧 2 cm 处,纵行切断上后锯肌,向外翻起显露夹肌。

2.观察腰上三角　该三角由下后锯肌的下缘、竖脊肌的外侧缘和腹内斜肌的后缘共同围成,有时第 12 肋也参与围成,则形成四边区域。该三角浅面为背阔肌覆盖,深面为腹横肌腱膜起始部,三角范围内由上向下依次平行排列肋下神经、髂腹下神经、髂腹股沟神经。

3.解剖胸腰筋膜和竖脊肌　该筋膜在胸背部较为薄弱,向下增厚,在腰部特别发达,分为 3 层。后层位于竖脊肌后面,中层位于竖脊肌和腰方肌之间,前层位于腰方肌前面。后层和中层之间形成了竖脊肌鞘。沿竖脊肌中线纵行切开胸腰筋膜后层翻向两侧,显露竖脊肌。该肌起于骶骨背面和髂嵴后部,向上分为 3 列:外侧列是髂肋肌,止于各肋;中间列是最长肌,止于椎骨横突;内侧列是棘肌,止于椎骨的棘突。钝性分离 3 列肌纤维。

4.解剖枕下三角　在项部和胸背部移行处切断夹肌起点翻向外上方,显露深方的头半棘肌,在枕骨附着部下方 2 cm 处切断该肌,翻向下方。清理枕下三角,其内上界为头后大直肌,外上侧界为头上斜肌,外下界为头下斜肌。三角内有从外侧向内侧横行的椎动脉和从椎动脉下缘浅出的枕下神经。

(四)解剖椎管

1.打开椎管　将尸体的头部下垂,垫高腹部。清楚椎骨和骶骨后面附着的肌肉,保留部分脊神经的后支,留待观察其与脊髓的连接。在各椎骨关节突的内侧和骶骨骶中间嵴的内侧纵行锯断椎弓板,掀起椎管后壁。观察椎弓板间的黄韧带。

2.观察椎管内容物　硬脊膜外腔位于硬脊膜和椎管壁之间,清除腔内的脂肪组织和椎内静脉丛。沿中线小心剪开硬脊膜,体会位于硬脊膜和蛛网膜之间的潜在的硬膜下腔。提起并从中线剪开蛛网膜,观察贴附于脊髓表面的软脊膜和两者之间的蛛网膜下腔,寻找终池内的马尾神经和软脊膜形成的终丝。软脊膜是一层富含血管和神经的结缔组织膜,于脊髓的两侧观察软脊膜构成的齿状韧带。用咬骨钳咬除几个椎间孔后壁的骨质,辨认脊神经根,脊神经节,脊神经前、后支。

(五)解剖肩胛背区

修洁三角肌,解剖观察肩胛背区的肌肉、神经和血管。

1.三角肌　起自锁骨外侧端,肩峰和肩胛冈。肌束从前、后、外包裹肩关节,逐渐向外下方集中,止于肱骨体外侧面的三角肌粗隆。从起点处切断三角肌束并向外侧翻,注意寻找穿四边孔进入该肌的腋神经和旋肱后动脉。

2.显露肩带肌　沿肩胛冈剥离斜方肌的附着点,将其翻起。切开坚固的冈上、下筋膜,修洁冈上、下肌、小圆肌、大圆肌、背阔肌及肱三头肌长头。钝性分离各肌,注意勿伤及位于肌深方的血管、神经。

3. 解剖肩胛上动脉和肩胛上神经　从中部切断冈上、下肌,寻找两肌深面的肩胛上动脉和肩胛上神经。肩胛上动脉在肩胛横韧带上方进入肩胛区,而肩胛上神经则从韧带下方进入。

4. 解剖旋肩胛动脉　观察三边孔的境界,上界为小圆肌、肩胛下肌、肩胛骨外缘和肩关节囊,下界为大圆肌,外侧界为肱三头肌长头。从三边孔中找出旋肩胛动脉、静脉。观察旋肩胛动脉与肩胛上动脉的吻合。

5. 解剖腋神经和旋肱后动脉　观察四边孔的境界,上界为小圆肌、肩胛下肌和肩关节囊,下界为大圆肌,内侧界为肱三头肌长头,外侧界为肱骨外科颈。寻找穿过四边孔的腋神经和旋肱后动脉、静脉。

6. 观察肌腱袖的组成　冈上肌、冈下肌、小圆肌和肩胛下肌的肌腱经过肩关节时,与关节囊愈着,并互相连接成一接近环形的腱板,围绕肩关节称为肌腱袖,加强肩关节的稳定性。

第五节　社会实践

邀请临床专家讲座。

（邵金平　孙新志　徐玉生　吴九平　徐远志）

第七章

上　肢

知识目标

（1）掌握：上肢的境界与分区、重要体表标志、上肢轴线和提携角。掌握腋窝的境界、腋动脉的分支，臂丛的组成及主要分支、走行。掌握肌腱袖的组成与功能。掌握臂部的境界与分区。掌握肱二头肌内侧沟的神经、血管分布情况，位置关系。桡神经在臂后区的走行位置。掌握肘部的境界与分区、肘窝的概念、肘后三角和肘外侧三角的概念与临床意义。掌握前臂部的境界与分区，前臂前区的肌的分布及神经血管分布，桡动脉、桡神经、尺动脉、尺神经的位置关系。掌握腕管的组成及内容。掌握掌浅弓、掌深弓的组成与分布，正中神经与桡神经浅支，尺神经手背支的分布。掌握腋淋巴结的分群和引流范围。掌握三边孔、四边孔及通过的内容物。

（2）了解：上肢的测量、对比关系、皮神经。了解头静脉、贵要静脉起始与走行位置。了解三角肌区和肩胛区的概念，肩胛区的肌。了解臂前区、臂后区的浅层结构。了解肘前区浅静脉的分布情况，了解前臂后区肌的分布及神经、血管分布。了解手掌、手背、手指的浅、深层结构。

能力目标

（1）通过学习上肢解剖及临床病例，提升学生提出问题、分析问题、解决问题的能力和培养临床思维。

（2）通过上肢实验操作课培养学生胆大心细，精益求精的动手操作能力以及团结合作、沟通交流的能力。

思政目标

（1）敬佑生命、救死扶伤：通过学习掌握臂部的解剖结构知识，尽量避免一些手术并发症的发生，最大程度地去救助患者。

（2）甘于奉献，医者仁心：通过学习肘关节的解剖结构，掌握幼儿肘关节的结构特点，在正确实施救助的同时，加强儿童肘关节脱位的科普宣传，预防疾病的发生。

第一节　概　述

一、表面解剖

（一）体表标志

1. 肩部　骨性标志有锁骨（clavicle）、肩峰（acromion）、肩胛冈（spine of scapula）、喙

突(coracoid process)、肱骨大结节(great tubercle of humerus);腋前襞(anterior axillary fold),腋后襞(posterior axillary fold)。腋前襞与胸大肌下缘一致,形成腋窝底的前界。腋后襞与大圆肌和背阔肌下缘一致,构成腋窝底的后界。

2.**臂部** 肌性标志有肱二头肌(biceps brachii)、肱二头肌内外侧沟(medial and lateral groove of biceps brachii)(位于肱二头肌内、外侧缘的肌性沟)、肱骨三角肌粗隆(deltoid tuberosity)。

3.**肘部** 骨性标志有肱骨内、外上髁(medial and lateral epicondyle of humerus),尺骨鹰嘴(olecranon of ulna)和肘后内侧沟。肘后内侧沟是在肱骨内上髁与尺骨鹰嘴之间可触及的深沟,其深方为肱骨的尺神经沟。另在肘关节的前方易触到肱二头肌腱(tendon of biceps brachii),桡骨头(head of radius)。

4.**腕部和手部** 骨性标志有桡骨茎突(styloid process of radius)、尺骨茎突(styloid process of ulna)。腕横纹:腕近侧纹(proximal crease of wrist)、腕中纹(middle crease of wrist)和腕远侧纹(distal crease of wrist)。腱隆起:掌长肌腱(tendon of palmaris longus)、桡侧腕屈肌腱(tendon of flexor carpi radialis)、尺侧腕屈肌腱(tendon of flexor carpi ulnaris)、指伸肌腱(tendon of extensor digitorum)。鼻咽窝(anatomical snuffbox)为位于手背外侧部的浅凹,拇指充分外展并后伸时尤为明显。掌心(center of palmar)指手掌中部尖端向上的三角形凹陷区。鱼际纹:斜行于鱼际尺侧,近侧与腕远侧纹中点相交,深面有正中神经通过,掌中纹:略斜行于掌中部,桡侧端与鱼际纹重叠。掌远纹:横行,适对第3~5掌指关节,其桡侧端弯向第2指蹼处。鱼际(thenar)是手掌桡侧的肌性隆起。小鱼际(hypothenar)是手掌尺侧的肌性隆起。

(二)对比关系

在肩部,肩峰、肱骨大结节和喙突之间形成1个等腰三角形。在肘部,屈肘时肱骨内上髁、外上髁和尺骨鹰嘴之间形成1个等腰三角形。当肩、肘关节脱位时,这种正常比例关系即发生改变。

(三)提携角

正常前臂伸直时,臂轴与前臂轴的延长线构成向外开放的角,约为165°~170°,其补角为10°~15°,称为提携角。提携角在0°~10°之间时为直肘,小于0°~-10°为肘内翻,大于20°为肘外翻。上述3种情况均属肘畸形(图7-1)。

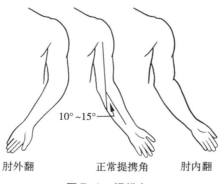

肘外翻　　　正常提携角　　肘内翻

图7-1 提携角

（四）体表投影

以上肢外展90°，掌心向上的姿势。

1. 腋动脉和肱动脉　在锁骨中点至肘前横纹中点远侧2 cm处的连线上，大圆肌下缘为腋动脉和肱动脉的分界。

2. 桡动脉和尺动脉　肘前横纹中点远侧2 cm处至桡骨茎突的连线为桡动脉的投影，至豌豆骨桡侧的连线为尺动脉的投影。

3. 正中神经　在臂部与肱动脉一致，在前臂位于从肱骨内上髁与肱二头肌腱连线中点，向下至腕远侧纹中点略偏外的连线上。

4. 尺神经　在臂部位于从腋窝顶至肘后内侧沟的连线上，在前臂位于从肘后内侧沟至豌豆骨桡侧的连线上。

5. 桡神经　在臂部位于自腋后襞下缘外侧端至臂外侧中、下1/3交接处，再至肱骨外上髁的斜行连线上。在前臂，桡神经浅支位于自外上髁至桡骨茎突的连线上，桡神经深支位于外上髁至前臂背面中线的中、下1/3交点处的连线上。

夯实基础，造福患者

肱骨干骨折手术与桡神经损伤

小李，男，24岁，滑倒时左肘部着地，随后出现上臂疼痛、肿胀和活动障碍。X射线检查，提示左侧肱骨中下段骨折，并且肱骨近折端向远端移位，远折端向内、向上移位。随后小李转入骨科接受治疗，行"肱骨骨折切开复位内固定术"。手术后第2天小李发现左手指活动障碍，查体小李左手呈"垂腕"畸形，各手指掌指关节不能背伸，拇指不能背伸，前臂旋后障碍，手背桡侧皮肤感觉减退，鉴定为术中损伤了桡神经所致。手术医生需要对臂部的解剖知识牢固掌握，术中注意对局部重要解剖结构的保护，就可以最大限度地避免意外损伤的发生。医学生应当从学医的第1天起，就养成严谨的学习态度，提高自身专业能力，深入学习解剖层次关系，明确相互毗邻，防微杜渐，保护患者生命健康。医学工作者应以患者的健康和幸福为宗旨，才能保持对生命的最大尊重！

第二节　肩　部

包括腋区（axillary region）、三角肌区（deltoid region）、肩胛区（scapular region）。

一、腋区

腋区又名腋窝（axillary fossa），位于肩关节下方、臂上段与胸前外侧壁上部之间。表面皮肤较薄，内含大量的皮脂腺和汗腺。

（一）腋窝的构成

腋窝由一顶、一底和四壁构成（图7-2）。

1. 顶　由锁骨中1/3部、第1肋外缘和肩胛骨上缘围成，是腋窝的上口，向上通颈根部。

2.底 由皮肤、浅筋膜和腋(深)筋膜共同构成。腋筋膜有皮神经、血管和淋巴管等穿过,使其呈筛状,故又名筛状筋膜。

3.四壁 有内侧壁、外侧壁、前壁和后壁。内侧壁由前锯肌、上位4个肋骨及肋间隙构成。外侧壁由肱骨的结节间沟,肱二头肌长、短头和喙肱肌组成。前壁由胸大肌(pectoralis major)、胸小肌(pectoralis minor)、锁骨下肌(subclavius)和锁胸筋膜(clavipectoral fascia)构成。锁胸筋膜是连于喙突、锁骨下肌和胸小肌上缘之间的深筋膜,有头静脉(cephalic vein)、胸肩峰动静脉(thoracoacromial vessel)和胸外侧神经(lateral pectoral nerve)穿过。后壁由肩胛下肌(subscapularis)、大圆肌(teres major)、背阔肌(latissimus dorsi)和肩胛骨(scapula)构成。

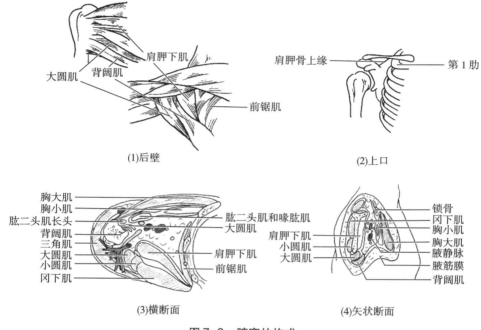

图7-2 腋窝的构成

后壁有三边孔(trilateral foramen)和四边孔(quadrilateral foramen):肱三头肌长头在大圆肌的后方和小圆肌的前方之间穿过,形成2个肌间隙。内侧者称为三边孔,其上界为小圆肌、肩胛下肌、肩胛骨外缘和肩关节囊,下界为大圆肌,外侧界为肱三头肌长头(long head of triceps brachii),内有旋肩胛血管(circumflex scapular vessel)通过。外侧者称为四边孔,其上、下界与三边孔相同,内侧界是肱三头肌长头,外侧界是肱骨外科颈(surgical neck of humerus),内有旋肱后血管(posterior humeral circumflex vessel)和腋神经(axillary nerve)通过(图7-3)。

(二)腋窝的内容物

有腋动脉及其分支(图7-4)、腋静脉及其属支、臂丛及其分支、腋淋巴结群和疏松结缔组织。

1.腋动脉(axillary artery) 腋动脉以胸小肌为界分为3段。第1段自第1肋外缘至胸小肌上缘,第2段被胸小肌覆盖,第3段自胸小肌下缘至大圆肌腱和背阔肌的下缘。腋动脉的毗邻:各段的毗邻关系不完全相同。①前方:第1、2、3段的前方均有胸大肌,第2段前方还有胸小肌;②后方:第1段为臂丛内侧束和胸长神经,第2段为臂丛后束,第3

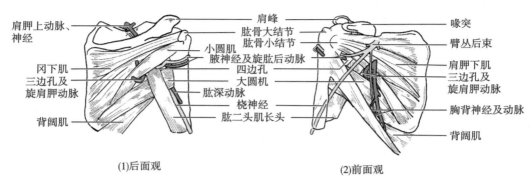

图7-3　三边孔和四边孔

后面观的标注：肩胛上动脉、神经、冈下肌、三边孔及旋肩胛动脉、背阔肌、肩峰、肱骨大结节、肱骨小结节、小圆肌、腋神经及旋肱后动脉、四边孔、大圆肌、肱深动脉、桡神经、肱二头肌长头

前面观的标注：喙突、臂丛后束、肩胛下肌、三边孔及旋肩胛动脉、胸背神经及动脉、背阔肌

段为腋神经和桡神经;③内侧:3 段内侧均有腋静脉,第 2 段还有臂丛内侧束,第 3 段还有尺神经;④外侧:第 1 段外侧有臂丛外侧束和后束,第 2 段外侧为臂丛外侧束,第 3 段外侧有正中神经外侧根、肌皮神经。腋动脉的末段位置最表浅,仅有皮肤、浅筋膜、深筋膜覆盖。腋动脉的分支较多,恒定的有 6 条,即:胸上动脉(superior thoracic artery)、胸肩峰动脉(thoracoacromial artery)、胸外侧动脉(lateral thoracic artery)、肩胛下动脉(subscapular artery)、旋肱前动脉(anterior humeral circumflex artery)、旋肱后动脉(posterior humeral circumflex artery)。

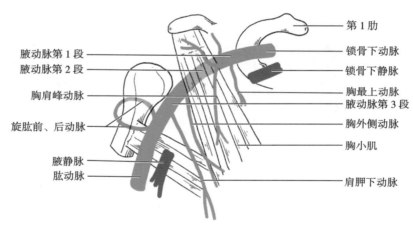

左侧标注：腋动脉第 1 段、腋动脉第 2 段、胸肩峰动脉、旋肱前、后动脉、腋静脉、肱动脉

右侧标注：第 1 肋、锁骨下动脉、锁骨下静脉、胸最上动脉、腋动脉第 3 段、胸外侧动脉、胸小肌、肩胛下动脉

图7-4　腋动脉的分段与分支

2. **腋静脉**(axillary vein)　外侧为腋动脉,两者之间为臂丛内侧束、胸内侧皮神经、前臂内侧皮神经及尺神经等,内侧有臂内侧皮神经,远端有腋淋巴结外侧群,近端有腋淋巴结尖群。

3. **臂丛**(brachial plexus)　位于腋窝内的部分为臂丛的锁骨下部,围绕在腋动脉周围,形成内、外侧束和后束。在腋动脉的第 1 段,内侧束位于腋动脉后方,外侧束和后束位于腋动脉的外侧;在腋动脉的第 2 段,内、外侧束及后束分别相应地位于腋动脉的内侧、外侧和后方;在腋动脉的第 3 段,臂丛的各束发出分支。主要分支有 5 条,即:肌皮神经(musculocutaneous nerve)、正中神经(median nerve)、尺神经(ulnar nerve)、腋神经(axillary nerve)和桡神经(radial nerve),另外,还有胸内侧神经(medial pectoral nerve)、胸外侧神经(lateral pectoral nerve)、臂内侧皮神经(medial brachial cutaneous nerve)、前臂内侧皮神经（medial antebrachial cutaneous nerve）、胸长神经（long thoracic nerve）、胸背神经（thoracodorsal nerve）和肩胛下神经（subscapular nerve）。

4. **腋淋巴结**（axillary lymph node）　位于腋静脉及其属支周围的疏松结缔组织中，可分5群。外侧淋巴结（latera lymph node）：沿腋静脉远端排列，收纳上肢的淋巴。胸肌淋巴结（pectoral lymph node）：在胸小肌下缘，沿胸外侧血管排列，收纳胸前外侧壁、乳房外侧部的淋巴。肩胛下淋巴结（subscapular lymph node）：沿肩胛下血管和神经排列，收纳背部、肩部及胸后壁的淋巴。中央淋巴结（central lymph node）：位于腋窝底的脂肪组织中，收纳上述3群淋巴结的输出管，其输出管注入尖淋巴结。尖淋巴结（apical lymph node）：沿腋静脉近端排列，收纳中央群及其他各群淋巴结的输出管，以及乳房上部的淋巴。其输出管合成锁骨下干，左侧注入胸导管，右侧注入右淋巴导管。

5. **腋鞘**（axillary sheath）及腋窝蜂窝组织　包裹腋动脉、腋静脉和臂丛周围的结缔组织膜称为腋鞘，也称颈腋管，与颈部椎前筋膜相延续。腋窝内的大量疏松结缔组织，称为腋窝蜂窝组织。腋窝内的感染沿着蜂窝组织间隙和腋鞘，向上可蔓延至颈根部，向下可达臂部，向后经三边孔和四边孔蔓延至肩胛区、三角肌区，向前可通胸肌间隙。临床上作锁骨下臂丛麻醉时，可将药液注入腋鞘内，达到麻醉上肢的目的。

二、三角肌区及肩胛区

1. **三角肌区**（deltoid region）　即三角肌所在的区域（图7-5）。该区内三角肌从前方、后方和外侧包绕肩关节。三角肌的深面有腋神经（axillary nerve），分前、后2支进入该肌。旋肱后动、静脉及腋神经从四边孔穿出后分布于三角肌、肩关节和肱骨等。旋肱后动脉绕肱骨外科颈与旋肱前动脉吻合。在临床上，肱骨外科颈骨折时可损伤腋神经和旋肱前、后血管，造成三角肌瘫痪和深部血肿。

2. **肩胛区**（scapular region）　指肩胛骨后面的区域（图7-5）。为斜方肌所覆盖，其深方为冈上肌、冈下肌、小圆肌和大圆肌，肌的深面为肩胛骨。肩胛上动脉经肩胛上横韧带的上方进入肩胛区，分布于冈上、下肌。肩胛上神经在该韧带的下方进入肩胛区，支配冈下肌。旋肩胛动脉经三边孔穿出后，与肩胛上动脉吻合。

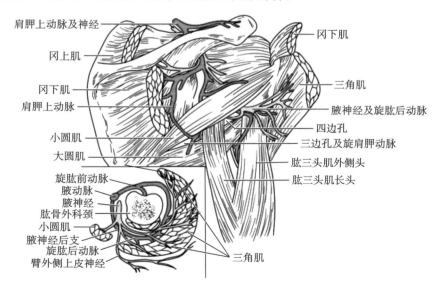

图7-5　三角肌区及肩胛区的结构

3. 肩胛动脉网（scapular arterial network）　由锁骨下动脉的分支肩胛上动脉和肩胛背动脉与腋动脉的发出的肩胛下动脉的分支旋肩胛动脉吻合而成（图7-6）。

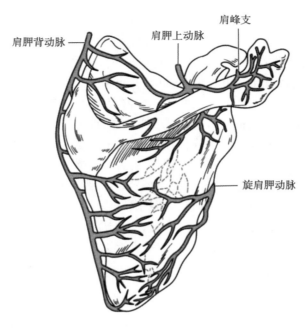

图 7-6　肩胛动脉网

三、肩关节和肌腱袖

1. 肌腱袖（musculotendinous cuff）　肩带肌中的冈上肌、冈下肌、小圆肌和肩胛下肌的腱经过肩关节周围时，与关节囊愈着，围绕肩关节形成一近环形的腱板，称肌腱袖，也称肩袖（图7-7）。肌腱袖加强了肩关节稳定性。当肩关节扭伤或脱位时，肌腱袖可被撕裂。

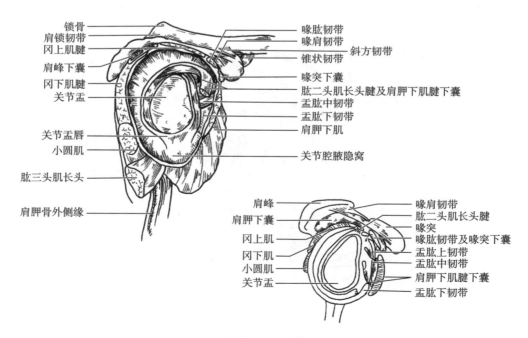

图 7-7　肌腱袖

关注前沿，与时俱进

肩袖损伤

冈上肌、冈下肌、肩胛下肌和小圆肌4块肌起自肩胛骨体部，组成一个袖套样结构叫做肩袖，肩袖包绕肱骨头，止于肱骨大、小结节。当外伤导致肩袖损伤或发生退行性变时，相应的肌腱会发生水肿和炎性病变，严重时可产生撕裂，导致肩关节的疼痛、肌力减弱、活动受限。若不及时治疗，病变会进一步恶化，严重妨碍肩关节功能。随着微创外科技术的发展，绝大多数肩袖损伤都可以在肩关节镜下行微创手术修补，在关节镜下我们在肩袖的附着位置植入锚钉，与以往开放手术相比，关节镜下治疗肩袖损伤开口小、出血少、手术时间短，而且病人接受程度高，得到广泛认可，是近几年新兴的治疗方式。所以，医学之路永无止境，医生不仅要有良好的解剖学基础知识，也要与时俱进，善于将科技的重要成果应用到医疗当中，造福人民，不断创新和进取，为医疗事业的发展与进步贡献自己的一份力量。

2.关节囊和韧带 肩关节的关节囊薄而松弛。关节囊的纤维层被肌腱袖加强。此外，其前壁有盂肱韧带、上部有喙肱韧带加强。下壁最为薄弱。肩关节脱位时，肱骨头常从下壁脱出。关节囊内有肱二头肌长头肌腱通过。

在肩关节的上方，喙肩韧带与喙突、肩峰共同形成一弓状骨韧带结构，称为喙肩弓。该弓与喙肱韧带共同防止肱骨头向上脱位。

3.血液供应与神经支配 肩关节的血液供应主要来自肩胛上动脉和旋肱前、后动脉的分支；神经分布来自肩胛上神经和腋神经的分支。

人文关怀，治病医心

肩周炎

民间常有"50肩"的说法，实际在医学上叫肩周炎。该类疾病的好发年龄在50岁左右，女性发病率高于男性，且多见于体力劳动者。该类疾病是以肩关节周围的疼痛为特点，疼痛以夜间为甚，且存在活动功能受限的表现。该疾病可分为疼痛期、僵硬期、缓解期。其中疼痛期可持续2~9个月，随着病程的进展疼痛可出现加重的趋势。僵硬期则可持续4~12个月，虽然疼痛相对缓解，但是肩关节活动度缩小。肩周炎的治疗主要以口服镇痛药物和肩关节康复锻炼为主。经过正规的康复锻炼后大多数患者可自愈。但是在疾病初期，由于严重的疼痛和活动障碍患者往往会比较焦虑，心理压力大，这就需要医生和患者做好沟通，使患者明确该疾病的发生、发展规律，减轻患者的心理负担，避免不必要的医疗，帮助患者正确面对疾病，积极治疗，早日康复。作为一名医务工作者不但要治病而且更要学会医心，关注身心健康，提高疗效。

第三节　臂　部

被肱骨内、外侧肌间隔分为臂前区(anterior brachial region)和臂后区(posterior brachial region),肱骨居两区之间。

一、臂前区

臂(深)筋膜与内、外侧肌间隔和肱骨围成臂前部骨筋膜鞘(图7-8)。内有肱二头肌、喙肱肌、肱肌和穿经臂前区的血管、神经等。其中血管有肱动脉(brachial artery)及其分支,还有伴行肱动脉的2条肱静脉(deep brachial artery)。肱动脉沿肱二头肌内侧沟下行至肘窝。肱动脉在臂上份居肱骨内侧,中份居前内方,下份居前方。肱动脉的分支有:肱深动脉(deep brachial artery)(伴行桡神经进入肱骨肌管,分支分布于肱三头肌和肱肌)、尺侧上下副动脉(参与肘关节网的构成)。臂前区的神经有正中神经(median nerve)(伴肱动脉下行至肘窝)、尺神经(ulnar nerve)(行于肱动脉内侧,至臂中点向后穿过肌间隔,进入臂后区)、桡神经(radial nerve)(先行于肱动脉后方,继而伴肱深动脉进入肱骨肌管至臂后区)、肌皮神经(musculocutaneous nerve)(在肱二头肌与肱肌之间行向外下方,行程中发出肌支支配臂肌前群,其终末支为前臂外侧皮神经)。

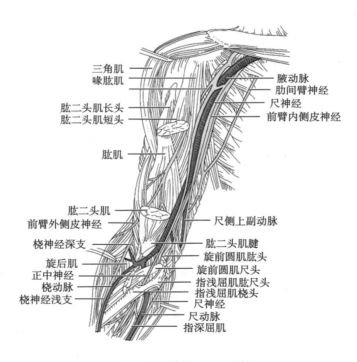

图7-8　臂前区深层结构

二、臂后区

指肱骨和臂内、外侧肌间隔以后的部分,主要包括臂肌后群、血管和神经等结构。臂后区深筋膜、内外侧肌间隔和肱骨围成后骨筋膜鞘,内有肱三头肌和血管、神经等。肱三头肌与肱骨的桡神经沟之间围成肱骨肌管(humeral muscular tunnel)(图 7-9)。管的下口约在肱骨中、下 1/3 交界处,管内有桡神经及伴行的肱深动、静脉通过,又名桡神经管。臂后区的内下侧有尺神经与尺侧上副动脉下行。

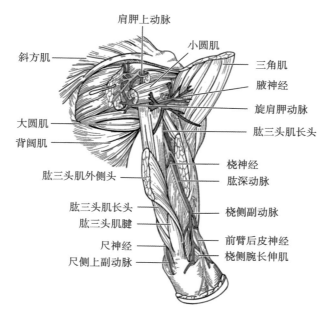

图 7-9　臂后区深层结构

第四节　肘　部

肱骨内、外上髁连线上、下各两横指的环行线为其上、下界。以肱骨内外上髁之间的虚拟冠状面分为肘前区(anterior cubital region)和肘后区(posterior cubital region)。

一、肘前区

1. 肘窝(cubital fossa)的境界和内容物　上界为肱骨内、外上髁的连线,下外侧界为肱桡肌,下内侧界为旋前圆肌。内容物:主要有 3 条动脉(肱动脉、桡动脉和尺动脉)和 3 条神经(正中神经、尺神经和桡神经)。具体内容如下:肱二头肌腱在肘窝中心,是寻找神经、血管的标志性结构。肱动脉位于肱二头肌腱的内侧,至桡骨颈水平分为桡动脉和尺动脉。2 条肱静脉伴行肱动脉。肱动脉的内侧为正中神经。前臂外侧皮神经位于肱二头肌腱的外侧,皮神经的外侧为桡神经的浅、深 2 支,浅支经肱桡肌深面达前臂,深支经旋后肌至前臂后区。肱深动脉发出的桡侧副动脉在此处与桡神经伴随。肘深淋巴结(deep cubital lymph node)位于肱动脉分叉处。

2. 触及肱动脉搏动和测量血压的听诊部位　位于肱二头肌腱与腱膜的交角处。

二、肘后区

1. 内容物　主要包括肱三头肌腱、血管和尺神经等结构。尺神经走行于肱骨内上髁后下方的尺神经沟内,紧邻鹰嘴,贴近皮肤,故尺神经在此处极易受损。

2.肘后三角(posterior cubital triangle) 肘关节屈曲呈直角时,肱骨内、外上髁和尺骨鹰嘴3点构成等腰三角形,称肘后三角。当肘关节伸直时,上述3点成1条直线。肘关节脱位或肱骨内、外上髁骨折时,三者的等腰三角形关系发生改变。但肱骨其他部位的骨折,不会影响它们的三角形和直线关系。

3.肘外侧三角(lateral cubital triangle) 肘关节屈曲90°时,从桡侧观察肱骨外上髁、桡骨头与尺骨鹰嘴尖端构成一等腰三角形,称肘外侧三角。三角形的尖端指向前方,其中心点可作为肘关节穿刺的进针点。

4.肘后窝(posterior cubital fossa) 肘关节伸直时,在尺骨鹰嘴、桡骨头和肱骨小头之间形成一个小的凹陷,称肘后窝。窝的深方恰对肱桡关节,并可触及桡骨头。可经此作肘关节穿刺,当肘关节积液时,此窝可因肿胀而消失。

三、肘关节和肘关节动脉网

1.关节囊和韧带 关节囊的前、后壁薄而松弛,两侧分别有桡侧副韧带和尺侧副韧带加强。此外,尚有桡骨环状韧带包绕着桡骨头的环状关节面,将桡骨头紧紧束缚于尺骨。此韧带附着于尺骨桡切迹的前、后缘,形成一个上口大、下口小的骨纤维环,容纳桡骨头在环内旋转而不易脱出。幼儿时期由于桡骨头发育不完善,牵拉手或是前臂时有时可造成桡骨头半脱位。

加强沟通,传递仁心

桡骨头半脱位

患儿,男,4岁,以"被牵拉右上肢后啼哭伴右肘部活动受限1 h"为主诉就诊。体格检查示:右前臂处于半屈位及旋前位,右肘外侧压痛明显。X射线片示无明显异常。

5岁以下的儿童由于桡骨头发育尚不完全,环状韧带薄弱,当腕、手被向上提拉、旋转时,肘关节囊内负压增加,使薄弱的环状韧带或部分关节囊嵌入肱骨小头与桡骨头之间,取消牵拉力以后,桡骨头不能回到正常解剖位置,而是向桡侧移位,形成桡骨头半脱位。桡骨头半脱位是唯一X射线片不能诊断的关节脱位。手法复位是最常用的治疗方法,也是骨科医师的必备技能之一。一手固定患儿腕部或前臂,另一手掌固定患儿肘关节并将拇指置于桡骨小头之上。在将前臂进行快速后旋的同时屈肘,可听到复位的响声或弹跳感。对于反复发生脱位的患儿建议采用石膏将复位后的患肢固定1周左右。由于患儿年幼,不能准确表达自己的感受,患儿父母往往情绪激动,难以营造适宜的复位环境,这就要求医生除了要有扎实的专业知识进行准确的诊断及治疗,还要有良好的沟通技巧,安抚患儿及家长情绪,配合治疗。医学生除了要学好解剖学基础知识外,医患沟通技巧也非常重要,要在日常生活与学习中慢慢学习积累与他人沟通技巧,为成为一名优秀的医生奠定基础。

2.血液供应和神经支配 肘关节的血液供应来自肘关节动脉网。神经分布来自正中神经、尺神经、桡神经和肌皮神经的分支。

3.肘关节动脉网　也称肘关节网（图7-10）。由肱动脉与桡、尺动脉的9条分支相互吻合而成。由肱动脉发出的分支桡侧副动脉、中副动脉、尺侧上副动脉、尺侧下副动脉（2支）；桡动脉的分支有桡侧返动脉；尺动脉的分支有尺侧返动脉（2支）、骨间后动脉的分支骨间返动脉共同形成的血管网。此网位于肘关节周围，在关节的背侧发育较好，可起到侧支循环的作用。

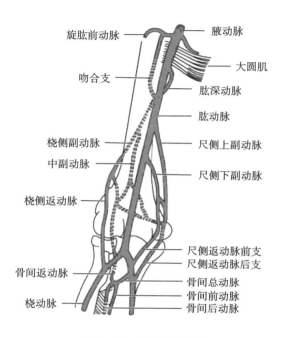

图7-10　肘关节动脉网

了解原理，科学运动

网球肘

患者，男，58岁。右肘关节疼痛5年余。平日喜好打羽毛球，疼痛症状每于运动后加重，休息后缓解。近期自觉症状加重，伸指、伸腕或执筷即可引起疼痛。体格检查：右侧桡侧腕短伸肌起点处压痛阳性，Mills征阳性，诊断为网球肘。

网球肘是指肘关节外侧前臂伸肌起点处肌腱炎所导致的疼痛症状。该类损伤发生于前臂反复用力，导致慢性肌腱炎，由于早期多在网球、羽毛球运动员中出现，因此得名网球肘。临床上治疗网球肘多采取对症治疗，如限制活动，非甾体类止痛消炎药对症治疗。药物治疗无效时，可采用长效类固醇激素局部封闭治疗，并加以物理治疗。网球肘具有一定的复发性，复发之后如果能够得到有效的治疗，可以很快控制网球肘的症状，切勿在网球肘复发之后置之不理，或是进行激烈的运动，这样会导致网球肘进一步恶化，给患者带来永久性的伤害。

因此，作为医学生首先要掌握好解剖学基础知识，在临床工作中才可以明确诊断，与患者进行有效的沟通，让患者了解网球肘的发生原因以及治疗中的注意事项，进行科学运动，预防复发，避免不良并发症的发生。

第五节　前臂部

一、前臂前区

前臂前区(anterior antebrachial region)指位于尺、桡骨和前臂骨间膜以前的部分。包括前臂肌前群和血管及神经等结构。

1. 前骨筋膜鞘(anterior antebrachial osseofascial sheath)　由前臂前区的深筋膜,内、外侧肌间隔,尺、桡骨及前臂骨间膜共同围成(图7-11)。鞘内有前臂的前群肌9块,桡、尺侧血管神经束,骨间前血管神经束和正中血管神经束等。桡侧血管神经束:由桡动脉(radial artery)及其2条伴行静脉和桡神经浅支(superficial branch of radial nerve)组成,走行于前臂桡侧肌间隙内。尺侧血管神经束:由尺动脉(ulnar artery)、尺静脉(ulnar vein)及尺神经(ulnar nerve)组成,走行于前臂尺侧。正中血管神经束:由正中神经(median nerve)及其伴行正中动脉(median artery)、正中静脉(median vein)组成。骨间前血管神经束:由骨间前动脉(anterior interosseous artery)和骨间前神经(anterior interosseous nerve)组成。

2. 前臂屈肌后间隙(posterior space of antebrachial flexor)　位于前臂远侧1/4段,在指深屈肌和拇长屈肌腱的后方,旋前方肌的前方,其内侧界为尺侧腕屈肌和前臂筋膜,外侧界为桡侧腕屈肌和前臂筋膜。向远侧经腕管可与掌中间隙相通。当前臂远段或手掌间隙感染时,炎症可经此间隙互相蔓延。

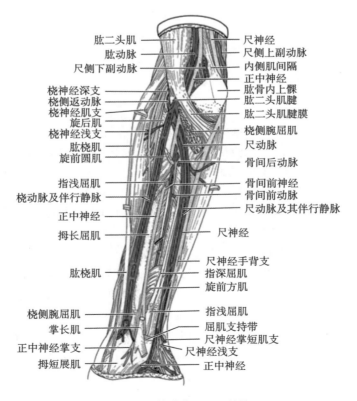

图7-11　前臂前区深层结构

二、前臂后区

前臂后区指尺、桡骨和前臂骨间膜以后的部分,主要包括前臂肌后群和血管及神经等结构。前臂后骨筋膜鞘:由前臂后区深筋膜,内、外侧肌间隔,尺骨、桡骨和前臂骨间膜共同围成(图7-12),其内有前臂后群肌10块和骨间后血管神经束等。骨间后血管神经束由骨间后动、静脉和骨间后神经组成。骨间后神经(posterior interosseous nerve)是因桡神经深支(deep branch of radial nerve)穿出旋后肌之后,伴随骨间后动、静脉走行而得名。

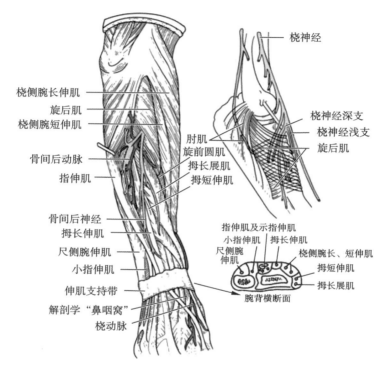

图7-12　前臂后区深层结构

第六节　腕和手

腕(wrist)的上界为尺、桡骨茎突近侧2横指的环行线,下界相当于屈肌支持带的下缘水平。手(hand)分为手掌、手背和手指3个部分。

一、腕

腕是前臂的肌腱和血管、神经到达手的通路,可分为腕前区与腕后区。

(一)腕前区

表面有3条腕横纹,即腕近侧纹、腕中侧和腕远侧纹。当用力握拳时还可见到3条纵行的肌位隆起。掌长肌腱位居中线上,其深面有正中神经通过。该腱的桡侧为桡侧腕屈肌腱,与桡骨茎突之间有桡动脉,是常用的诊脉部位。该腱的尺侧是尺侧腕屈肌腱。

1. **腕掌侧韧带**(palmar carpal ligament)　前臂深筋膜在腕前区增厚形成腕掌侧韧带,

对前臂屈肌腱有固定、保护和支持作用。

2.屈肌支持带（flexor retinaculum） 位于腕掌侧韧带的远侧深面，又名腕横韧带（transverse carpal ligament），是厚而坚韧的结缔组织带，其尺侧端附于豌豆骨和钩骨，桡侧端附于手舟骨和大多角骨。屈肌支持带桡侧端分2层附着于手舟骨和大多角骨，其间隙形成腕桡侧管（radial carpal canal），内有桡侧腕屈肌腱及其腱鞘通过。屈肌支持带尺侧端与腕掌侧韧带的远侧部分之间的间隙称为腕尺侧管（ulnar carpal canal），内有尺神经和尺动、静脉通过。尺神经在腕部表浅，易受损伤。

3.腕管（carpal canal） 由屈肌支持带与腕骨沟共同围成。管内有9条肌腱和1条神经通过，即4条指浅屈肌腱、4条指深屈肌腱及屈肌总腱鞘、1条拇长屈肌腱及其腱鞘和1条正中神经通过。腕骨骨折时可压迫正中神经，导致腕管综合征。

健康科普，预防疾病

腕管综合征

患者女，43岁，双手麻木1年。麻木范围主要集中于拇指、示指、中指的掌侧面，症状在工作时加重。查体：双手大鱼际肌萎缩，双侧腕管区Tinel征阳性，双侧Phalen试验阳性。双上肢肌电图提示腕管区神经传导异常，诊断为腕管综合征又称为"鼠标手"。

腕管综合征是最常见的周围神经卡压性疾患。其发生的原因是腕管内压力增高导致正中神经受到卡压。在这里需要再次强调一下腕管结构：腕管是由腕骨、屈肌支持带组成的骨纤维管道。正中神经、拇长屈肌腱，4条屈指浅肌腱，4条屈指深肌腱从中通过。

由于电脑的普及，手持鼠标的姿势不正确，使得腕管综合征的发病率明显增高。此外本病发病具有隐匿性，有过指端麻木或者腕部疼痛者需要及时就医，明确诊断，以免延误病情。而腕管综合征是可以预防的。养成正确的手部使用习惯，减少手腕部过度用力，是可以避免该病的发生。"上医治未病"，一名合格的医生在治病救人的同时，也应积极承担社会责任，科普医学知识，帮助患者避免疾病的发生。

4.腕前结构的排列 通过屈肌支持带浅层的结构，由桡侧至尺侧依此是桡动脉及其伴行的静脉→桡侧腕屈肌腱→掌长肌腱→尺侧腕屈肌腱 →尺动脉及其伴行的静脉→尺神经。通过屈肌支持带深层的结构即是通过腕管的结构，有指浅、指深屈肌腱和拇长屈肌腱等9条肌腱和1条正中神经。

（二）腕后区

1.表面解剖 在腕背部可触及桡骨背侧结节，又称Lister结节。当桡骨下端骨折需要作髓内针固定时，此结节可作为进针标志。解剖学"鼻烟壶"：位于腕和手背桡侧。其桡侧界为拇长展肌腱和拇短伸肌腱，尺侧为拇长伸肌腱，近侧界为桡骨茎突。窝底由手舟骨和大多角骨组成，在此处可摸到桡动脉的搏动。舟骨骨折时，"鼻烟壶"可因肿胀而消失，且可有压痛。此处也是切开拇伸肌腱鞘、结扎桡动脉的合理途径。

2.深层结构 伸肌支持带（extensor retinaculum）：由腕背部深筋膜增厚形成，又名腕背侧韧带（dorsal carpal ligament），其内侧附于尺骨茎突和三角骨，外侧附于桡骨。伸肌支

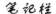

持带向深方发出 5 个纤维隔,附于尺、桡骨的背面,将腕后区分成 6 个骨纤维性管道,9 块前臂后群肌的肌腱及腱鞘在管内通过。

二、手掌

手掌(plam of hand)是腕和手的过渡区,略呈四边形,中央微凹。手掌对应手背,因第 2~4 指根部由指蹼相连,面积略大于手背。

(一)浅层结构

皮肤厚而坚韧,汗腺丰富无皮脂腺。尺神经掌支分布于小鱼际皮肤、正中神经掌支分布于手掌中部鱼际皮肤,掌短肌固定掌浅筋膜。

(二)深层结构

1. 深筋膜 浅层覆盖于鱼际肌、小鱼际肌和掌心指屈肌腱的浅面,分为鱼际筋膜(thenar fascia)、小鱼际筋膜(hypothenar fascia)和掌腱膜(palmar aponeurosis)。在掌骨头处,掌腱膜深层的横行纤维与其向远端发出的 4 束纵行纤维之间,围成 3 个纤维间隙,称指蹼间隙。内含大量脂肪和从手掌到手指的血管、神经,是手掌、手背和手指三者之间互相交通的渠道。深筋膜深层:包括骨间掌侧筋膜(palmar interosseous fascia)和拇收肌筋膜,较浅层薄弱。骨间掌侧筋膜覆盖于骨间掌侧肌和掌骨的表面,位于诸指深屈肌腱的深方。骨间掌侧筋膜在第 3 掌骨前面向桡侧分出一部分,覆盖在拇收肌表面,称拇收肌筋膜。

2. 骨筋膜鞘 从掌腱膜的外侧缘发出掌外侧肌间隔(lateral intermuscular septum of palm),向深层附于第 1 掌骨。从掌腱膜的内侧缘发出掌内侧肌间隔(medial intermuscular septum of palm),向深部附于第 5 掌骨。如此,在手掌形成 3 个骨筋膜鞘,即外侧鞘、中间鞘和内侧鞘。

(1)外侧骨筋膜鞘:又名鱼际鞘,位于掌外侧肌间隔的外侧。由鱼际筋膜、掌外侧肌间隔和第 1 掌骨围成。内有除拇收肌以外的鱼际诸肌,拇长屈肌腱及腱鞘,以及至拇指的血管、神经等。

(2)中间骨筋膜鞘:又名掌中间鞘,位于掌内、外侧肌间隔之间。由掌腱膜,掌内、外侧肌间隔,骨间掌侧筋膜内侧半及拇收肌筋膜共同围成。其内有指浅、深屈肌的 8 条肌腱、4 块蚓状肌、屈肌总腱鞘、掌浅弓及其分支和神经等。

(3)内侧骨筋膜鞘:又名小鱼际鞘,位于掌内侧肌间隔的内侧。由小鱼际筋膜、掌内侧肌间隔和第 5 掌骨围成。其内有除掌短肌外的小鱼际肌和至小指的血管、神经等。

除上述 3 个骨筋膜鞘外,在中间鞘的后方外侧半还有拇收肌鞘(compartment of abductor pollicis),由拇收肌筋膜、骨间掌侧筋膜、第 1 掌骨和第 3 掌骨共同围成,内容拇收肌。拇收肌与骨间掌侧筋膜之间有潜在的腔隙,称拇收肌后间隙(posterior space of abductor pollicis)。

3. 筋膜间隙 位于中间鞘内,包括外侧的鱼际间隙和内侧的掌中间隙。两间隙被掌中隔分开。掌中隔(midpalmar septum)是连结于掌腱膜与骨间掌侧筋膜之间的纤维组织。

(1)掌中间隙(midpalmar space):位于中间鞘内侧半的深方。前界为中指、环指和小指屈肌腱、第 2~4 蚓状肌和手掌的血管、神经,后界为掌中隔后部,第 3、4 掌骨,骨间肌及其前面的骨间掌侧筋膜,内侧界为内侧肌间隔,外侧界为掌中隔。掌中间隙向远侧沿第 2~4 蚓状肌鞘与 2~4 指蹼间隙相通,进而可通向手背。掌中间隙的近侧达屈肌总腱鞘的深面,可经腕管与前臂屈肌后间隙相交通。此间隙有感染时,可经上述渠道蔓延。

(2)鱼际间隙(thenar space):位于中间鞘外侧半深方。前界为掌中隔前部、示指屈肌腱、第1蚓状肌及手掌的血管、神经;后界为拇收肌筋膜;外侧界为拇长屈肌及其腱鞘;内侧界为掌中隔后部。鱼际间隙向远端经第1指蹼间隙通向示指背侧,其近端为盲端。

4.手肌　有3群,外侧群包括拇短展肌、拇短屈肌、拇对掌肌和拇收肌。中间群包括蚓状肌、骨间掌侧肌和骨间背侧肌。内侧群包括小指展肌、小指短屈肌和小指对掌肌。

5.血管　手的血液供应来自桡动脉和尺动脉的分支,两动脉的分支彼此吻合成掌浅弓(superficial palmar arch)和掌深弓(deep palmar arch)。掌浅弓由尺动脉终支和桡动脉的掌浅支吻合而成(图7-13)。该弓位于掌腱膜和掌短肌的深方,指屈肌腱,蚓状肌和正中神经及尺神经各分支的浅面。它发出3条指掌侧总动脉(common palmar digital artery)和1条小指尺掌侧动脉(ulnar palmar artery of digitus minimus)。掌深弓由桡动脉终支和尺动脉的掌深支吻合而成。该弓位于掌骨和骨间肌的浅面,指屈肌腱和屈肌总腱鞘的深面。掌深弓的位置高于掌浅弓1~2 cm,由弓的凸侧向远侧发出3条掌心动脉(palmar metacarpal artery)分别与相应的指掌侧总动脉吻合。掌浅弓和掌深弓保证手在抓握时血液供应的流畅。

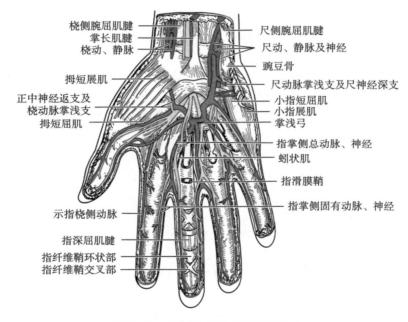

桡侧腕屈肌腱
掌长肌腱
桡动、静脉
　　　　　　　　　　　　　尺侧腕屈肌腱
　　　　　　　　　　　　　尺动、静脉及神经
　　　　　　　　　　　　　豌豆骨
拇短展肌
正中神经返支及
桡动脉掌浅支
拇短屈肌
　　　　　　　　　　　　　尺动脉掌浅支及尺神经深支
　　　　　　　　　　　　　小指短屈肌
　　　　　　　　　　　　　小指展肌
　　　　　　　　　　　　　掌浅弓
　　　　　　　　　　　　　指掌侧总动脉、神经
　　　　　　　　　　　　　蚓状肌
　　　　　　　　　　　　　指滑膜鞘
　　　　　　　　　　　　　指掌侧固有动脉、神经
示指桡侧动脉
指深屈肌腱
指纤维鞘环状部
指纤维鞘交叉部

图7-13　掌浅弓、正中神经及其分支

6.神经　手掌面有尺神经(ulnar nerve)、正中神经(median nerve)及其分支分布。尺神经主干经屈肌支持带的浅面,尺动脉的尺侧下行进入手掌,分为浅、深两支。浅支发出分支至掌短肌,并在该肌深面又分为指掌侧固有神经(proper palmar digital nerve)和指掌侧总神经(common palmar digital nerve)分布于小指掌面尺侧缘和小指、环指相对缘的皮肤。深支主要为肌支,与尺动脉的掌深支伴行,行于掌深弓的近侧,发出分支至小鱼际诸肌、骨间肌,第3、4蚓状肌,拇收肌和拇短屈肌。正中神经经腕管进入掌,在屈肌支持带的深方发出3支指掌侧总神经,行于掌浅弓的深面。每条又各分为2条指掌侧固有神经,分布于拇指、示指、中指和环指相对缘的皮肤,并分支至第1~2蚓状肌。返支是由第

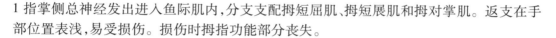

1 指掌侧总神经发出进入鱼际肌内,分支支配拇短屈肌、拇短展肌和拇对掌肌。返支在手部位置表浅,易受损伤。损伤时拇指功能部分丧失。

三、手背

手背(dorsum of hand):为掌骨与腕骨背面的部位,对应手掌,但面积略小于手掌。

(一)浅层结构

浅筋膜内浅静脉吻合形成手背静脉网(dorsal venous rete of hand)。手背静脉网的桡侧半形成头静脉,尺侧半形成贵要静脉。手背的淋巴回流与静脉相似,也形成丰富的淋巴管网。手掌远端的浅淋巴管网在指蹼间隙处流向手背淋巴管网,因此,当手部有感染时,手背较手掌肿胀明显。手背的皮神经主要有桡神经浅支、尺神经手背支。

(二)深层结构

1. 手背筋膜　手背部的深筋膜,分浅、深两层。浅层是腕后区伸肌支持带的延续,深层为骨间背侧筋膜。指伸肌腱与手背筋膜的浅层结合形成手背腱膜(dorsal aponeurosis of hand)。腱膜的两侧分别附于第 2 掌骨和第 5 掌骨。骨间背侧筋膜为手背筋膜深层,在掌骨近端以纤维隔与手背腱膜相连结,远端在指蹼处手背筋膜的两层相结合。

2. 筋膜间隙　由于手背的筋膜在掌骨的近、远端彼此结合,因此在浅筋膜、手背筋膜和骨间背侧筋膜之间形成 2 个筋膜间隙。手背皮下间隙(dorsal subcutaneous space):为浅筋膜与手背腱膜之间的间隙。腱膜下间隙(subaponeurotic space):为手背腱膜与骨间背侧筋膜之间的间隙。上述 2 个间隙均比较疏松,且常有交通。因此,当手背有感染时,炎症可互相扩散,致使整个手背肿胀。

3. 指伸肌腱(tendon of extensor digitorum)　在手背有 4 条,分别走向第 2～5 指,越过掌骨头后向两侧扩展,包绕掌骨头和近节指骨背面形成指背腱膜,又称腱帽。

四、手指

(一)指髓间隙

指髓间隙(pulp space)又称指髓(pulp of finger),是位于远节指骨的骨膜与皮肤之间的密闭间隙,约占其远侧的 4/5 部。在指远侧横纹处,有纤维隔连于指深屈肌腱末端和皮下,形成指髓的近侧边界,其两侧、前面和末端均被坚韧的皮肤封闭。指髓内有许多纤维束或隔连于皮肤与骨膜之间,将指腹的脂肪分成许多小叶,内有血管和神经末梢。当指髓感染时,由于肿胀,指髓间隙内压力升高,压迫神经末梢和血管,引起剧烈疼痛,应及时从指端侧方切开减压,以免指骨坏死。切开时必须切断纤维隔,直达骨膜,才能保证引流通畅(图 7-14)。

(二)手指的血管和神经

各手指均有 2 条指掌侧固有动脉和两条指背动脉,并与同名神经伴行。指掌侧固有动脉行于各指的两侧面,在指端相吻合。指背动脉较短小,仅达近侧指关节,行于各指两侧面。手指的静脉主要位于手指背侧。浅淋巴管与指腱鞘、指骨骨膜的淋巴管相交通,一旦有感染可互相蔓延。

(三)指腱鞘

指腱鞘(tendinous sheath of finger)包绕指浅、深屈肌腱,由腱纤维鞘和腱滑膜鞘 2 个部分构成。

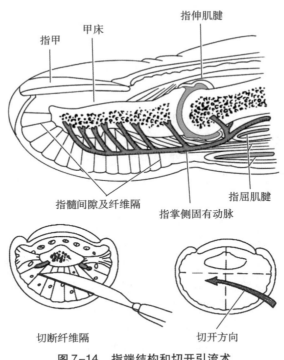

图7-14　指端结构和切开引流术

1. **腱纤维鞘**（tendinous fibrous sheath）　手指深筋膜增厚,附着于指骨及关节囊的两侧,形成一骨纤维性管道,对肌腱起约束、支持和滑车作用,并增强肌拉力。

2. **腱滑膜鞘**（tendinous synovial sheath）　位于腱纤维鞘内,为包绕肌腱的双层管状结构。此鞘由滑膜构成,分脏、壁两层。脏层包绕肌腱表面,壁层贴附于腱纤维鞘的内面和骨面。腱滑膜鞘的两端封闭,从骨面移行到肌腱的双层滑膜称为腱系膜（mesotendon）或腱纽（vincula tendinum）,内有出入肌腱的血管和神经。拇指与小指的滑膜鞘分别与手掌的桡侧和尺侧囊相连续,第2~4指的滑膜鞘从远节指骨底向近侧延伸,直达掌指关节处。

第七节　肱骨干骨折合并桡神经损伤的临床与解剖案例

一、典型病例

小李,32岁,左上臂被重物砸伤2小时,随后出现左上臂疼痛、肿胀和活动障碍,路人拨打120将其送往医院。急诊科医生查体发现患者左上臂肿胀、畸形,压痛、皮温稍高,肘关节屈伸活动受限,左上臂较对侧稍有短缩;尺桡动脉搏动可触及,腕关节、各掌指关节背伸受限呈"垂腕"畸形,手背桡侧皮肤感觉减退。综合外伤病史及查体考虑:左肱骨骨折并桡神经损伤。让其做X射线检查,提示左侧肱骨中下段骨折。X射线片显示:肱骨中下1/3螺旋形骨折。随后小李转入骨科接受治疗,征得患者和家属同意,完善相关检查并确定手术方案后,医生为小李做了"肱骨骨折切开复位内固定、桡神经探查松解术"。术后复查 X 射线片显示：骨折端复位后对线、对位良好。但小李"垂腕"畸形、各手指掌指关节不能背伸，前臂旋后障碍，手背桡侧皮肤感觉减退仍存在。故术后对患者除进行预防感染、镇痛、活血消肿等治疗外，还需要进行营养神经药物治疗。

图 7-15 是小李术前、术后的 X 射线片以及左手的垂腕畸形。

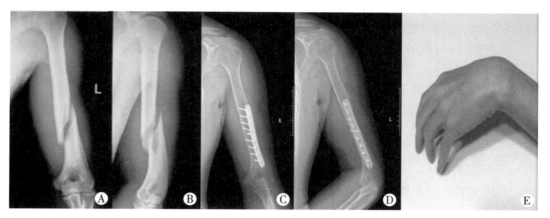

A. 手术前 X 射线片；B. 手术前 X 射线片；C. 手术后 X 射线片；D. 手术后 X 射线片；E. 垂腕手型。

图 7-15　患者的 X 射线片和"垂腕"畸形的手型

二、肱骨骨折导致"垂腕"畸形的原因

肱骨为长管状骨，较坚强。其骨折可由直接暴力如碰撞、打击、重物压砸所致，这时骨折形态多为横形、短斜形、粉碎性甚至多段骨折，间接暴力如跌倒时手或肘撑地所致骨折长导致楔形骨折；而扭转应力如扳手腕、战士投弹所致骨折多为长斜形或螺旋形骨折。

骨折端的移位情况，主要是因为：①受伤时外界暴力的性质、大小和作用方向；②受伤肢体肌肉牵拉、肢体本身重力或者附加重量（如固定用石膏）；③不恰当的搬运或治疗不当，如过度牵引所致分离移位。对于肱骨骨折端的移位，也受到以上三种因素的影响，但肌肉牵拉对骨折端移位影响比较大。如骨折发生在三角肌止点上方时，骨折近端受胸大肌、背阔肌、大圆肌的牵拉向内侧移位，而骨折远端受三角肌牵拉向外上移位；如骨折位于三角肌止点下方，骨折近端同时受三角肌、胸大肌作用，往往处于中立位或轻度外展位，而骨折远端受肱二头肌、肱三头肌、喙肱肌牵拉向上移位，使骨折端重叠、短缩；肱骨远端骨折常受重力影响而出现向前成角及远折端的内旋畸形。

在肱骨中下段，桡神经由肱骨后侧绕行至外侧和前侧，此处发生骨折桡神经极易被骨折移位所牵拉导致损伤，桡神经甚至被骨折端挤压损伤，但完全断裂者较罕见。桡神经损伤的临床表现主要表现及机制：由于伸腕、伸拇、伸指肌瘫痪，呈"垂腕"畸形；由于旋后肌瘫痪，前臂呈旋前畸形；手背桡侧半、前臂背侧及虎口背侧感觉减退或消失。

三、骨折合并神经损伤的治疗

骨折的治疗原则为：复位、固定、功能锻炼。

根据不同的情况选择复位方式，本病人合并桡神经损伤，一般多为骨折端牵拉、挤压所致，手法复位可能会进一步加重损伤。我们复习一下骨折切开复位的手术指征：①骨折端之间有肌或肌腱等软组织嵌入，手法复位失败；②关节内骨折，手法复位后对位不良，将影响关节功能者；③手法复位未能达到功能复位的标准，将严重影响患肢功能者；

④骨折并发主要血管、神经损伤,修复血管,神经的同时,宜行骨折切开复位;⑤多处骨折,为便于护理和治疗,防止并发症,可选择适当的部位行切开复位;⑥骨折畸形愈合或不愈合者。综上,我们对病人进行切开复位内固定,并进行桡神经的探查、松解。

固定物的选择:病人切开复位,无皮肤软组织缺损,手术切开一期闭合,外固定方式(包括石膏、夹板、肢具、牵引、外固定架)不适合;对于内固定,我们术中要显露骨折端及桡神经,更为微创的髓内固定方式不适合;故我们选择普通接骨板固定。

功能锻炼:骨折后肢体功能的恢复必须通过患者的自主锻炼才能取得,任何治疗都无法替代自主锻炼。骨折固定后 2 周内,组织水肿逐渐消退,此时主要进行肌肉的等长收缩以促使肿胀消退、减少肌肉萎缩;本病人合并"垂腕",还要对其进行腕关节背伸的被动活动锻炼。2 周后逐渐增加肘关节、肩关节、腕关节的主动活动,对于神经损伤,除营养神经治疗外,可配合电刺激、针灸等治疗促进神经损伤的恢复。

四、常见哪些骨折合并周围神经损伤

临床上骨折合并周围神经损伤较为常见,不管是受伤机制,还是临床治疗,都非常依赖局部的解剖学基础,在此一并叙述。

1. 肱骨髁上骨折合并正中神经损伤　在发生伸直型肱骨髁上骨折时,骨折近端向前下移位,而正中神经此时已经由上臂内侧走行至肘关节前方,这是正中神经容易受伤的解剖基础。正中神经损伤后会引起旋前圆肌,桡侧腕屈肌,拇指、示指、中指的指深屈肌,第1、2蚓状肌,除拇收肌外其他的大鱼际肌瘫痪导致拇指对掌障碍,手部的拇指、示指、中指及环指的一半感觉障碍,临床表现为"猿掌"畸形。

2. 肱骨内侧髁骨折合并尺神经损伤　尺神经在肘关节内侧尺神经沟位置表浅,肱骨内侧髁骨折时可由直接外伤或者骨折块压迫导致尺神经损伤。肘部尺神经损伤后,手的尺侧、小指全部、环指尺侧感觉均消失。尺侧腕屈肌和指深屈肌尺侧半瘫痪、萎缩,不能向尺侧屈腕及屈环小指远侧指关节。手内肌广泛瘫痪,小鱼际、骨间肌及第3、4蚓状肌、拇内收肌及屈拇短肌内侧头均瘫痪。临床表现为"爪形手"畸形,夹纸试验阳性、Fromant征阳性。

3. 股骨髁上骨折合并坐骨神经损伤　股骨髁上骨折时,骨折远端由于腓肠肌的牵拉向后方移位成角,骨折端容易刺伤腘血管及坐骨神经。股骨髁上骨折引起坐骨神经损伤后,导致小腿和足部所有肌肉全部瘫痪,踝关节与足趾运动功能完全丧失,呈足下垂。小腿后外侧和足部感觉丧失,足部出现神经营养性改变。由于股四头肌健全,膝关节呈伸直状态,行走时呈"跨越步态"。

4. 腓骨头骨折合并腓总神经损伤　腓总神经在腘窝上外缘经股二头肌内缘下行,至腓骨头后方并绕过腓骨颈,此处位置表浅,且与骨膜紧贴,故腓骨颈骨折时可受累及。腓总神经损伤后表现为小腿前外侧伸肌麻痹,出现足背屈、外翻功能障碍,呈足下垂畸形。以及伸拇、伸趾功能丧失,呈屈曲状态,和小腿前外侧和足背前、内侧感觉障碍。

第八节 上肢解剖实验操作要点

一、解剖胸前腋区

(一)皮肤切口

尸体仰卧,尽量将上肢外展,为避免损伤深层结构,注意切口深度。

1. 胸前正中切口　自胸骨柄上缘沿前正中线切至剑突。

2. 胸上界切口　自正中切口上端向外沿锁骨切至肩峰。

3. 胸下界切口　自正中切口下端向外下沿肋弓切至腋后线。

4. 胸部斜切口　自正中切口下端向外上切至乳晕,绕乳晕作环状切口(女性尸体绕乳腺作环状切口),继续向外上切至腋前襞上部,在此转折沿臂内侧面向下切至臂上、中1/3交界处,然后转折向外,环切臂部皮肤至臂外侧缘。

(二)解剖浅层结构

1. 剥离皮片　提起上述切口的皮缘,剥离皮肤,将上内、下外两块皮片翻向外侧,上内侧皮片翻至臂外侧,下外侧皮片翻至腋后线。保留皮下组织。

2. 解剖女性乳房　修去乳房表面的脂肪,清理出乳腺叶的轮廓,剥除乳晕部剩余的皮肤,以乳头为中心,用刀尖做放射状划开,仔细剥出输乳管,追踪至乳腺叶。在乳头处,观察输乳管窦。将乳房从胸大肌表面剥离。

3. 解剖肋间神经前皮支　沿前正中线切开浅筋膜,逐渐向外剥离,在胸骨外侧缘的肋间隙内寻找肋间神经前皮支和胸廓内动脉的穿支。

4. 解剖肋间神经外侧皮支　沿腋前线附近,胸大肌下缘稍后方切开浅筋膜,向内侧剥离,在肋间隙寻找外侧皮支和肋间后动脉的分支。第2肋间神经外侧皮支粗大且长,向外侧可达臂内侧皮肤,称为肋间臂神经。

(三)解剖深层结构

1. 观察深筋膜(胸肌筋膜和腋筋膜)　除去所有的浅筋膜,显露出胸肌筋膜浅层,覆盖胸大肌和前锯肌,至腋底则为腋筋膜。

2. 寻找头静脉　沿三角肌胸大肌间沟切开深筋膜,找到头静脉,并向近侧修洁至锁骨下窝处。

3. 暴露并切开胸大肌　清除胸大肌表面的深筋膜,显露出胸大肌的境界,观察其形态、起止和纤维方向。紧贴胸大肌锁骨起点下方,并沿该肌距胸骨和肋软骨起点外侧2 cm处弧形切断该肌,小心翻向止点,显露出胸小肌和胸小肌上方的锁胸筋膜。观察进入胸大肌的胸肩峰血管和胸内、外侧神经,观察后在近胸大肌处切断这些血管和神经,将胸大肌充分掀向外侧至其止点处。

4. 解剖胸小肌上、下结构,切断胸小肌,打开腋前壁

(1)在胸小肌上方剥离并去掉锁胸筋膜,保留穿过锁胸筋膜的胸肩峰动脉胸肌支和胸外侧神经以及头静脉。

(2)在胸小肌下缘,在前锯肌表面找出胸外侧动脉及伴行静脉,追踪胸外侧动脉至腋动脉起始处。

(3)观察胸肌淋巴结,该组淋巴结沿胸外侧血管排列,观察后予以切除。

（4）切断胸小肌，在近起点处切断胸小肌并向外上翻起，注意寻找进入该肌的胸内侧神经及伴行血管，观察后切断。打开腋前壁，观察腋窝疏松结缔组织和腋鞘。

5. 以喙肱肌为标志解剖腋窝外侧壁的有关血管神经

（1）将臂外展90°，细心清除臂筋膜及深面疏松结缔组织，观察位于其内的腋淋巴结中央群，观察后清除。

（2）小心除去腋窝外侧壁的疏松结缔组织，寻找腋淋巴结外侧群，切开腋鞘（包绕腋血管、神经束的深筋膜）并除去伴行的腋淋巴结外侧群。

（3）修洁喙肱肌和肱二头肌短头及穿入该肌的肌皮神经，由此追寻出臂丛外侧束。

（4）找出正中神经，它由内、外侧根合成。

（5）由正中神经内侧根追寻出起于臂丛内侧束的前臂内侧皮神经和后方的尺神经，臂内侧皮神经也由内侧束发出，居腋静脉之后方。

（6）腋动脉位于正中神经两根之间，外侧束和内侧束分别位于腋动脉外侧和内侧。

（7）解剖腋动脉分支，观察并切断腋静脉的各属支，保留腋静脉主干。如较大属支，可先结扎，再切断。观察腋动脉的分段，修洁各段分支。腋动脉是锁骨下动脉的延续，二者以第一肋外侧缘为界。腋动脉分3段：第1段在胸小肌上方，主要发出胸上动脉；第2段在胸小肌掩盖下，发出胸外侧动脉和胸肩峰动脉；第3段在胸小肌下方至大圆肌下缘，发出肩胛下动脉、旋肱前动脉和旋肱后动脉。

6. 解剖腋窝后壁

（1）提起腋动脉，找出发自后束最大的神经——桡神经，观察其至臂后部进入肱骨肌管。

（2）于腋动脉后方清理出腋神经和旋肱后动脉，向后追踪此二结构穿四边孔。

（3）在肩胛下肌和大圆肌表面分离出肩胛下动脉及其分支旋肩胛动脉和胸背动脉，追踪旋肩胛动脉向后穿三边孔；胸背动脉行于背阔肌表面，与胸背神经伴行进入该肌。

（4）在腋后壁的上部找出肩胛下神经的上支，分布于肩胛下肌；在肩胛下动脉的后方寻找肩胛下神经的下支，追踪至大圆肌。

（5）清理腋后壁的疏松结缔组织，在肩胛下动脉附近找到肩胛下淋巴结，观察后清除。

7. 解剖腋窝内侧壁的结构　清理前锯肌，在胸大肌下缘可见胸外侧动脉，在该血管后方找出沿前锯肌表面下降的胸长神经。

8. 解剖腋窝顶部　在腋静脉的近端，即腋窝顶寻找尖淋巴结群，观察后修洁、保留。

二、解剖臂前区

（一）切口

上肢平置外展，掌面向上，皮肤切口尽量浅，勿伤及深方结构，具体切口如下：①在肱骨内、外上髁水平作一横切口；②沿横切口中点向上、向下各作一纵切口，向上与胸前腋区切口交会，向下切至腕部；③在腕部于腕横纹处作一横切口。

（二）层次解剖

1. 解剖浅层结构

（1）寻找头静脉及前臂外侧皮神经：沿三角肌胸大肌间沟向下追踪已解剖出的头静脉修洁至腕部，保留头静脉，除去臂前部的浅筋膜。在肘部前面，肱二头肌腱外侧，寻找从深筋膜穿出的前臂外侧皮神经，也向下追踪至腕部，观察其与头静脉的伴行关系。

（2）寻找贵要静脉及前臂内侧皮神经：在肱二头肌内侧沟中部找出贵要静脉，向上追踪至臂中部穿入深筋膜，向下追踪至腕前部。在臂上部已剖出的前臂内侧皮神经，向下追踪至腕前区，二者伴行向下。

（3）寻找肘正中静脉：在肘前浅筋膜内寻找连接头静脉和贵要静脉之间的肘正中静脉。观察其连接类型后予以切除。

（4）寻找肘浅淋巴结：在肱骨内上髁上方，贵要静脉附近寻找肘浅淋巴结，观察后可切除。

2. **解剖臂部深筋膜** 将臂前区浅筋膜去掉，保留已解剖出的浅静脉和皮神经，显露深筋膜，从臂上部起，沿前面正中线纵行切开深筋膜，在肘前区作一横切口，将臂部深筋膜翻向两侧，观察臂部深筋膜发出的臂内、外侧肌间隔，分离和观察臂肌前群的 3 块肌肉。

3. 观察肱二头肌内、外侧沟及有关血管神经

（1）解剖正中神经：自腋窝向下沿肱二头肌内侧沟向下追踪正中神经，观察它与肱动脉的位置关系。

（2）修洁肱动脉：在大圆肌下缘向下修洁肱动脉及其两侧伴行的肱静脉至肘窝。观察和保留贵要静脉，切除肱静脉的其他属支，保留肱静脉本干。

（3）找出肱动脉分支：①肱深动脉，在臂上部大圆肌腱下缘由肱动脉发出，与它伴行的是桡神经，下行至肱骨后面的肱骨肌管。②尺侧上副动脉，在臂中部，喙肱肌止点平面，找出肱动脉发出的细长的尺侧上副动脉，与其伴行的尺神经穿内侧肌间隔入臂后区。③尺侧下副动脉，在肱骨内上髁上方约 5 cm 处找出尺侧下副动脉；观察其走行；④肌支，尚有至肱二头肌的肌支，观察之。

（4）修洁尺神经：从臂丛内侧束向下追踪之。

（5）修洁肱二头肌外侧沟的结构。

（6）前臂外侧皮神经：清理肱二头肌和喙肱肌，在肱二头肌与肱肌间找出肌皮神经，向下浅出更名为前臂外侧皮神经。

（7）桡神经：在肱肌后方与肱桡肌之间找出桡神经。

三、解剖肘窝及前臂前区

（一）修洁前臂深筋膜

除去浅筋膜，保留已分离出的浅静脉和皮神经，纵行切开前臂深筋膜并向两侧翻起，检查前臂内、外侧肌间隔。在腕前区深筋膜增厚，即腕掌侧韧带，切开翻起后，见深面的屈肌支持带。

（二）解剖肘窝

1. **清理肘窝境界** 肘窝位于肘关节前面，为尖向下三角形凹窝，外侧为肱桡肌，内侧为旋前圆肌，上界为肱骨内、外上髁之间连线。清除窝内脂肪。

2. **解剖肘窝内的结构** 修洁肱二头肌腱，在内侧剖出并修洁肱动脉，于肱动脉内侧修洁正中神经，向下追踪至其穿入旋前圆肌两头之间。

（三）观察前臂前群肌、血管和神经

1. 观察前臂群浅层肌 清理起自肱骨外上髁上方的肱桡肌；清理起自肱骨内上髁的旋前圆肌，以及尺侧腕曲肌、桡侧腕曲肌、掌长肌。

2. 剖查桡侧血管神经束 将肱桡肌拉向外侧，清理桡动脉和桡神经浅支。

3. **剖查尺侧血管神经束**　将尺侧腕屈肌拉向内,找出尺动脉和尺神经,向上、向下追踪。

4. **剖查正中神经**　在旋前圆肌两头之间找出已剖出的正中神经,追踪至指浅屈肌和指深屈肌之间,直至腕前区。

5. **解剖前臂前群深层肌**　将指浅屈肌拉向内侧,观察其深面的拇长屈肌和指深屈肌,在腕上方再分开二肌,观察深面的旋前方肌。

6. **剖查骨间前血管神经束**　在旋前肌尺头深面找出尺神经的分支——骨间总动脉,向外下追踪此动脉,查看它分出骨间前动脉和骨间后动脉。骨间前动脉沿前臂骨的前面下行;骨间后动脉穿前臂骨间膜上缘至前臂后方。在拇长屈肌与指深屈肌间再找出正中神经分支——骨间前神经,观察其与骨间前动脉伴行向下。

四、解剖臂后及前臂后区

(一)切口

尸体呈俯卧位,做以下切口。

(1)接前臂解剖继续向后揭起臂部、前臂皮片。

(2)在肘关节、腕关节分别作一横切口。

(3)剥离皮肤,可将分离的皮肤去掉。

(4)腕部:①斜切口,从腕部背面切至拇指甲根部。②纵切口,从腕部横切口中点至中指甲根部。③横切口,沿掌指关节背侧,从第2指外侧切至第5指内侧。

(二)层次解剖

1. **清理浅筋膜,找出3条皮神经**

(1)在三角肌后缘中点下方找出臂外侧皮神经。

(2)在臂后中部找出臂后皮出皮神经。

(3)在臂后中、下1/3处找出臂后皮神经,除去浅筋膜。

2. **解剖桡神经和肱深动脉**　将深筋膜切开后,修整肱三头肌表面筋膜,在肱三头肌长头与外侧头之间进行钝性分离,找出桡神经和肱深动脉进入肱骨肌的位置,将镊子沿桡神经走行方向深入肱骨肌管,切断肱三头肌,打开肱骨肌管,暴露桡神经和肱深动脉,观察其走行分布。

3. **解剖尺神经**　在肱骨内上髁后方找到尺神经沟并找出尺神经,向上、下进行追踪观察其分支。

4. **解剖前臂背侧深筋膜及伸肌支持带**　纵行切开深筋膜翻向两侧,保留伸肌支持带,显露前臂后群肌。

5. **解剖前臂后群肌**　浅层由桡侧向尺侧分离并观察桡侧腕长伸肌、桡侧腕短伸肌、指伸肌、小指伸肌、尺侧腕伸肌;分开桡侧腕短伸肌和指伸肌,并向两侧牵拉,显露深层的拇长展肌、拇短伸肌和示指伸肌,在指伸肌深面拇长展肌上方找到旋后肌。

6. **解剖骨间后血管神经束**　找出桡神经深支穿旋后肌处,向下追踪,可见其自旋后肌中部穿出,穿出后即为骨间后神经,向下修整至旋后肌下缘,找出骨间后血管,观察它们的位置及走行。

7. **解剖手背浅筋膜,手背静脉网**　找出桡神经浅支,尺神经手背支,暴露伸肌支持带,观察骨纤维管肌腱腱鞘的排列,解剖手背动脉,修剪拇指根部三个长肌腱观察其形成的"鼻烟窝"。

（三）肘部

两侧为肱骨内上髁、肱骨外上髁,后方为尺骨鹰嘴。伸肘时三者呈一直线,屈肘时成一等腰三角形。当肘关节脱位时,这种正常关系会发生改变。

1. 肘关节的构成和特点　肘关节由肱骨头下端和桡骨、尺骨上端构成。肱骨滑车与尺骨滑车切迹构成肱尺关节;肱骨小头与桡骨头关节凹构成肱桡关节;桡骨头环状关节面与尺骨桡切迹构成桡尺近侧关节。各关节面均覆盖一层关节软骨。以上3个关节共同包在一个关节囊内。

关节囊的前壁和后壁薄而松弛,两侧有韧带加强。外侧有桡侧副韧带,内侧有尺侧副韧带。另外桡骨环状韧带包绕桡骨头的环状关节面,将桡骨头紧紧包裹于尺骨桡切迹内。该韧带附着于尺骨桡切迹的前缘和后缘,形成一上口大、下口小的骨纤维环,容纳桡骨头在环内旋转而不轻易脱出。

2. 血液供应和神经支配　肘关节由肱动脉的分支与尺动脉、桡动脉的分支相互吻合形成肘关节网供血。来自肘关节附近的正中神经、尺神经、桡神经和肌皮神经的分支分布于肘关节。

（四）臂后区血管神经束

桡神经血管束由桡神经和肱深血管构成。桡神经在大圆肌下缘与肱骨交角处斜向下外,于肱骨体后方与肱深动脉及两条伴行静脉经肱骨肌管,走行至臂中、下1/3交界处,与肱深动脉前支——桡侧副动脉穿肌间隔达臂前区。后者与桡侧返动脉吻合。肱深动脉后支——中副动脉在臂后区下行,与骨间返动脉吻合,参与构成肘关节网。由于桡神经穿肱骨肌管时,紧贴骨面,故肱骨中段骨折时,易伤及桡神经,致前臂伸肌麻痹,引起腕下垂。尺神经与尺侧上副动脉伴行,在臂中份以下,行于臂内侧肌间隔后方,后经尺神经沟至前臂前区。

（五）前臂后区血管神经束

前臂后区血管神经束由骨间后神经、骨间后动脉、骨间后静脉组成,走行于浅层伸肌和深层伸肌之间。

1. 桡神经深支和骨间后神经　桡神经在肘窝分为浅支和深支。深支向下后,支配桡侧腕长伸肌、桡侧腕短伸肌和旋后肌,随后穿入旋后肌,并在桡骨头下方5~7 cm处穿出该肌,更名为骨间后神经,发出分支支配前臂后群其他肌肉。

2. 骨间后动脉　起自骨间总动脉,经骨间膜近侧缘进入前臂后区,在浅层和深层肌之间伴骨间后神经下行,参与构成肘关节网。并有骨间后静脉伴行。

五、解剖手掌

（一）切口

尸体呈仰卧位。

1. 纵切口　自腕前区横切口的中点至中指末端。
2. 斜切口　自腕前区横切口的中点至拇指末端。
3. 横切口　由第2指根部外侧至第5指根部的内侧。

将手掌、拇指和中指掌侧面皮肤翻开,必要时可分小块切除手掌的皮肤。

（二）层次解剖

1. 解剖浅层结构　从前臂分别追溯前臂外侧皮神经、桡神经浅支、正中神经掌支、尺神经掌支至鱼际、掌心和小鱼际。在小鱼际的浅筋膜中找到尺神经掌支观察掌短肌。在鱼际近端找到桡神经浅支,去除浅筋膜,显露手掌深筋膜浅层和掌腱膜。

2. 解剖掌腱膜和骨筋膜鞘

(1)观察掌腱膜:从屈肌支持带上方提起掌长肌腱,用解剖刀从肌腱深面向远侧剥离掌腱膜,同时切断掌腱膜内、外侧缘发出的掌内、外侧肌间隔,直至指蹼间隙处并切断,将其翻向近侧,注意勿损失其深部结构。

(2)观察3个骨筋膜鞘:掌腱膜深方为掌中间隙;小鱼际筋膜深方为内侧鞘;鱼际筋膜深方为外侧鞘。探查内、外侧鞘和中间鞘,清除小鱼际筋膜和鱼际筋膜,显露手内肌。

3. 解剖尺神经、尺动脉及其分支

(1)解剖尺动脉及其分支:在豌豆骨桡侧,切除腕掌侧韧带。打开腕尺侧管,修洁管内走行的尺动脉和尺静脉,向远侧追踪尺动脉,在管内找出其掌深支。继续解剖探查尺动脉末端和桡动脉掌浅支吻合成的掌浅弓,修洁由弓发出的3条指掌侧总动脉至指蹼。

(2)解剖尺神经及其分支:在腕尺侧管内,可见尺神经在豌豆骨和钩骨之间分为浅、深支。向下分离尺神经浅支,追踪观察其分支走行与分布。

4. 解剖正中神经及其分支

(1)解剖腕管:修洁屈肌支持带,将其纵行切开并做部分切除。分离腕管内的屈肌肌腱、屈肌腱鞘和正中神经。

(2)解剖正中神经:从腕管向远侧修洁正中神经,找出正中神经的返支,追踪至鱼际肌。向远侧追踪正中神经的3条指掌侧总神经至指蹼间隙,并观察其同名动、静脉的走行。

5. 解剖屈肌腱鞘 在腕管内纵行剪开屈肌总腱鞘,向远侧探查它与指滑膜鞘的关系,观察指浅、深屈肌鞘之间的位置关系。切开拇长屈肌腱鞘,观察其与拇指腱滑膜鞘的交通。

6. 解剖掌深层结构

(1)解剖鱼际肌:在鱼际肌内侧缘找出桡动脉的掌浅支,再次确认正中神经的返支。观察鱼际肌浅层的2块肌:拇短屈肌和拇短展肌。切断两肌,辨认其深面2块肌(拇对掌肌和拇收肌)和拇长屈肌腱。

(2)解剖小鱼际肌:辨认浅层3块肌(掌短肌、小指展肌和小指短屈肌)。寻找尺神经深支和尺动脉的掌深支。横断小指展肌,观察小指对掌肌。

(3)解剖蚓状肌:分离指浅屈肌和指深屈肌的肌腱,查看蚓状肌的起始和走行。

(4)解剖指蹼间隙:除去各指蹼间隙内的脂肪。修洁各指掌总动脉和总神经的末端,观察它们的分支分布。修洁蚓状肌腱。探查该间隙交通。

(5)探查手掌的筋膜间隙:将手指微屈,用镊子提起示指屈肌腱和第1蚓状肌,观察其深面的鱼际间隙,挑起第3、4、5指屈肌腱及第2、3、4蚓状肌,观察它们深方的掌中间隙,并向近侧探查其交通。

(6)解剖观察掌深弓和尺神经深支:向桡侧拉开各指屈肌腱及蚓状肌(或在腕管近端切断各腱),除去其深方的疏松结缔组织和骨间掌侧筋膜。循尺神经深支和尺动脉的掌深支向桡侧继续追踪,观察尺动脉的掌深支和桡动脉末端吻合成的掌深弓。修洁掌深弓及其凸侧发出的3条掌心动脉,观察与掌深弓伴行的尺神经深支及其分支。

(7)解剖观察拇主要动脉和桡动脉:沿掌深弓继续向桡侧追踪,可看到桡动脉发出的拇主要动脉,向前追查其3条分支至拇指两侧缘和示指桡侧缘。修洁拇收肌,将其横头的肌束切开,寻找从手背穿过第1掌骨间隙进入手掌的桡动脉。

7. 解剖手指掌侧面 从指蹼间隙处向远端修洁指掌侧固有神经和血管,观察其位置。除去浅筋膜,显露手指掌侧面的腱纤维鞘。纵行切开腱纤维鞘,观察指浅、深屈肌肌腱的位置关系及其终止部位。观察腱滑膜鞘的结构。

第九节　社会实践

临床专家进行讲座。

（帖红艳　徐玉生　毕方刚　韩　钰　茹靖涛）

第八章

下　肢

知识目标

（1）掌握：下肢的境界与分区及重要体表标志。梨状肌上、下孔结构。肌腔隙和血管腔隙内容。股管和收肌管的组成、位置及管内结构。股三角的境界及其内容。坐骨神经的走行位置、分布情况。膝部的境界与分区。腘窝的境界及其内容。小腿伸肌上支持带与伸肌下支持带的位置及其深面通过的肌腱情况。腓总神经分支的部位行走位置及分布。胫神经走行位置与血管的关系，分支与分布。掌握踝管的定义及临床意义。

（2）了解：下肢的测量、对比关系、下肢力线。臀肌、梨状肌的起止。下肢的浅静脉和主要皮神经的分布情况。深筋膜的特点。股神经、股动脉在股三角内的分支与分布情况。腘动脉发出的 5 个关节支。小腿部、踝与足的境界与分区。

能力目标

（1）通过学习下肢解剖及临床病例，提升学生提出问题、分析问题、解决问题的能力和培养临床思维。

（2）通过下肢实验操作课培养学生胆大心细，精益求精的动手操作能力以及团结合作、沟通交流的能力。

思政目标

（1）求是创新，攀登前沿：通过下肢解剖结构的学习，了解关节置换术，鼓励同学们了解科学前沿的技术进展。

（2）医学科普，医者使命：通过学习半月板的解剖学和损伤后临床表现，科普宣传科学运动。

（3）珍视生命，关爱患者：通过学习骨筋膜室综合征，提醒同学们学好解剖知识，夯实临床诊断，细心诊疗，关爱患者。

第一节　概　述

下肢（lower limb）除了具有行走和运动的功能外，还可以使身体直立并支持体重。故下肢的骨骼比上肢的粗大，骨连接的形式较上肢复杂，稳固性大于灵活性；下肢的肌亦较上肢发达。

一、境界与分区

下肢与躯干部直接相连。前方以腹股沟与腹部为界；后方以髂嵴与腰、骶部分界。两下肢上端内侧为会阴部。下肢可分为臀、股、膝、小腿、踝和足部。

二、表面解剖

（一）体表标志

髂嵴、髂前上棘、髂后上棘、髂结节、坐骨结节、股骨大转子、耻骨结节、耻骨联合上缘、髌骨、髌韧带、股骨粗隆、股骨内、外侧髁、胫骨内、外侧髁、股骨内、外上髁、收肌结节、股二头肌腱（外侧）、半腱、半膜肌腱（内侧）、腓骨头、腓骨颈、内踝、外踝、跟腱、跟结节、舟骨粗隆和第5跖骨粗隆均可触及。详细内容可在《系统解剖学》运动系统章节复习。

（二）对比关系

1. Nelaton 线　侧卧，髋关节屈 90°～120°，自坐骨结节至髂前上棘的连线，正常情况下恰通过股骨大转子尖。如髋关节脱位或股骨颈骨折时，大转子尖可向此线上方移位。

2. Kaplan 点　卧仰位，两下肢并拢伸直，两髂前上棘处于同一水平面。由两侧大转子尖过同侧髂前上棘作延长线，正常情况下两侧延长线相交于脐或脐以上，相交点称 Kapan 点。髋关节脱位或股骨颈骨折时，此点偏移至脐下并偏向健侧。

（三）颈干角和股外翻角

1. 颈干角　股骨颈与股骨体长轴之间向内的夹角称颈干角。正常成人约 127°（125°～130°）。若大于此角，为髋外翻；小于此角者为髋内翻（图 8-1）。

2. 膝外翻角　经过股骨体长轴的股骨轴线与胫骨长轴的轴线在膝关节处相交形成向外的夹角，正常约为 170°，其补角叫膝外翻角，男性者略小于女性。若外侧夹角<170° 为膝外翻（"X"型腿），>170° 为膝内翻，呈"O"型腿或"弓形腿"（图 8-2）。

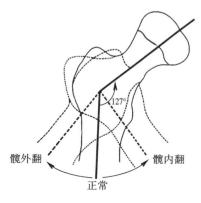

图 8-1　股骨颈干角

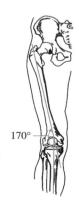

图 8-2　膝外翻角

（四）体表投影

1. 臀上动、静脉与神经　髂后上棘与股骨大转子尖连线中、内 1/3 交点即为臀上动脉、静脉和神经出盆点（梨状肌上孔）之投影。

2. 臀下动、静脉与神经　自髂后上棘至坐骨结节连线的中点为臀下动、静脉和神经出盆点的投影。

3. 坐骨神经　坐骨神经出盆点在髂后上棘至坐骨结节连线中点外侧 2～3 cm 处。坐骨神经干在臀部和股后部的投影位置为股骨大转子与坐骨结节连线的中、内 1/3 交点至股骨内、外侧髁之间的中点之连线。

4. 股动脉　大腿微屈并外展、外旋时，由髂前上棘至耻骨联合连线的中点至收肌结节连线的上 2/3 段。

5. 腘动脉　股后面中、下 1/3 交界线，与股后正中线交点内侧约 2.5 cm 处至腘窝中点连线为腘动脉斜行段投影。腘窝中点至腘窝下角连线为垂直段投影。

6. 胫前动脉　为腓骨头到胫骨粗隆连线的中点与内、外踝前面连线中点的连线。

7. 胫后动脉　腘窝下角至内踝、跟腱内缘之中点的连线。

8. 足背动脉　内、外踝经足背连线的中点至第 1、2 跖骨底之间（即第 1 跖骨底外缘）的连线。

第二节　臀　部

一、境界

臀部为髋骨后外侧面，相当于臀肌表面近似方形的区域。其上界为髂嵴，下界为臀沟，内侧界为骶、尾骨外侧缘、外侧界为髂前上棘至股骨大转子间的连线。

二、浅层结构

臀部的皮肤比较厚，富含皮脂腺和汗腺。浅筋膜比较发达，女性尤为明显，形成致密的脂肪垫。但骶骨后面及髂后上棘附近很薄。故患者长期卧床时，该处附近受压易形成褥疮。臀部皮神经包括臀上皮神经、臀下皮神经和臀内侧皮神经。

三、深层结构

臀部的深层结构包括臀部深筋膜、臀肌、肌间隙和血管、神经。

（一）深筋膜

深筋膜又称臀筋膜，分 2 层包绕臀大肌，臀筋膜外侧移行为阔筋膜，并参与髂胫束的组成。臀筋膜损伤是腰腿痛的病因之一，称臀筋膜综合征。

（二）肌层

臀肌分为 3 层。浅层为臀大肌（gluteus maximus）和阔筋膜张肌（tensor fasciae latae）。臀肌中层自上而下为臀中肌（gluteus medius）、梨状肌、上孖肌、闭孔内肌腱、下孖肌和股方肌（quadratus femoris）。深层有臀小肌和闭孔外肌（gluteus minimus）。

臀肌之间，由于血管神经的穿行或疏松组织的填充，形成许多臀肌间隙，是感染互相蔓延的通道。其中臀大肌深面的间隙较广泛，可沿梨状肌上、下孔与盆内相通，向下内侧借坐骨小孔可通坐骨直肠窝，向下可沿坐骨神经通至大腿后面。

（三）梨状肌上、下孔及其穿行的结构

梨状肌向外穿经坐骨大孔时，与坐骨大孔上、下缘之间各留一间隙，即梨状肌上孔和梨状肌下孔（图 8-3）。

1. 梨状肌上孔　穿经的结构自外向内依次为臀上神经（Superior gluteal nerve），臀上动脉（superior gluteal artery）和臀上静脉（superior gluteal vein）。臀上神经分上、下 2 支，分别支配臀中、小肌和阔筋膜张肌后部。臀上动脉分浅、深 2 支，浅支主要营养臀大肌，深支营养臀中、小肌及髋关节。静脉与动脉伴行。

2. 梨状肌下孔　穿经的结构自外向内依次为坐骨神经（sciatic nerve）、股后皮神经（posterior femoral cutaneous nerve）、臀下神经（inferior gluteal nerve）、臀下动脉（inferior

gluteal artery)、臀下静脉(inferior gluteal vein)、阴部内动脉(internal pudendal artery)、阴部内静脉(internal pudendal vein)和阴部神经(pudendal nerve)。臀下动、静脉主要供应臀大肌。阴部内动、静脉自梨状肌下孔穿出后,越过骶棘韧带入坐骨直肠窝,供应会阴部结构。股后皮神经将伴随坐骨神经下行,顾名思义分布于股后部皮肤。阴部神经伴阴部内动、静脉进入坐骨直肠窝支配会阴部。

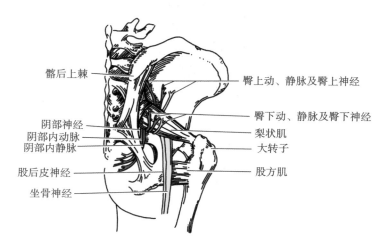

图 8-3　臀部的血管神经

3. **坐骨神经与梨状肌的关系**　两者位置之间关系密切。常见的有以下 2 种类型:①以一总干穿梨状肌下孔者最常见;②其他变异者以坐骨神经在盆内已分为 2 支,胫神经出梨状肌下孔,腓总神经穿经梨状肌肌腹者多见。因坐骨神经与梨状肌关系密切,当梨状肌损伤、出血肿胀时,易压迫坐骨神经,引起腰腿痛,称为梨状肌损伤综合征。

(四)坐骨小孔及其穿行结构

坐骨小孔(lesser sciatic foramen)由骶棘韧带、坐骨小切迹、骶结节韧带围成,其间通过的结构由外向内依次为阴部内动、静脉,阴部神经。这些结构由坐骨小孔进入坐骨直肠窝,分布于会阴部结构。

(五)髋关节及髋周围动脉网

1. **髋关节囊和韧带**　关节囊紧张而坚韧,有许多韧带加强。囊内有髋臼横韧带,股骨头韧带。囊前壁有髂股韧带,囊的前下方有耻股韧带,后部有坐股韧带加强。股骨头及股骨颈前面全部及后面的中、内 2/3 包于关节囊内,股骨颈骨折可分为囊内、囊外和混合性骨折三型。

2. **髋关节血供及神经支配**　营养髋关节的动脉主要来自旋股内侧动脉、旋股外侧动脉、闭孔动脉和股骨滋养动脉。髋关节的神经由坐骨神经的分支和臀上神经,股神经和内侧闭孔神经的分支分布。后两神经也有分支至膝关节,故当髋关节发生病变时,常引起膝关节反射性痛,需加以鉴别。

3. **髋周围动脉网**　髋关节周围有髂内、外动脉及股动脉等的分支分布,通常所称的"臀部十字吻合",位于臀大肌深面,股方肌与大转子附近。十字吻合的两侧分别为旋股内侧动脉及旋股外侧动脉,上部为臀上动脉及臀下动脉,下部为第 1 穿动脉等组成吻合丰富的动脉网。其次,在近髋关节的盆侧壁处,还有旋髂深动脉、髂腰动脉、骶外侧动脉、骶正中动脉等及其间的吻合支(图 8-4)。

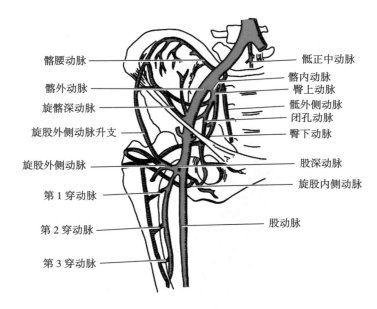

图 8-4 髋周围动脉网

左侧标注（从上到下）：髂腰动脉、髂外动脉、旋髂深脉、旋股外侧动脉升支、旋股外侧动脉、第 1 穿动脉、第 2 穿动脉、第 3 穿动脉

右侧标注（从上到下）：骶正中动脉、髂内动脉、臀上动脉、骶外侧动脉、闭孔动脉、臀下动脉、股深动脉、旋股内侧动脉、股动脉

学好解剖，避免事故

臀肌注射

臀部肌肉注射是临床上很常用的 1 种给药方法，然而肌肉注射并不是想象的那么简单安全。根据上述解剖关系，同学们可以看见，臀大肌注射可能损伤坐骨神经。所以，做臀部肌肉注射时一定要定位准确，避开坐骨神经，避免损伤（图 8-5）。尤其是还不会独自行走的孩子，臀大肌没有完全发育好，做臀部肌肉注射时更容易损伤到坐骨神经，所以，2 岁以下孩子最好不要选择臀部肌肉注射。若坐骨神经损伤，年龄稍大者的患儿能诉说患肢放射性痛，但年幼者仅表现为烦躁哭闹、患肢拒动、被动活动时致患儿哭闹或加剧。损伤可导致患肢运动障碍，跛行，膝踝关节屈曲无力，久病者可出现患肢肌肉萎缩，肢体变细。所以，学好解剖学知识，夯实基础，有多么重要。医学生应当养成严谨的学习工作态度，深入学习解剖层次关系，明确相互毗邻，防微杜渐，避免损伤重要结构，才能保护患者生命健康。

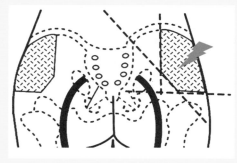

图 8-5 臀肌注射部位

第三节　股　部

前上方以腹股沟与腹部分界,后方以臀沟与臀部为界,上端内侧临会阴,下端以髌骨上方两横指处的水平线与膝部分界。经股骨内外侧髁的垂直线,可以将骨分为股前内侧区和股后区。

一、股前内侧区

(一)浅层结构

1. 浅筋膜　近腹股沟处的浅筋膜可分为浅的脂肪层和较深的膜性层,分别与腹前壁下部的脂肪层(Camper 筋膜)和膜性层(Scarpa 筋膜)相续。其中膜性层在腹股沟韧带下方约 1 cm 处与股部深筋膜(阔筋膜)相融合。

2. 浅静脉　主要为大隐静脉(great saphenous vein),起于足背静脉弓内侧端,经内踝前方,沿小腿内侧缘伴隐神经上行。再经股骨内侧髁后方,进入大腿内侧部向上。最后在耻骨结节外下方穿隐静脉裂孔汇入股静脉。大隐静脉汇入股静脉前,收纳了 5 条静脉属支,即旋髂浅静脉、腹壁浅静脉、阴部外静脉、股内侧浅静脉和股外侧浅静脉。属支之间有丰富的吻合。大隐静脉曲张需进行高位结扎术时,必须分别结扎切断各属支,以防复发。大隐静脉全长的管腔内有 9~10 对静脉瓣,通常两瓣相对,呈袋状,可保证血液向心回流。

3. 浅淋巴结　主要是腹股沟浅淋巴结(superficial inguinal lymph nodes),按位置一般分成两群,上群又称近侧群或斜群,有 2~6 个,在腹股沟韧带下方。主要收纳腹前外侧壁下部、会阴、外生殖器、臀部及肛管、子宫的部分淋巴;下群又称远侧群或纵群,有 2~7 个,沿大隐静脉末段纵行排列。主要收纳下肢的浅淋巴管和会阴、外生殖器的部分淋巴。腹股沟浅淋巴结的输出淋巴管注入腹股沟深淋巴结或髂外淋巴结(图 8-6)。

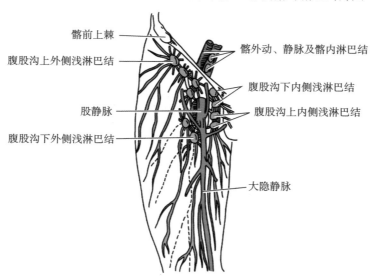

髂前上棘

腹股沟上外侧浅淋巴结

髂外动、静脉及髂内淋巴结

腹股沟下内侧浅淋巴结

股静脉

腹股沟上内侧浅淋巴结

腹股沟下外侧浅淋巴结

大隐静脉

图 8-6　腹股沟浅淋巴结

4.皮神经　股前内侧区的皮神经有不同的来源及分布。股外侧皮神经发至腰丛，在髂前上棘下方5～10 cm处穿出深筋膜，分前后两只。前支较长，分布于大腿外侧面的皮肤，后支分布于臀区外侧的皮肤。股神经前皮支(anterior cutaneous branch of the femoral nerve)起自股神经，在大腿前面中部穿过缝匠肌和深肌膜，分布于大腿前面中间的皮肤。股神经内侧皮支(medial cutaneous branch of the femoral nerve)起自于骨神经，于大腿下1/3，穿缝匠肌内侧缘和深筋膜，分布于大腿中、下部内侧份皮肤。闭孔神经皮支(cutaneous branch of obturator nerve)发自于腰丛，多数穿股薄肌或长收肌，分布于股内侧中上部的皮肤。此外，尚有生殖股神经及髂腹股沟神经的分支，分布于股前区上部中、内侧皮肤。

(二)深层结构

1.深筋膜　大腿的深筋膜又称阔筋膜(fascia lata)或大腿深筋膜，坚韧致密，为全身最厚的筋膜。它包裹整个大腿，外侧区最厚，形成髂胫束。

(1)髂胫束(iliotibial band)：起自髂嵴前份，上部分为2层，包裹阔筋膜张肌，髂胫束下端附着于胫骨外侧髁和腓骨头等。

(2)隐静脉裂孔(saphenous vein hiatus)：又称卵圆窝。为腹股沟韧带中、内1/3交点下方一横指处阔筋膜形成的一个卵圆形凹陷。表面覆盖一层多孔的疏松结缔组织膜称筛筋膜或外筛板。筛筋膜表面有大隐静脉及其属支穿过并注入股静脉。

2.骨筋膜鞘　阔筋膜向大腿深部发出股内、外侧和股后3个肌间隔，伸入肌群之间并附于股骨粗线，形成3个骨筋膜鞘，容纳相应的肌群、血管、神经。

(1)前骨筋膜鞘：包绕股前群肌肉，股动、静脉，股神经及腹股沟深淋巴结。

(2)内侧骨筋膜鞘：包绕股内侧群肌肉，闭孔动、静脉和闭孔神经。

(3)后骨筋膜鞘：包绕股后群肌肉、坐骨神经及深淋巴结、深淋巴管。

3.肌腔隙与血管腔隙　腹股沟韧带与髋骨之间的间隙被一韧带(髂耻弓，一端连于腹股沟韧带，另一端附于髋骨的髂耻隆起)分隔成内、外两部，外侧者称肌腔隙，内侧者称血管腔隙。二者是腹、盆腔与股前区之间的重要通道(图8-7)。

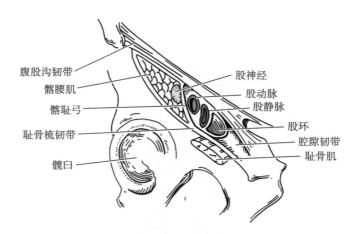

图8-7　肌腔隙与血管腔隙

(1)肌腔隙(lacunaemusculorum)：前界为腹股沟韧带外侧部，后外界为髂骨，内侧界为髂耻弓。内有髂腰肌、股神经和股外侧皮神经通过。当腰椎结核时，脓液可沿腰大肌及其筋膜流经此腔隙而扩散至大腿根部，并有可能刺激股神经。

(2)血管腔隙(lacuna vasorum)：前界为腹股沟韧带内侧部，后内界为耻骨肌筋膜及耻骨梳韧带,内侧界为腔隙韧带(陷窝韧带),后外界为髂耻弓。腔隙内有股鞘,股动、静脉,生殖股神经股支、淋巴管通过。其最内侧为股管的上口,称股环(femoral ring)。

4. 股三角(femoral triangle)　位于股前区上 1/3 部,呈一底向上,尖向下的倒三角形,下通收肌管。

(1)境界:上界为腹股沟韧带;外下界为缝匠肌内侧缘;内下界为长收肌内侧缘;前壁为阔筋膜,后壁自外向内为髂腰肌,耻骨肌和长收肌及其筋膜。

(2)内容物:股三角内的内容物由外向内依次为股神经、股鞘及其包含的股动、静脉,股管及股深淋巴结、脂肪组织等(图8-8)。用英文字母表示为 NAVCL 关系。这种关系便于临床上股动脉压迫止血,股动、静脉穿刺及股神经麻醉的定位。

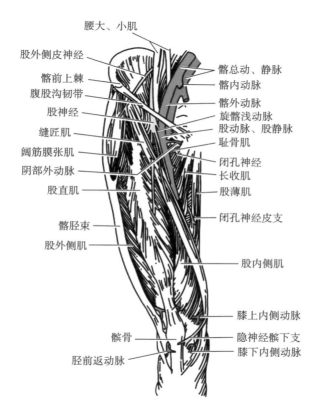

图8-8　股前内侧区的浅层肌和血管神经

1)股鞘(femoral sheath):为腹横筋膜及髂筋膜向下包绕股动、静脉上段形成的筋膜鞘。呈漏斗形,向下与股血管的外膜,融合为血管鞘。鞘内有两条纵行的纤维隔将鞘分为 3 个腔,外侧者容纳股动脉,中间者容纳股静脉,内侧者形成股管(图8-9)。

2)股管(femoral canal):为股鞘的内侧份,为一漏斗状筋膜间隙。股管前界主要为腹股沟韧带;后界为耻骨梳韧带、耻骨肌及其筋膜;内侧界为腔隙韧带;外侧界为股静脉内侧的纤维隔。股管的下端为盲端,称股管下角;上口称股环,四个边界基本与股环一样。股环是股管上通腹腔的通道,被薄层疏松结缔组织所覆盖,称股环隔或内筛板,隔的上面盖有腹膜。股管内除含有 1～2 个腹股沟深淋巴结外,尚有脂肪组织填充。当腹压增高时,腹腔脏器(主要为肠管)可经股环至股管,最后由隐静脉裂孔处突出而形成股疝(图8-9)。在股环上方常有腹壁下动脉的闭孔支或变异的闭孔动脉经过陷窝韧带附近,

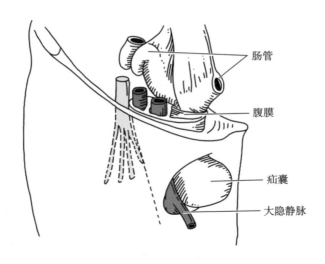

图 8-9 股疝

故行股疝修补手术时,应特别注意避免损伤此动脉。因股环前、后、内 3 个面均为韧带结构,不易延伸,所以股疝易发生绞窄。

夯实基础,学以致用

骨牵引的穿刺

骨折是常见的老年性疾病谱中的一种,股骨颈或股骨下端骨折时,经常会用到骨牵引,牵引是治疗这一疾病早期有效的方法(图 8-10)。患者不管是在后期保守治疗,还是手术治疗,牵引都有助于骨折的对位,有助于放松局部的肌肉。牵引需要(粗)克氏针(或者斯氏针)穿刺,穿刺部位的髌骨上缘 2 cm 处,在这里提问同学们一个问题:我们应该从大腿内侧穿刺还是从大腿外侧穿刺? 这个问题就从临床医学回到了基础医学。我们刚刚学过股动脉的走行,股动脉在大腿前内侧走行进入内侧收肌管。如果在大腿外侧进针,内侧穿出的部位不易控制,极易损伤血管。而在内侧穿刺克氏针,先避开大血管,穿刺到外侧,没有大血管,这样就比较安全。同学们再思考一下:胫骨近端牵引是由内向外还是由外向内? 答案应该由外向内,原因是避免损伤腓总神经。所以,同学们,学好解剖,学好基础知识,一定会让你在临床工作中取得优势。只有深入学习解剖层次关系,明确相互毗邻,防微杜渐,才能避免损伤重要结构,保护患者生命健康。

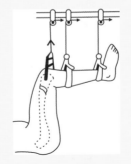

图 8-10 骨牵引

3)股动脉(femoral artery)和股静脉(femoral vein):股动脉是髂外动脉的直接延续,自腹股沟韧带中点深面,在股三角内下行,经收肌管至腘窝移行为腘动脉。股动脉起始处发出 3 条浅动脉(腹壁浅动脉、旋髂浅动脉、阴部外动脉)。股动脉向深部发出的最大分支为股深动脉,起自腹股沟韧带下方 3～5 cm 处。行向内下,行于长收肌与大收肌之间。

沿途发出旋股内、外侧动脉,数条穿动脉及肌支,同时发支参与髋周围及膝关节动脉网。股静脉为腘静脉向上的延续,向上与股动脉伴行。

4)股神经(femoral nerve):起自腰丛,经肌腔隙进入股三角,随即发出众多肌支、皮支和关节支。肌支分布至股四头肌、缝匠肌和耻骨肌;关节支至髋、膝关节;皮支有股中间皮神经和股内侧皮神经,分布至股前内侧区皮肤。其中最长的皮神经为隐神经,自股神经发出后,在股三角内伴股动脉外侧下行入收肌管下行,伴大隐静脉分布于髌骨下方、小腿内侧和足内侧缘皮肤(图8-11)。

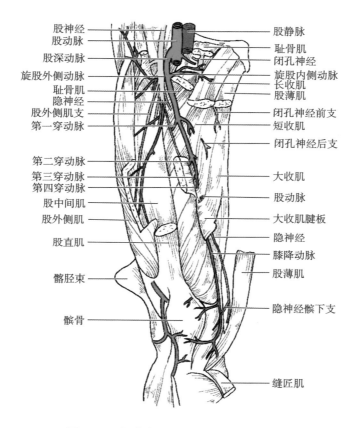

图 8-11　股前内测区的深层肌和血管神经

5.收肌管(adductor canal)　又称 Hunter 管,在股中 1/3 段的前内侧面,是位于缝匠肌深面、大收肌和股内侧肌之间的间隙。其前壁为连于股内侧肌与长收肌、大收肌间的收肌腱板;外侧壁为股内侧肌;后壁为长收肌和大收肌。管的上口与股三角尖相通,下口为收肌腱裂孔(adductor tendinous opening),通腘窝上角,所以收肌管又称之为股腘管。股三角或腘窝的炎症或脓肿可借此互相蔓延。收肌管内通过的结构,前方为股神经的股内侧肌支和隐神经,中间为股动脉,后方为股静脉以及周围的淋巴管和疏松组织。

6.股内侧区血管神经束　主要为闭孔动脉(obturator artery)、闭孔静脉和闭孔神经。

二、股后区

(一)浅层结构

皮肤较薄,浅筋膜较厚。股后皮神经位于阔筋膜与股二头肌之间,沿股后正中线下行至股窝上角,沿途分支分布于股后区腘窝和小腿后区上部的皮肤。

(二)深层结构

1.**后骨筋膜鞘**   包裹股后群肌(股二头肌、半腱肌和半膜肌)、坐骨神经及深淋巴结、深淋巴管。该鞘内的结缔组织间隙上通臀大肌间隙,下连腘窝。两处的炎症可沿此间隙内的血管、神经束互相蔓延。

2.**坐骨神经**(ischiadic nerve)   起于骶丛,是全身最粗大的神经。大多数以单干形式出梨状肌下孔,在臀大肌深面,经坐骨结节与股骨大转子之间进入股后部,行于大收肌和股二头肌长头之间,下降至腘窝上角,分为股神经和腓总神经二终末支。坐骨神经在股后部行程中,主要在内侧发出肌支支配股二头肌长头、半腱肌、半膜肌和大收肌。坐骨神经外侧无分支(图8-12)。

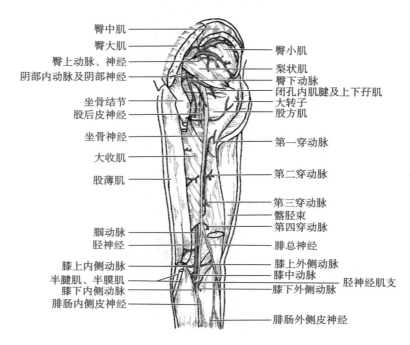

图8-12   臀部与股后区的血管神经

第四节   膝   部

膝部是指从髌骨上缘上方2横指水平到胫骨粗隆高度平面的范围。膝部可分为膝前区和膝后区。

一、膝前区

膝前区外侧部有髂胫束;在内侧部有缝匠肌腱和股薄肌腱共同形成的"大鹅足",其深面有一较大的滑囊称"鹅足囊";中间部为股四头肌腱,附于髌骨底及两侧缘,继而下续为髌韧带,止于胫骨粗隆。在股四头肌腱与股骨之间,有髌上囊,此囊有时与关节腔相通,当关节腔积液时,可出现浮髌感。此时可在髌骨两侧缘中点进行关节腔穿刺抽液检

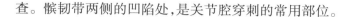

查。髌韧带两侧的凹陷处,是关节腔穿刺的常用部位。

二、膝后区

膝后区主要为腘窝。伸肌时,此部深筋膜,屈膝时松弛,腘窝边界清晰可见,其内上界和外上界的半腱肌、半膜肌和股二头肌的肌腱均可触及。

(一)浅层结构

皮肤松弛薄弱,移动性大。浅筋膜中有小隐静脉穿入深筋膜,其周围有腘浅淋巴结。此区的皮神经为股后皮神经的终末支、隐神经及腓肠外侧皮神经。

(二)深层结构

1.腘窝的境界　腘窝为膝后区一菱形凹陷。其外上界为股二头肌腱,内上界为半腱肌和半膜肌;内下和外下界分别为腓肠肌的内、外侧头。腘窝的顶(浅面)为腘筋膜,是大腿阔筋膜的延续,致密而坚韧,当患腘窝囊肿或腘动脉瘤时,因受腘筋膜的限制而胀痛明显。腘窝之底自上而下为股骨腘面、膝关节囊后部及腘斜韧带、腘肌及其筋膜。

2.腘窝的内容　腘窝内含有的结构由浅至深依次为胫神经、腘静脉、腘动脉,以及外上界的腓总神经。血管周围还有腘深淋巴结。胫神经(tibial nerve):位于腘窝的最浅面,于腘窝上角由坐骨神经分出,沿腘窝中线下行,穿比目鱼肌腱弓进入小腿后区。腓肠内侧皮神经由胫神经发出伴小隐静脉下行加入腓肠神经(sural nerve)。腓总神经为坐骨神经的另一终末分支,沿股二头肌腱内侧缘下行,至腓骨头下方绕腓骨颈,在此分成腓浅神经和腓深神经(deep peroneal nerve)两终末支。当腓骨颈骨折或此部外伤时,易损伤此神经,引起小腿前、外侧群肌肉瘫痪,导致足下垂。腓总神经发出腓肠神经交通支和腓肠外侧皮神经。腘动脉(popliteal artery)是股动脉在腘窝的延续,与股骨腘面及膝关节囊后部紧贴。腘动脉在腘窝的分支有5条:膝上内侧动脉(superior medial genicular artery)、膝上外侧动脉(superior lateral genicular artery)、膝中动脉(middle genicular artery)、膝下内侧动脉(inferior medial genicular artery)和膝下外侧动脉(inferior lateral genicular artery),供应膝关节并参与膝周动脉网的组成。在腘窝下角,腘动脉通常分成两终末支,胫前动脉(anterior tibial)和胫后动脉(posterior tibial arteries)。腘动脉上部因紧贴股骨腘面,故此部发生髁上骨折易损伤腘动脉。腘静脉(popliteal vein)接受小隐静脉(lesser saphenous vein)的注入,在腘窝内位于腘动脉浅面并与之伴行,并包于同一纤维鞘内。腘深淋巴结位于腘血管周围。收纳小腿、足部的深淋巴和小腿后、外侧和足外侧部的浅淋巴管(图8-13)。

三、膝关节及膝关节动脉网

1.膝关节的辅助结构　主要有韧带、半月板和滑膜囊、滑膜襞。韧带又分为囊外韧带及囊内韧带。囊外韧带包括内侧的胫侧副韧带、外侧的腓侧副韧带、前方的髌韧带、髌支持带和后方的腘斜韧带,囊内韧带主要为前、后交叉韧带,膝横韧带等。半月板有内和外侧半月板,位于股骨内、外侧髁和胫骨内、外侧髁之间。

2.膝关节的神经支配　前部由股神经的肌皮支,闭孔神经前支及隐神经支配。后部由坐骨神经、胫神经、腓总神经和闭孔神经后支等支配。此外,腓浅神经、腓深神经的返支亦分布至膝部。

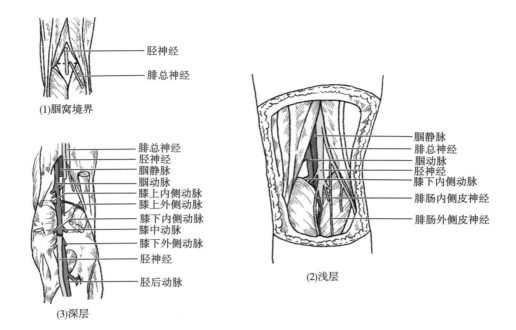

图 8-13 腘窝及其内容物

科学运动，健康中国

半月板损伤

患者女性，28 岁，公务员，左膝关节扭伤后疼痛，伴有关节卡锁半个月，偶有弹响，活动受限。体格检查：双下肢无明显畸形，股四头肌未见明显萎缩，左膝关节外侧间隙压痛，皮温正常，浮髌试验阴性，外侧 McMurray 试验阳性，Lachman 试验和抽屉实验均阴性。MRI 示：左膝外侧半月板后角Ⅲ°损伤，为桶柄样撕裂，信号异常。半月板损伤是膝关节中最常见的一种运动损伤。其主要症状是疼痛、无力，有些半月板损伤不稳定，会引起弹响（膝关节屈伸时有嘭嘭嘭的响声）、交锁（膝关节突然卡住，动弹不得），同时伴有疼痛。因半月板呈现外"C"内"O"的解剖特性，增加了关节窝的深度，缓冲压力，吸收震荡，起着弹性垫的作用，双膝关节做屈曲运动时，双膝半月板会跟随股骨内、外侧髁的弯曲而后移，外侧半月板移动的幅度较内侧大，当骤然发生强烈运动时，会造成半月板的损伤或者撕裂。所以，科学运动才能起到强身健体的作用。作为医学生，我们应通过所学的医学知识，包括解剖学知识来分析思考，进行医学科普，为提升中国国民的全民健康做贡献。

---

3. 膝关节动脉网 膝关节的血供十分丰富。由股动脉、腘动脉、胫前动脉和股深动脉的多个分支在膝关节周围互相吻合形成动脉网。具体分支有：旋股外侧动脉降支，股动脉的膝降动脉，腘动脉的 5 个关节支（膝上内侧动脉、膝上外侧动脉、膝中动脉、膝下内侧动脉和膝下外侧动脉），股深动脉的第三穿动脉和股前返动脉（图 8-14）。

科学健身，健康中国

前交叉韧带损伤

　　患者男性，27岁，踢足球后致右膝关节疼痛肿胀伴步态不稳3个月。查体：双下肢无明显畸形，右侧股四头肌轻度萎缩，右膝肿胀，力线正常。皮温无明显异常，关节周围压痛明显，髌股关节挤压痛不明显，前抽屉试验阳性，Lachman试验阳性，浮髌试验（−），McMurray试验、侧方应力试验及后抽屉试验阴性，关节活动受限。MRI示患者右膝关节前交叉韧带连续性中断，弓形征明显。

　　膝关节前交叉韧带的主要作用是防止胫骨前移和膝关节过度伸展；后交叉韧带短而粗，其作用是防止胫骨后移和膝关节过度屈曲。如果前交叉韧带损伤，胫骨可被动前移，后交叉韧带损伤，胫骨可被动后移，这种现象即临床所谓的"抽屉现象"。

　　膝关节韧带损伤多发生于青年人群，常见于体育运动，交通事故中骨折合并韧带损伤也不少见。超过80%的运动导致前交叉韧带损伤的情况，出现在起跳落地时膝盖内扣，扭力过大把韧带扭伤。Hewitt等人的研究发现，通过正确的防护训练，可降低膝盖内扣导致前交叉韧带损伤的风险，超过80%的前交叉韧带损伤是完全可以预防及避免的。我们医学生在学好知识的同时，应该积极进行适当的体育锻炼，有健康的体质，以后才能更好地适应临床工作。同时，作为医学生，要宣传科学健身，宣传医学科普知识。

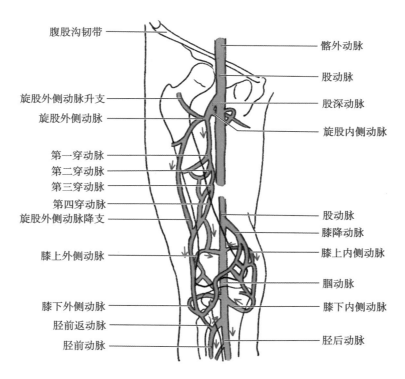

图8-14　膝关节的动脉网

科普医学，精准诊断

膝关节疼痛图谱

同学们，我们经常会说到膝关节疼痛，可是膝关节疼痛是个太笼统的概念，我们通过学习膝关节的体表解剖学，可以推断出不同疾病导致的膝关节疼痛。所以，学好解剖，对于临床疾病的诊断至关重要。因此作为一名医学生要扎实的学习基础知识并且要将基础知识与临床紧密联系，才能为病人解除病痛。

下面我们一起来看看不同的解剖学位置相关的可能疾病（图8-15）。

(1)髌股关节炎及髌骨软化症。

(2)胫骨结节生长痛及骨骺损伤(儿童)。

(3)股四头肌腱炎。

(4)髌下脂肪垫损伤及半月板前角损伤。

(5)髌韧带止点损伤。

(6)外侧半月板损伤、外侧副韧带损伤及髂胫束止点炎症。

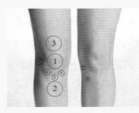

图8-15　膝关节疼痛图谱

(7)内侧半月板损伤及内侧副韧带损伤。

(8)鹅足肌腱炎。

第五节　小腿部

小腿上界为平股骨粗隆的环形线，下界为内、外踝基部的环形连线。经内、外踝所作的垂线，可将小腿分为小腿前区（或前外侧区）和小腿后区。

一、小腿前外侧区

(一)浅层结构

皮肤较厚而紧，移动性小，多毛发，血供较差，损伤后愈合较慢。浅筋膜疏松，含少量脂肪。身体轻度水肿时，于内踝上方易出现压痕。

1.浅静脉　为大隐静脉及其属支。大隐静脉起于足背静脉弓的内侧，经内踝前方约1 cm处（此处为大隐静脉切开的常用部位），上行达小腿前内侧。大隐静脉及其属支在此区与小隐静脉、深静脉有广泛的交通和吻合。

2.皮神经　此区的皮神经主要有隐神经（saphenous nerve）和腓浅神经（superficial peroneal nerve）。隐神经伴大隐静脉行至足内侧缘，在小腿的上部居静脉的后方。在小腿的下部，绕至静脉的前方。腓浅神经由腓总神经分出，于小腿外侧中下1/3交点处穿出深筋膜至皮下，分布于小腿外侧及足背皮肤。

(二)深层结构

小腿前区深筋膜，前、后肌间隔，胫、腓骨骨膜及骨间膜之间共同围成前骨筋膜鞘和外侧骨筋膜鞘，容纳相应肌群及血管、神经。

1.前骨筋膜鞘的内容　有小腿前群肌（胫骨前肌、趾长伸肌和踇长伸肌）、腓深神经和胫前血管。胫前动脉:由腘动脉分出后即向前穿骨间膜上端进入小腿前骨筋膜鞘,发胫前返动脉加入膝关节动脉网。主干伴腓深神经下行。上 1/3 段位于胫骨前肌和趾长伸肌之间,下 2/3 段位于胫骨前肌和姆长伸肌之间。下行至伸肌上支持带下缘处移行为足背动脉。胫前静脉:2 支,与同名动脉伴行。腓深神经:于腓骨颈高度起自腓总神经,穿腓骨长肌起始部及前肌间隔进入前骨筋膜鞘与胫前血管伴行。支配小腿前群肌和足背肌。腓深神经损伤可导致足下垂及不能伸趾。

2.外侧骨筋膜鞘的内容　有小腿外侧肌群(腓骨长、短肌)、腓浅血管及腓浅神经等。腓浅神经:于腓骨颈高度由腓总神经发出,下行于腓骨长、短肌之间,发肌支支配此二肌。于小腿外侧中、下 1/3 交点处穿出深筋膜,分布于小腿外测及足背皮肤。腓浅神经损伤常导致足不能外翻。

尽早诊断,科学救治

骨筋膜室综合征

患者男性,46 岁,因"重物砸伤小腿致疼痛肿胀 20 h"入院。入院查体发现患者双侧小腿肿胀、触痛、压痛,足部及小腿皮肤苍白,足背部浅感觉减弱,足背动脉搏动弱,背伸及跖屈踝关节均出现小腿剧痛。X 射线检查未发现骨折。在医院严密观察后,病情有加重趋势,考虑小腿骨筋膜室综合征,急诊行小腿筋膜间室切开减压术,术中见小腿三头肌及前外侧肌群均有部分坏死,切除坏死肌肉组织,使用 VSD 封闭创面持续引流。1 周后患者再次清创术,术中再次切除大量坏死肌肉组织,经过抗感染及生命支持治疗后患者病情稳定出院。

骨筋膜室综合征即由骨、骨间膜、肌间隔和深筋膜形成的骨筋膜室内的肌肉和神经;因急性缺血、缺氧而产生的一系列早期的症状和体征,最多见于前臂掌侧和小腿。该病例中患者考虑为骨筋膜室综合征后及时给予切开减压,持续对症治疗,患者病情稳定出院,这是正确的处理方式。骨筋膜室综合征的早期诊断对患者预后起着十分重要的影响,否则会向着缺血性肌痉挛或者坏疽发展,甚至导致肌肉、神经干的坏死。

因此,临床医生面对骨筋膜室综合征时应该当机立断急诊手术,及时切开减压,挽救患者生命。作为医学生,应该养成严谨的学习工作态度,提高自身专业能力,深入学习解剖层次关系,明确相互毗邻,才能保护患者生命健康。

二、小腿后区

(一)浅层结构

1.小隐静脉(small saphenous vein)　起于足背静脉弓的外侧份,经外踝后方伴腓肠神经上行于小腿后区正中线。至腘窝下角处穿腘筋膜进入腘窝,上升一段后汇入腘静脉。小隐静脉中有 7~8 个静脉瓣,并有交通支与大隐静脉和深静脉相交通。当静脉瓣发育不良或深静脉回流受阻时可导致小隐静脉和大隐静脉淤血、曲张。

2.腓肠神经(sural nerve)　多数由腓肠内侧皮神经和腓肠神经交通支吻合而成,分布于小腿后区下部及足背外侧部的皮肤。

(二)深层结构

1.后骨筋膜鞘　小腿后区的深筋膜,和胫、腓骨骨膜,骨间膜以及后肌间隔共同围成。内有小腿后群肌(小腿三头肌、趾长屈肌、胫骨后肌和踇长屈肌)及胫后血管及胫神经。小腿后群肌分成浅、深两层。浅层为小腿三头肌(腓肠肌和比目鱼肌),深层由外向内依次为趾长屈肌、胫骨后肌和趾长屈肌。胫后动脉为腘动脉的延续,位于小腿后区浅、深肌层之间下行,沿途分支营养邻近的肌肉。主干经内踝后方进入足底。

2.血管神经束

(1)胫后动脉(posterior tibial artery):起始处发出腓动脉,沿腓骨下降。腓动脉主要分支营养附近肌肉和腓骨(图8-16)。

(2)胫后静脉(posterior tibial veins):2支,与同名动脉伴行(图8-16)。

(3)胫神经(tibial nerve):伴胫后血管行于小腿后群浅、深肌肉之间,最后经内踝后方进入足底。该神经主要发肌支支配小腿后群肌肉,皮支为腓肠内侧皮神经,伴小隐静脉,分布于小腿后面的皮肤(图8-16)。

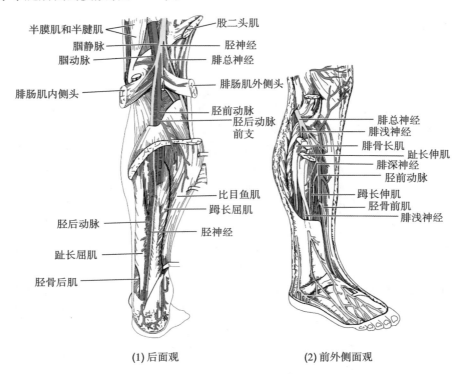

(1) 后面观　　　　　　　(2) 前外侧面观

图8-16　小腿的血管神经

第六节　踝与足部

踝部以内、外踝分为踝前区和踝后区。足部又可分为足背和足底。

一、踝前区与足背

(一)浅层结构

皮肤较薄,浅筋膜疏松,缺少脂肪。故浅静脉和肌腱等结构清晰可见。浅静脉有足背静脉及其属支。其内、外侧端逐渐分别汇合成大、小隐静脉。皮神经为足背内侧的隐神经和外侧的腓肠神经终支(足背外侧皮神经),足背中央有腓浅神经的终支(足背内侧皮神经和足背中间皮神经），第1、2趾相对面背侧有腓深神经。

（二）深层结构

踝前区的深筋膜为小腿深筋膜的延续，在此增厚形成2个支持带（图8-17）。

1. **伸肌上支持带**（superior extensor retinaculum）　又称小腿横韧带，由小腿下部的深筋膜增厚而成，位于踝关节上方，连于胫、腓骨下端之间，深面有两个间隙，内侧者通过胫骨前肌腱、胫前血管和腓深神经；外侧者通过踇长伸肌腱、趾长伸肌腱和第3腓骨肌。

2. **伸肌下支持带**（inferior extensor retinaculum）　又称小腿十字韧带，位于踝关节前方的足背区，多呈横的"Y"字形，外侧端附于跟骨外侧面，内侧端分叉附于内踝及足内缘。伸肌下支持带向深面发出纤维隔，形成3个骨纤维管：内侧者通过胫骨前肌腱，中间者通过踇长伸肌腱、足背动脉和腓深神经，外侧者通过趾长伸肌腱和第3腓骨肌腱。各肌腱表面均有腱鞘包绕。

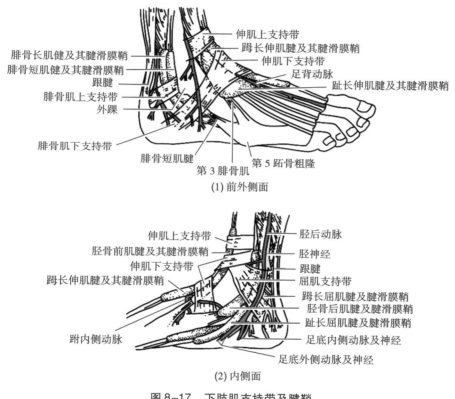

(1) 前外侧面

(2) 内侧面

图8-17　下肢肌支持带及腱鞘

3. **足背动脉**（dorsal artery of foot）　续于胫前动脉。在踝关节前方行于踇长伸肌腱和趾长伸肌腱之间，位置表浅，易于体表摸到其搏动。主干沿途发出跗外侧动脉、跗内侧动脉、弓状动脉、足底深支和终支、第1跖背动脉。弓状动脉与跗外侧动脉吻合，并发出3支跖背动脉；足底深支穿第1跖骨间隙至足底与足底动脉吻合（图8-18 ）。

4. **腓深神经**（deep peroneal nerve）　在足背区多数行于足背动脉的内侧，分成内、外两终支，分布于足背肌肉、足关节及第1、2趾相对面背侧的皮肤。

5. **足背筋膜间隙及内容**　足背的深筋膜可分浅、深2层。浅层为伸肌下支持带的延续，深层紧贴附于骨间背侧肌表面及跖骨，2层间为足背筋膜间隙，容纳有趾长伸肌腱及腱鞘、趾短伸肌腱及腱鞘、足背动脉及分支和伴行静脉、腓深神经。

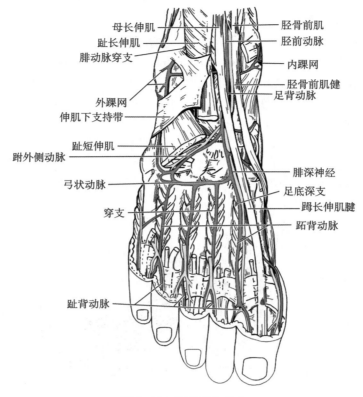

母长伸肌
趾长伸肌
腓动脉穿支

外踝网
伸肌下支持带

趾短伸肌
跗外侧动脉

弓状动脉

穿支

趾背动脉

胫骨前肌
胫前动脉
内踝网
胫骨前肌健
足背动脉

腓深神经
足底深支
蹈长伸肌腱
跖背动脉

图 8-18　踝前区和足背

二、踝后区

跟腱与内、外踝之间各有一浅沟，内侧浅沟深部有小腿屈肌腱及小腿后区血管、神经穿入足底，外侧浅沟内有小隐静脉、腓肠神经及腓骨长、短肌腱通过。

1. 踝管（tarsal tunnel）　踝后区的深筋膜在内踝和跟结节内侧面之间的部位增厚，形成屈肌支持带，又称分裂韧带，此韧带与跟骨内侧面、内踝之间共同围成的管称踝管。支持带向深面发出 3 个纤维隔，将踝管分隔成 4 个通道。其内通过的结构由前向后排列，依次为①胫骨后肌腱；②趾长屈肌腱；③胫后动、静脉和胫神经；④蹈长屈肌腱。踝管是小腿后区与足底间的一个重要通道，感染时可借踝管互相蔓延。由于某种原因使踝管通道变狭窄时，有可能压迫踝管内容物，形成"踝管综合征"。

2. 腓骨肌上、下支持带（Superior and inferior peroneus retinas）　外踝后下方的深筋膜增厚形成腓骨肌上、下支持带。腓骨肌上支持带连于外踝后缘与跟骨外侧面上部之间，有限制腓骨长、短肌位于外踝后下方的作用。腓骨肌下支持带前端续于伸肌下支持带，后端止于跟骨前部外侧面，有固定腓骨长、短肌腱于跟骨外侧面的作用。两肌腱在穿经支持带深面时，共同包于一个总腱鞘内。

3. 踝关节的韧带　踝关节的内、外侧各有内侧韧带和外侧韧带。内侧韧带起于内踝下缘，止于舟骨、距骨和跟骨的前内，呈"三角形"。外侧韧带分成 3 个部分：距腓前韧带（anterior talofibular ligament）位于外踝前缘和距骨之间；距腓后韧带（posterior talofibular ligament）位于外踝后缘和距骨之间；跟腓韧带（calcaneofibular ligament）位于外踝尖和跟骨外侧面中部之间。外侧韧带比内侧韧带薄弱，故易损伤。

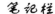
4.踝关节的血供和神经支配　踝关节的动脉来自胫前动脉、胫后动脉以及腓动脉发出的踝动脉。其支配神经主要为腓深神经和胫神经。

三、足底

(一)浅层结构

足底皮肤厚、致密而坚韧,移动性差,尤其足跟外侧缘、趾基底部更为增厚。浅筋膜内致密的纤维束将皮肤和足底深筋膜紧密相连。

(二)深层结构

足底深筋膜分为浅、深两层。浅层覆盖于足底肌表面,其两侧较薄,相当于手掌鱼际和小鱼际部位的深筋膜,中间部增厚称跖腱膜(又称足底腱膜),相当于手掌的掌腱膜。深层覆盖于骨间肌的跖侧,又称骨间跖侧筋膜。

1.足底腱膜(plantar aponeurosis)　呈三角形,含有较多的纵行纤维,后端附于跟结节前缘,其两侧缘向深部发出肌间隔,止于第1、5跖骨,将足底分成3个骨筋膜鞘。

(1)内侧骨筋膜鞘:含蹈展肌、蹈短屈肌、蹈长屈肌腱以及血管、神经。

(2)中间骨筋膜鞘:含有趾短屈肌、足底方肌、拇收肌、趾长屈肌腱、蚓状肌、足底动脉弓及其分支,足底外侧神经及分支等。

(3)外侧骨筋膜鞘:含有小趾展肌、小趾短屈肌与血管、神经。

2.足底的血管、神经　胫后动脉及胫神经穿踝管至足底后,随即分为足底内、外侧动脉和足底内、外侧神经。足底内侧动脉伴同名静脉和神经沿足底内侧缘前行,分布于邻近组织。足底外侧动脉伴同名静脉、神经斜向前外,至足底外侧缘前行,分支分布于邻近组织,终支至第1趾骨间隙处与足背动脉的足底深支吻合成足底弓,再由足底弓发出4个跖足底动脉分布于各趾。

3.足弓(arch)　足弓是由跗骨与跖骨借韧带、关节连结而成,足弓可分为内、外侧纵弓及横弓。

(1)内侧纵弓:较高,由跟骨、距骨、足舟骨、第1~3楔骨和第1~3跖骨及其间的连结共同构成。主要由小腿后群肌的肌腱及足底肌、足底腱膜韧带等结构所维持。

(2)外侧纵弓:较低,由跟骨、骰骨,第4、5跖骨及其间的连结共同构成。主要由小腿外群肌的肌腱腓骨长肌腱和足底韧带等结构所维持。

(3)横弓:由骰骨、第1~3楔骨、第1~5跖骨的基底部及其间的连结共同构成,又可分为横弓前部及横弓后部。主要由小腿外群肌的腓骨长肌腱、小腿前群肌的胫骨前肌腱及蹈收肌横头等结构所维持。

足弓有缓冲身体,保护足底血管、神经免受压迫的作用。当足弓的结构发育不良或受损,可引起足弓塌陷,导致扁平足。

第七节　膝关节骨关节炎的临床与解剖案例

一、典型临床病例及术中应用解剖

(一)病例回顾

患者吴某,女,70岁,因"反复右膝疼痛10余年,加重伴伸直受限2年"入院。患者

10 余年前因劳动后出现右膝关节疼痛,休息后减轻,早晨起床时或久坐后关节有僵硬感,持续时间短,活动数分钟后减轻,偶有爬楼时腿软表现。不伴有双下肢麻木、发热、食欲减退、消瘦等症状。曾多次于当地医院就诊,行理疗、关节注射玻璃酸钠、消炎止痛药后治疗后症状有所改善。5 年前开始出现上下楼梯和下蹲后站起时疼痛,如厕、爬楼等活动受限。2 年前疼痛加重,出现静息痛,同时伴有右膝关节伸直受限。查体示:右膝关节可见屈曲内翻畸形,关节肿胀,皮温不高,内侧膝关节间隙压痛,髌骨下摩擦感,股四头肌抗阻力试验(+),右膝活动受限,屈 90°,伸 -10°,侧方稳定试验(-),抽屉试验(-)。初步诊断为右膝骨关节炎。入院后完善相关检查、检验,X 射线片示:①右膝关节内侧关节间隙变窄,髌骨关节间隙变窄。②关节边缘骨赘形成,软骨下骨硬化,呈屈曲内翻畸形。血常规、红细胞沉降率、C 反应蛋白、类风湿因子等检验结果无明显异常。术前准备完善后拟行人工膝关节表面置换术。

(二)"膝关节置换术"精彩手术回顾

麻醉成功后,取仰卧位,常规消毒铺巾,驱血上止血带。于右侧膝关节前正中位作一长约 13 cm 手术切口,行髌旁内侧入路,依次切开皮肤及各层组织,暴露关节腔,见周围骨质增生明显,骨质虫蚀样改变,滑膜腐烂,内髁关节软骨磨损严重,软骨下骨暴露,去除周围增生骨质及松解周围软组织、切除病变滑膜组织,胫骨采用髓外定位截骨,股骨采用髓内定位截骨,置入金属假体(用抗生素水泥固定假体)及聚乙烯内衬,复位关节,测试关节活动度及髌骨轨迹良好,用大量生理盐水冲洗关节腔,放置引流管,清点敷料纱布无误后,依次缝合各层组织(图 8-19)。

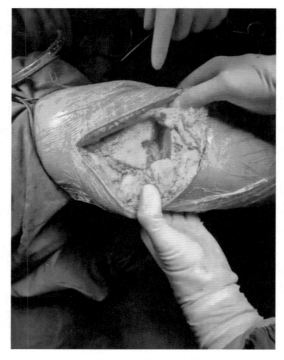

图 8-19 术中进行人工膝关节置换操作

(三)膝关节骨关节炎疾病进展及表现

膝关节骨关节炎早期查体可表现为内外侧关节间隙压痛、髌骨软骨面压痛,髌骨下摩擦感(+),关节活动受限屈曲受限为主,晚期则各方向活动均明显受限。股四头肌萎缩,关节肿胀积液时,膝关节浮髌试验(+),可伴发关节畸形。膝关节骨关节炎最常见的畸形是屈曲畸形,其次是内翻畸形。由于病程较长,患者往往忽视了畸形的发展。大多数原发性骨关节炎的畸形为轻到中度,重度关节畸形常见于继发性骨关节炎患者。

X 射线片表现见图 8-20。

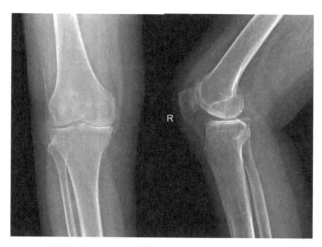

图 8-20　右膝关节正、侧位片 X 射线表现

(四)膝关节骨关节炎发生机制

骨关节炎重要的病理改变是关节软骨发生磨损和代谢异常,负重部位的关节软骨最先发病。其次是软骨下骨的改变,负重较多部位软骨下骨密度增加,呈"象牙质"改变;负重较少部位的软骨下骨发生萎缩,形成囊性改变。软骨下骨随着生物应力的变化不断再塑形,导致关节畸形。在软骨的边缘,韧带或肌腱附着处,因血管增生,软骨内化骨形成骨赘。同时关节囊纤维变性和增厚,进一步限制了关节活动,患肢肌肉逐渐出现失用性萎缩,肌力下降。

(五)关节置换术后 X 射线表现

如图 8-21。

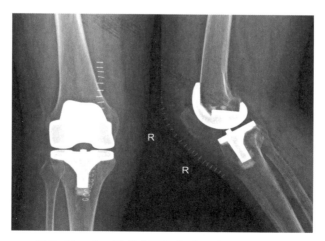

图 8-21　人工膝关节置换术后正、侧位 X 射线片

（六）随访

手术后疗效理想,临床症状显著改善,术后的前3天查房可见患者右膝关节疼痛逐渐减轻,右下肢可伸直,腘窝可贴床面。术后第7天查房可见患肢屈曲>90°,下床走路关节稳定,2周后拆线出院。术后1个月门诊复查患肢活动程度良好,疼痛几乎消失,患者对治疗效果非常满意。

二、骨关节炎的预防以及早期治疗

骨关节炎是一种以关节软骨退行性变和继发性骨质增生为特征的慢性关节疾病。疾病累及关节软骨或整个关节,包括软骨下骨、关节囊、滑膜和关节周围肌肉,关节的基本结构和辅助结构均可遭到不同程度的损伤,从而影响关节的屈、伸、内收、外展等运动。该病以中老年人女性多见,好发于负重较大的髋、膝关节、脊柱及远侧指间关节等部位。人工关节置换术是治疗严重关节病变的主要手段,被誉为20世纪骨科发展史中重要的里程碑。现阶段我们医学生应该学好必修课的同时,培养自己的选修兴趣,锻炼自己的创造性思维,争取成为新时代高质量医学教育发展中的卓越人才。创新、发展是临床医生在从医道路上必然经历的过程。

骨关节炎的治疗目的是缓解疼痛,延缓病变发展,目前尚不能逆转和阻止骨关节炎的发展。

（1）要避免长时间跑、跳、蹲等动作,避免频繁爬楼梯、登山,避免负重剧烈活动等生活方式,这些都可能加剧膝关节软骨的磨损。

（2）生活上控制饮食,进行合理的功能锻炼,主要包括非负重的功能训练,推荐慢走、游泳和平路自行车骑行等。

（3）物理治疗可以增加局部血液循环、减轻炎症反应,解除肌肉痉挛,包括热疗、水疗、超声波、按摩等。针灸有关节感染的风险,谨慎使用。

（4）采用手杖、拐杖、助行器等可以减少受累关节负重,可一定程度缓解症状。

（5）除了使用非甾体抗炎药(NSAIDs)药物之外,以往认为的氨基葡萄糖、鳄梨豆非皂化物(ASU)、软骨素等可保护软骨,延缓病程;而关节内注射透明质酸钠,能起到润滑关节,保护关节软骨,抑制炎症反应的作用,但这些方法仍有争议。

（6）激素类药物由于有损害软骨的作用,长期使用会加重症状,还会增加感染的可能性。因此,不主张随意选用关节腔内注射糖皮质激素,更反对多次反复使用。

第八节 下肢解剖实验操作要点

一、臀部及股后区

（一）皮肤切口

尸体俯卧位,作如下皮肤切口。

1. 髂嵴切口 从髂前上棘沿髂嵴做弓形切口到髂后上棘。

2. 骶正中切口 沿骶正中棘下达尾骨尖。

3. 臀沟横切口 沿臀沟至臀外侧作一水平切口。

4. 股后纵切口 从臀沟横切口中点向下直达腘窝。

5. 腘窝下方横切口　在腘窝下方相当于胫骨粗隆水平作一横切口。

(二)解剖浅层结构

1. 剥离皮片　将臀部皮肤向外翻起,股后部和腘窝的皮肤向两侧翻起。

2. 解剖浅筋膜内皮神经　臀部皮下组织厚而致密,与皮肤紧密相连,而且含有较多脂肪。清理浅筋膜,寻认以下皮神经:①臀上皮神经,为第 1~3 腰神经的后支,位于髂嵴上方,竖脊肌外侧的皮下组织内。②臀中皮神经,为第 1~3 骶神经的后支,沿骶骨外侧缘浅出分布于臀区内侧和骶骨表面的皮肤。③臀下皮神经,由股后皮神经发出,绕臀大肌下缘向上,分布于臀下部皮肤。

(三)解剖深层结构

1. 解剖臀筋膜　位于臀大肌表面,向上附着于髂嵴,向外下移行为阔筋膜,向下移行为股后深筋膜。臀筋膜发出大量纤维束至臀大肌内。剥离臀筋膜,于臀大肌下缘中点纵切深筋膜直达腘窝,于深筋膜深面可找到股后皮神经

2. 解剖臀大肌　修洁臀大肌,观察臀大肌起止点和纤维的走行方向。

沿臀大肌起点外侧 3~5 cm 处纵行切断该肌,为避免伤及肌下面的血管、神经,可于未完全切断前以手指或刀柄深入肌深面,作尽可能分离。向外翻开臀大肌,可见臀上动脉、静脉浅支与臀下动脉、静脉和神经,观察后在靠近臀大肌处切断神经、血管。股后皮神经贴附于臀大肌的深面,注意保护,不要切断该神经。寻找臀大肌与股骨大转子间的滑液囊。

3. 解剖梨状肌上、下孔通过的结构

(1)梨状肌上、下孔:梨状肌起自骶骨盆面骶前孔的外侧,止于股骨大转子尖端。修洁该肌上缘,钝性分离臀中肌和梨状肌,并切断臀中肌起点,翻开即可见到其深方的臀小肌。在梨状肌上孔寻找穿出的臀上动脉、静脉和神经。臀上动脉的浅支分布至臀大肌,深支伴臀上神经分布至臀中肌、臀小肌和阔筋膜张肌。梨状肌下孔穿出的血管、神经中,以坐骨神经最粗大,其内侧依次为股后皮神经、臀下神经、臀下动脉及静脉,阴部内动脉、静脉和阴部神经。阴部内动脉、静脉和阴部神经出梨状肌下孔后立即进入坐骨小孔,然后走向会阴的坐骨直肠窝。

(2)观察坐骨神经:观察其穿出部位是否有变异,常见变异为以单干穿梨状肌或以两根夹持梨状肌,以及一支由梨状肌穿出,而另一支由梨状肌下孔穿出。在臀部,坐骨神经的深面由上而下有上孖肌、闭孔内肌腱、下孖肌和股方肌。

(3)解剖股后区:钝性分离股后群肌,半膜肌、半腱肌和股二头肌。在股二头肌的深面,追踪坐骨神经和其分布至股后群肌和部分大收肌的肌支,在清理坐骨神经时,尽量保留肌支。查看股深动脉的穿动脉营养股后肌群的情况。

二、股前内侧区

(一)皮肤切口

尸体仰卧位,做如下皮肤切口。

1. 腹股沟斜切口　从髂前上棘沿腹股沟至耻骨结节。

2. 髌下横切口　在胫骨粗隆水平作一横行切口,两端分别达小腿的内、外侧面。

3. 股前纵切口　循腹股沟斜切口和髌下横切口的中点连线,沿大腿前面作纵行切口。

4. 髌上横切口　在髌骨上方加一横行的补充切口,便于向两侧翻起皮片。

笔记栏

（二）解剖浅层结构

1. **解剖大隐静脉及属支**　在股骨内侧髁后缘脂肪组织内寻找大隐静脉及伴行的隐神经。向上追踪大隐静脉至耻骨结节下外约 3 cm 处,可见其穿过股前部筛筋膜注入股静脉。在穿筛筋膜前,它还收纳了 5 条属支,先找出上方的腹壁浅静脉,外上方的旋髂浅静脉,内侧的阴部外静脉,然后寻找在内侧下方的股内侧浅静脉,外侧下方的股外侧浅静脉。前三条属支尚有伴行的同名动脉。由于大隐静脉穿过深筋膜,使该处筋膜形成一卵圆形窝即隐静脉裂孔,用镊子提起大隐静脉末端,用刀柄清理隐静脉裂孔的下外侧缘,即镰缘。

2. **观察腹股沟浅淋巴结**　有两群,上群沿腹股沟韧带下方排列;下群沿大隐静脉末端纵行排列,观察后即可除去。

3. **解剖皮神经**　在浅筋膜内寻找:①股外侧皮神经,在髂前上棘下方 5~10 cm 穿出深筋膜。②股神经前皮支和内侧皮支在大腿中、下部沿缝匠肌表面穿出深筋膜。③闭孔神经皮支在缝匠肌中点内侧三横指处的脂肪组织中找到。④隐神经,于股骨内侧髁后缘处与大隐静脉相伴行处找到。上述皮神经均尽量追踪至远端并保留。

（三）解剖深层结构

1. **解剖深筋膜**　保留浅血管、神经,去除浅筋膜,仔细观察深筋膜。大腿深筋膜又称阔筋膜。呈筒状,包被在大腿及臀部的深面,在股外侧增厚称髂胫束,阔筋膜张肌就包于髂胫束上份两层之间。在腹股沟韧带中点稍下方向下纵行切开阔筋膜,用刀柄将筋膜与深层组织分离,注意勿伤及深面的结构,沿腹股沟韧带下方作斜切口,经胫骨粗隆水平作横切口切开阔筋膜,将其翻向两侧,至髂胫束前缘时切除阔筋膜,保留髂胫束。

2. **解剖股前群肌**　仔细修洁前群的 2 块肌,即缝匠肌和股四头肌。观察起于髂前上棘斜向内下止于胫骨内上的缝匠肌。观察股四头肌 4 个头的位置及纤维方向,清理股直肌(起点位于髂前下棘和髋臼上缘),并从起点下方 3 cm 处切断该肌并下翻,其深面即为股中间肌,其内、外侧分别为股内侧肌和股外侧肌,股四头肌腱包绕髌骨并向下延伸为髌韧带附着于胫骨粗隆。

3. **解剖股三角及其内容**

（1）辨认股三角的边界:上界为腹股沟韧带,外侧界为缝匠肌的内侧缘,内侧界为长收肌的内侧缘,股三角的尖通向收肌管。

（2）解剖股动脉及其主要分支:在髂前上棘至耻骨联合上缘的中点,腹股沟韧带的下方,找出股动脉,活体上该点可摸到动脉搏动,故名股动脉点。清理股动脉至缝匠肌掩盖处,并细心解剖出其分支。最大分支为股深动脉,常起自动脉本干的后外侧,距腹股沟韧带 3~5 cm 处。在股三角内,股深动脉有两个主要分支,旋股外侧动脉常从股深动脉外侧发出,走在缝匠肌、股直肌深面,分成升、横、降 3 支,分布于臀肌、阔筋膜张肌和股直肌;旋股内侧动脉由股深动脉内侧发出,从髂腰肌和耻骨肌之间穿向深面。旋股内、外侧动脉有时可由股动脉直接发出。股深动脉主干潜入大收肌深面、沿途发出 3~4 支穿动脉,穿过短收肌与大收肌至大腿后部。股动脉在股三角远侧端,潜入缝匠肌深面,进入收肌管。

（3）解剖股静脉:在股动脉内侧解剖出股静脉,其与动脉伴行,至股三角尖,股静脉由内侧逐渐行至股动脉后方,清理股静脉时,勿伤及股深动脉分支。注意寻找沿股静脉排列的腹股沟深淋巴结,观察后除去。

（4）探查股管：股管是股静脉内侧的潜在性间隙，内有腹股沟深淋巴结和脂肪，长1～1.5 cm。外侧壁为股静脉、前壁为阔筋膜、后壁为耻骨肌筋膜、内侧壁为腔隙韧带。股管上口为股环。用小指顺股静脉内侧向上探可通向股环，下口是盲端，对着隐静脉裂孔（卵圆窝）。

（5）解剖股神经：在腹股沟韧带下方、股动脉的外侧，切开髂腰筋膜，暴露出股神经和髂腰肌，股神经呈马尾状，分支支配耻骨肌、缝匠肌、股四头肌以及股前区皮肤，其中有一支特别长，与股动脉伴行进入收肌管称隐神经，追踪并修洁之。

4. 解剖收肌管及其内容　清理缝匠肌并从肌腹中部切断向上、下翻，如有皮神经穿过可抽出。注意缝匠肌下段深面有一层致密结缔组织，叫腱板，架于股内侧肌与长收肌、大收肌之间。缝匠肌与腱板组成收肌管前壁，管的内侧壁为长收肌、大收肌，外侧壁为股内侧肌。用刀尖划开腱板，暴露收肌管内诸结构：股内侧肌支、隐神经、股动脉和股静脉。去除管内结缔组织，可见股动脉从股静脉外侧跨向前内侧，两者经收肌腱裂孔，至腘窝。隐神经从外侧跨过动脉至内侧，最后从股薄肌与缝匠肌腱之间穿出，与大隐静脉伴行至小腿。

5. 解剖股内侧肌群及闭孔神经　先分离内侧的股薄肌，再清理长收肌和耻骨肌。在长收肌起点下3 cm处切断该肌，向下翻起，即露出深面的短收肌。修洁短收肌浅面的闭孔神经前支，分支至长收肌、短收肌、股薄肌和股内侧区皮肤；深面的闭孔神经后支，分支至闭孔外肌和大收肌。清理深方的大收肌，可见肌下方有一腱性裂孔，即收肌腱裂孔，股动、静脉由裂孔进入腘窝，易名为腘动、静脉。

三、解剖小腿前外区

1. 切口　从胫骨粗隆稍下的平面作一横切口，再从内、外踝水平作一横切口，最后循两切口中点作一纵切口，把皮肤揭向两侧。

2. 层次解剖

（1）浅筋膜内的结构

1）大隐静脉和隐神经：由内踝前面向上清理大隐静脉及其伴行的隐神经，直至膝部内侧踝的后方。

2）腓浅神经：从小腿中、下1/3交界处由深筋膜浅出，分布于小腿、足背及趾背皮肤。

（2）深筋膜：清理浅筋膜后，从胫骨外侧踝前方向下纵行切开深筋膜，小腿上部深筋膜较厚，与深方的肌肉不易分离，中部则较薄，易与肌分离。在踝关节上方形成伸肌上支持带（又名小腿横韧带）；在踝关节前下方靠近足背处深筋膜增厚形成伸肌下支持带（又名小腿十字韧带），呈"Y"形。

（3）深层结构

1）小腿前群肌肉及血管、神经：于小腿前下方1/3处清理深筋膜后，从内向外查看胫骨前肌、拇长伸肌、胫前血管、腓深神经、趾长伸肌以第三腓骨肌。观察位于伸肌上支持韧带深方经过的肌腱，皆包以腱滑液鞘，具有保护肌腱、减少摩擦的作用。

2）胫前血管：分离胫骨前肌与趾长肌的上端，于骨间膜前方解剖出胫前动、静脉；向下追踪，直至内、外踝切口处。

3）腓总神经及其分支：在腓骨颈外侧找出腓总神经，它绕过胫骨颈前方分成三支，胫前返神经，腓浅神经和腓深神经。解剖时先用尖镊沿着腓总神经的方向通向小腿前方，按腓总神经走行方向切断腓骨长肌，即可暴露其分支。腓浅神经穿过腓骨长肌，再走在腓骨长、短肌之间，支配两肌。于小腿中、下1/3交界处外侧穿出深筋膜，分成足背内侧皮神经和足背中间皮神经,腓深神经与胫前动脉伴行,支配小腿前群肌,继与足背动脉伴行至足背。

四、腘窝及小腿后区

(一)切口

(1)腘窝下缘已有一横切口。

(2)在内、外踝水平过踝关节后作一横切口。

(3)沿小腿后区正中作一纵切口,与切口(1)(2)相连,将小腿皮肤翻向两侧。

(4)从足跟沿足底正中线切至中趾端。

(5)沿趾根部从足外侧切至足内侧。

(二)层次解剖

1. 解剖浅筋膜内结构

(1)外踝后找出小隐静脉及伴行神经的腓肠神经,向上,小隐静脉穿入腘窝的深筋膜。

(2)追踪腓神经合成:腓神经是由腓肠内侧皮神经和腓肠外侧皮神经合并而成。

2. **解剖深筋膜** 切开厚而坚韧的腘筋膜在小隐静脉末端附近,有时可见 1~2 个腘淋巴结。看到后去掉。

3. **解剖腘窝**

(1)观察腘窝的境界:观察上内侧的半腱肌、半膜肌;上外侧界为股二头肌;下内和下外侧界为腓肠的内外侧头,并修洁之。

(2)解剖腘窝中的血管、神经:清理股二头肌内侧缘,找出腓总神经。追踪可见其在腓骨头下方绕腓骨颈向前穿入腓骨长肌。

在腘窝中线清理胫神经、还可见胫神经的一些分支、用木枕垫起,使小腿后群肌放松,分离腓肠肌 2 个头,并在胫神经分支穿入点以下切断(约在起点下 5 cm 处),并将腓肠肌翻向下方。

清理包裹胫动、静脉的筋膜鞘,暴露出腘静脉、腘动脉,并解剖出腘动脉的 5 个关节支:膝上外侧动脉、膝上内侧动脉、膝下内侧动脉、膝下外侧动脉和膝中动脉。

(3)解剖小腿后区肌及血管神经:修洁比目鱼肌,仔细解剖穿过其上缘的胫神经,胫后动、静脉,沿比目鱼肌腱弓从内侧切断,翻向外侧。可见此肌深面有一筋膜隔,将浅、深层肌分开,切除之,然后暴露腘肌,辨认胫骨后肌(中间)趾长屈肌(胫侧)和拇长屈肌(腓侧)并修洁之。

然后,清理胫后动脉和胫神经。

4. **解剖踝管** 在内踝与跟骨间切开屈肌支持带,观察其深面形成的骨纤维管,胫骨后肌腱趾长屈肌腱,蹈长屈肌腱,胫后动脉及静脉,胫神经。

五、足底

(一)切口

在踝前垫一木枕,使足底朝上。

(1)从足跟沿足底正中线纵切至中趾的趾端。

(2)沿趾根从足底的外侧横切至足底内侧。

(二)层次解剖

1. **解剖足底浅深筋膜** 修去浅筋膜,注意其内的脂肪及纤维束,趾蹼处横行纤维发达。解剖深筋膜,可见内侧部最薄,外侧部较厚,中间部最厚称足底腱膜。修去内、外侧部,保留足底腱膜,注意勿损伤深面结构。观察足底腱膜向前分裂成5束,终于5趾,两侧向深部发出内、外侧肌间隔,附于第1、5跖骨。于趾蹼出沿趾间隙纵行切开足底腱膜,清除脂肪组织,寻找通向趾部的神经和血管。

2. **解剖足底浅层肌及血管** 在跟骨前方5 cm处,横断足底腱膜,切断内、外侧肌间隔,向远侧翻起,注意勿损伤深面结构。从内向外修洁𧿹展肌、趾短屈肌、小趾展肌,解剖其间的足底内、外侧神经及血管。

3. **解剖足底中层肌及血管神经** 在中部切断趾短屈肌,翻向远侧,暴露𧿹长屈肌腱及趾长屈肌腱。观察两屈肌腱在足底内侧的相互交叉。进一步查看足底方肌和4块蚓状肌。观察走在足底方肌浅面的足底外侧神经、血管及其分支;观察走在𧿹展肌和趾短屈肌之间的足底内侧神经、血管及其分支。

4. **解剖足底深层肌及血管和神经** 在跟结节前方切断足底方肌、趾长屈肌腱及𧿹长屈肌腱,翻向远侧,暴露𧿹短屈肌、𧿹收肌、小趾短屈肌。在足底内侧切断𧿹展肌起始端,翻向远侧,露出胫骨后肌腱。在足底外侧切断小趾展肌终止端,翻向近侧,露出腓骨长肌腱。观察两肌腱的起点。切断𧿹收肌斜头及横头起始端,翻向远侧,露出足底动脉弓、足底外侧神经深支,以及3个骨间足底肌和4个骨间背侧肌。

第九节 社会实践

邀请临床专家举办讲座。

(曹　靖　徐玉生　毕方刚　孙新志　韩　钰　茹靖涛)

参考文献

［1］丁文龙,刘学政. 系统解剖学［M］.9 版. 北京:人民卫生出版社,2018.
［2］崔慧先,李瑞锡. 局部解剖学［M］.9 版. 北京:人民卫生出版社,2018.